Bonney
妇科手术学

Bonney's Gynaecological Surgery
12th edition

编　著

Tito Lopes

Nick M. Spirtos

Paul Hilton

John M. Monaghan

主　译

陈晓军　丰有吉

上海科学技术出版社

图书在版编目（ＣＩＰ）数据

Bonney妇科手术学 ／（英）铁托·洛佩斯
(Tito Lopes etc) 等编著 ；陈晓军，丰有吉主译. --
上海 ：上海科学技术出版社，2021.1
　　ISBN 978-7-5478-5060-2

　　Ⅰ．①B… Ⅱ．①铁… ②陈… ③丰… Ⅲ．①妇科外
科手术 Ⅳ．①R713

　　中国版本图书馆CIP数据核字(2020)第158479号

Original title: Bonney's Gynaecological Surgery, 12th Edition by Tito Lopes, Nick M. Spirtos, Paul Hilton and John M. Monaghan, ISBN: 9781119266785

上海市版权局著作权合同登记号 图字：09-2019-165号

封面图片由上海科学技术出版社提供

Bonney妇科手术学

编著　Tito Lopes　　　Nick M. Spirtos
　　　Paul Hilton　　　John M. Monaghan
主译　陈晓军　丰有吉

上海世纪出版（集团）有限公司
上 海 科 学 技 术 出 版 社　出版、发行
（上海钦州南路71号　邮政编码200235　www. sstp. cn）
浙江新华印刷技术有限公司印刷
开本 787×1092　1/16　印张 23
字数 500千字
2021年1月第1版　2021年1月第1次印刷
ISBN 978-7-5478-5060-2/R·2167
定价：148.00元

内 容 提 要

《Bonney 妇科手术学》自 1911 年出版以来，已有百余年历史，是讲解妇科手术的经典教材，在国际妇科界有较大影响。书中呈现了手术重要步骤的图片 200 余幅，线条优美，突出表现关键解剖部位和手术步骤，能较好地还原手术视野，与描述手术步骤的文字相得益彰，百年来深受国内外妇科医生的推崇与喜爱。本书第 12 版在第 11 版的基础上补充了近年来发展变化较大的术式，如盆底脏器脱垂的手术等，缩减了部分陈旧手术的篇幅。本书可以帮助低年资医生在短时间内获得行之有效的手术经验，适合妇产科初、中级临床医生及研究生阅读与参考。

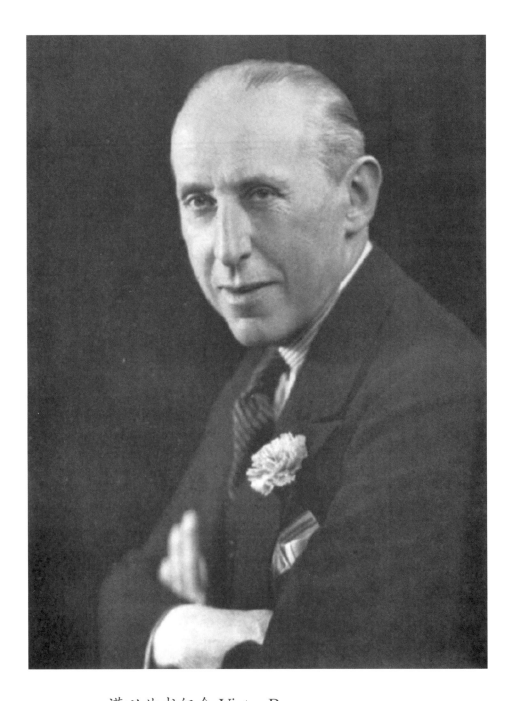

谨以此书纪念 Victor Bonney。

也献给 Jane, Vicki, Lucia 和 Maggie，她们的支持、理解、耐心和爱，伴随着我们的一生。

译 者 名 单

主 译

陈晓军 丰有吉

参译人员（按姓氏笔画排序）

丁 鼎 于海林 王 超 石 月 李 俊

李燕云 张海燕 罗雪珍 郑韵熹 单伟伟

胡莹莹 姜 伟 顾 超 唐浩莎

译 者 序

壹引其纲，万目皆张。

——《吕氏春秋·用民》

自 2007 年接受《Bonney 妇科手术学》的翻译任务以来，在第 10、11 和 12 版的翻译工作中，译者团队一次又一次地感受到了这部经典著作的魅力。

作为一本拥有一百多年历史的"手术圣经"，《Bonney 妇科手术学》在保持讲清、讲透妇科手术总体原则、解剖关键和基本技术的同时，每一版都紧扣当时最新的解剖发现、手术理念、手术技巧和设备，引用了最好的循证医学证据，使得读者有机会循着清晰准确的线索学习和理解妇科手术的相关知识，在最新的领域中探索、遨游和升华。这种"纲举目张"的引领作用可能也是这本手术经典著作最吸引人的特点所在。

《Bonney 妇科手术学》针对的群体不仅仅是低、中年资的妇科医生，也包括高年资妇科医生以及妇科肿瘤、妇科盆底、妇科泌尿的亚专科医生。该书从如何做一名优雅的妇科医生说起，浅到手术器械的名称和用途，深至妇科恶性肿瘤盆腔廓清术手术的技巧、盆底复杂的解剖以及不同妇科泌尿手术的方式，均有翔实的论述。相信每一名医生都能从中获得启发和灵感。

尤其需要指出的是，第 12 版《Bonney 妇科手术学》大幅增加了盆底及妇科泌尿解剖与手术的章节。相关解剖及手术原则、手术技巧，包括配图都非常详细、清晰，这对妇科盆底、妇科泌尿的亚专科医生而言，无疑是宝贵的财富，有必要在此强烈推荐。

译者团队非常感谢 Wiley Blackwell 出版社出版了第 12 版《Bonney 妇科手术学》，感谢上海科学技术出版社再一次把翻译此书的机会交给我们。更重要的是，我们要向 Alberto (Tito) de Barros Lopes 教授领衔的第 12 版《Bonney 妇科手术学》的编者们致以崇高的敬意，感谢他们再一次把经典带给了我们。

陈晓军　丰有吉

2020 年 3 月

英文版第 12 版序

"人体是一个非常精密的仪器。除非尽己所能去了解他，否则是不能被随意操作的。"

—— Watson Cheyne 爵士（1852—1932），苏格兰外科医生和细菌学家

自从 Comyns Berkeley 和 Victor Bonney 出版了第 1 版被奉为英国妇科手术"圣经"的《Bonney 妇科手术学》以来，已经 100 多年过去了。自 1984 年本书的编者之一 John Monaghan 开始担任第 9 版主编以来也已经 30 多年过去了，他都没意识到自己将要继续做接下来 3 版的主编。在过去的 30 年里，很多事情发生变化，不只是妇科和妇科手术学，随着 1989 年互联网的发明和 2005 年 YouTube 的创建，我们通过文字和影像获取信息的途径也发生了巨大的改变。

让本书如此成功的原因只是它能继续在 21 世纪前四分之一期间被印刷出版吗？ Watson Cheyne 爵士的话提醒我们，不能在还没有深入细致地理解人体的情况下进行手术。《Bonney 妇科手术学》为我们提供了继续磨炼技巧成为一名合格医生的基石，即使不是一名伟大的妇科医生。

本版沿用了前一版的构架，分为 5 篇，第 1 篇涵盖了总体原则和基本技术，第 2 篇按解剖部位介绍了常见良性妇科疾病的常用手术，其他几篇聚焦于妇科的两个亚专科，即妇科泌尿和妇科肿瘤。编者团队较前一版略有改变，请来了国际知名的 Paul Hilton 撰写妇科泌尿章节，增加了 100 多幅新的插图。

所有章节都根据新的技术和 I 级、II 级证据进行了更新。添加了自上

一版出版后发表的 160 多条参考文献，这些文献包括 13 个随机对照临床试验、30 篇 Cochrane 综述和超过 20 条的专业指南。

我们要感谢 Wiley-Blackwell 出版社邀请我们编写这一版《Bonney 妇科手术学》。我们也要感谢出版团队在整个编写过程中就我们对妇科手术的观点进行的令人愉悦的沟通和帮助。特别感谢 Chris Kevern 制作了本版的封面。

最后，我们编者团队要互相感谢，大家的技术、合作精神和友谊并未因这最后一版《Bonney 妇科手术学》的出版而发生改变。

编 者

2017 年 11 月

目　　录

第 1 篇

总 论

第 **1** 章　绪论

唯有执手术刀者才能真正保证手术的安全。

——Tito Lopes

引　言

外科培训

在过去的 20 ～ 30 年里，妇科手术培训在英国和美国均发生了巨大的变化。当编者处于培训阶段时，工作时长是不受到限制的。作为住院医师，除去日常工作，每 3 天一档夜班再正常不过，而这也使得我们当时每周需要工作 110 小时以上。在英国，2004 年，欧洲工作时间法令扩展至低年资医生，将他们工作时长限制在平均每周 48 小时。2003 年，美国毕业后医学教育评鉴委员会要求每周的当班时间在 80 小时以内。

尽管工作时长的减少对于一个医生的工作和家庭平衡至关重要，但也不可避免地严重影响到他们的手术培训。受训医生隶属于一个手术团队的概念早已不复存在。轮转制度的引入使得受训医生很难甚至完全不能参加其团队的所有手术和临床培训。这使得受训医生无法从头至尾地管理好一个手术患者，在这种制度

下，我们培养出来的很可能是一个技术工人，而非真正意义上的医生。

同时，由于功能失调性子宫出血的保守治疗方案越来越多，全子宫切除的手术量急剧下降。在 1995—2004 年的 9 年间，英国国家卫生系统的医院中全子宫切除手术量下降了 46%，在 2008—2012 年又进一步下降了 7%。

随着腹腔镜手术在妇科选择性手术（包括全子宫切除）中广泛开展，受训医生参与经腹妇科手术的机会也逐渐减少，尽管经腹手术是受训医生需要掌握的最基本的外科传统式式。同样，大量异位妊娠患者现今采取保守治疗，使得受训医生参与输卵管妊娠急诊腹腔镜手术的机会也越来越少。

妇科培训

英国现行的培训是基于资质的培训，预计大部分的受训医生能用 7 年时间完成该项培训。在最后 2 年里，受训医生必须能完成 20 项高级培训技巧模块中的至少 2 项，或者他们可以申请亚专科培训，如妇科肿瘤、母胎医学、生殖医学或妇科泌尿。

令人失望的是，作为目前培训的一部分，受训医生在进入第 2 年培训前需胜任剖宫产横切口的切开和关闭，但在第 6 年和第 7 年才只需在高级阶段上评估其是否具备竖切口开腹和

关腹处理良性疾病的能力。

基本技能和培训机会

受训医生要想成为妇科手术医生需要参加一些合适的课程包括尸体解剖和活体动物试验等。然而，在培训早期他们没有替代品来练习手术的基本技巧和养成良好的习惯。坏习惯养成后很难摆脱。作为助手，他们应当对主刀医生手术技巧的变换充满好奇心。作为主刀医生，则需要回顾所做的每一例手术，以便总结如何才能做得更好。

至于腹腔镜手术，应先进行腹腔镜模拟器的练习，腹腔镜模拟器往往方便易得也容易组装。带教老师很容易判别受训医生是否已在模拟器上花了足够的时间。

遗憾的是，新的培训模式往往不可避免地导致对于"不寻常事件"处理知识和经验的缺乏，从而频频给患者和术者带来困难。这些困难往往表现在未能去考虑各种可能的解决方案。本书的前任编者们曾提倡任何一个手术都需根据患者本身的情况和需求而量身定做。不幸的是，现在的患者被治疗时，她们极易因为术者有限的经验和手术技巧而被施于"一刀切"的治疗模式。在本书中，我们尝试提供治疗方案的多个选择，鼓励所有受训医生刻苦练习以便能拿出最佳方案成功地治疗患者。

尽管妇科手术培训近期有些变化，但手术的精华实质上从未改变。编者一致认为应当在第 11 版中保留由 JM Monaghan 所写的第 9 版和第 10 版序言（基于该系列教材的第 1 版，A Textbook of Gynaecological Surgery，由 Comyns Berkeley 和 Victor Bonney 所著，1911 年出版），其现实意义和一个世纪之前一样重要。

序章：追随 Comyns Berkeley 和 Victor Bonney (JM Monaghan)

手术医生的风范

手术医生应始终牢记自己手术时的行为举止将很大程度上影响到后辈。为所有不同性情的人制定统一的规范是不切实际的。然而，对有志于从事妇科专业者，以下建议不无裨益。任何留意观察其他术者手术的人，将不难发现不同术者想法不同，其手术的要点和产生的困难也千变万化。而通过仔细观察每个术者的强项和弱点，可以逐步建立如何做一个完美手术的初步想法。

受这种学习氛围的影响，善于思考的外科医生将会尽力做到自律严谨并坚持不懈地努力以达到完美境界。同时他还会激励所有在病区和手术室一起工作的同事们，包括年轻的轮转医生、麻醉师、护士、手术助手及后勤人员，让他们明确日常工作的职责和权利。现代手术需要专业协调的团队合作，这种团队协作能显著降低手术致病率和死亡率。

然而，我们必须承认其他许多学科，特别是麻醉学的发展为现代手术安全做出了巨大贡献。麻醉师实施的术前评估和术后监护使手术更安全，并使以前不适合手术的患者能成功施行手术。血液病学、生物化学、微生物学、放射学、病理学以及物理治疗学的贡献亦有目共睹。

Bonney 认为自我控制力是一名手术医生修养的关键所在，因此他的职责就是全局掌控手术室里发生的一切，毫不犹豫地纠正错误，戒除急躁和乱发脾气。医生在困难面前失去控制，不管他是多么灵巧也不管他手术曾经做得多漂亮，都将失去号召力。责骂助手、器械或麻醉师的坏习惯易染上而难改，不值得推荐，这些行为源于自信心的缺乏，并不可避免地影响到团队的其他成员，以至于在需要大力帮助的关键时刻变得孤立无援。然而，这并不意味着可以降低标准和要求。一而再、再而三的器械准备不充分不可接受，医生或者手术器械也不能以任何借口在没有准备好的情况下出现在手术室。

整个团队应把充满期待的手术过程当作一种欢乐、鼓舞和成就，而不是例行公事般地熬过一段痛苦的时光。医生需记住他是在"展示"，他解决困难的能力以及手术进行得很顺利时的样子将会被敏锐地捕捉到，他还应该不断地向助手和观摩者讲授手术的细节以及与手头病例有关的详情。

Bonney 禁止手术医生聊八卦，笔者认为手术室的闲聊并非不可以，在媒体看来手术室是高度紧张而又充斥着复杂人际关系的地方。但是，好的手术医生和他的团队的标志，就是在压力面前，争吵声应该降低而不是升高，因为每个成员都在迅速而高效地完成各自的任务。

手术医生有时难免会遇到棘手的问题甚至会发生手术事故，此时就算最坚定的人也会情绪低落。术者需始终牢记在这样的时刻只要迅速准确地应用基本的手术原则，形势将很快逆转。灾难面前切忌犹豫不决，对这个需要极大勇气的行业来讲，最重要的财富就是坚信自己的能力并永不言败。

术前主刀医生应在脑海里预演计划好的手术过程中的各种可能情况，这样在遇到意外时才能处乱不惊甚至做得更好。同样的，术后也应把手术的每一步再回顾一遍，分析存在的不足和经历的难点，只有通过不断的自我评估和分析，手术医生才能从中不断提高实践水平。

现在越来越重要的是要让医生认识到必须做详尽记录以建立全面的数据库以备将来分析。现代手术医生要不断地检查自己和他人的工作以便建立可能达到的最高操作标准。因此，越来越多的指南正在产生，医生必须确保他的工作符合现代医学的质控要求。

患者、手术支付方和医疗专业人员都希望手术能展示最高标准的操作。现代医学实践要求操作规范清晰明了。高水平的医生应从不畏惧依照诊疗指南治疗每个患者，并以此作为达到最高服务水平的绝佳契机。

手术是身心俱疲的事情，因此手术医生必须在体力和脑力上都处于最佳作战状态来面对手术的需要。须知，让长时间工作、精疲力竭的手术团队继续长期作战有百害而无一利。医生的手脑不再稳定，助手不再专注，护士疲惫不堪而意志消沉。正是在这种情况下错误将不可避免，因此不应教条地规定所谓理想的手术时间或手术台数。全天手术可能适合某个组，但对其他团队可能是无法忍受的。

手术速度

迅速，作为完美手术技巧的标志，是一个优秀手术医生的体现，是体现手术效果的手段。快而准的手术，相对于技术上正确但却拖沓冗长的手术来说有诸多优势。出血时间缩短，手术创面小、损伤小，腹腔打开、暴露的时间短，麻醉时间缩短、麻醉用量减少，综合以上所有因素，最终手术的冲击减小了。更重要的是，对术者及其助手的双腿和情绪的压力减轻了，这样手术助手和见习者才能保持较高的兴致。

然而，快速的同时还必须注重细节，特别

是严格止血，并有意识地努力减少不必要的组织处理。

手术操作

手术医生要不断努力，在保持手术完美的前提下，将手术操作步骤减至最少。如果以严苛的眼光来看，一个手术被大量的废动作所干扰，多数是由于术者不确信和缺乏经验所致。如果不注意分析并消除这些废动作，它们将成为高年手术医生做手术的坏习惯。

尽量减小切口大小对于术后伤口恢复愈合至关重要。"轻柔操作的手术艺术需要弘扬和发展"（Moynihan 名言）。遗憾的是，很多手术医生为追求速度粗暴地处理组织，甚至用手直接操作。无论如何要避免用手撕扯组织，而应以器械轻巧地剪开和分离。所有的手术操作都应轻柔，只有在有限的时间内需快速清除组织时，偶尔才用到"暴力"，而且还必须正确、到位。撕扯和损伤组织的医生，当他的患者并发症概率高且需要更长的时间恢复时，将会意识到错误所在。

Moynihan 于 1920 年英国外科医师协会的成立典礼上论述"外科手术的精髓"时指出，手术医生必须充满热情、竭尽所能，不断去寻求简单更优的手术方法，在手术的艺术里做到简约才是真正的大师。

延 伸 阅 读

Berkeley C, Bonney V. A Text-book of Gynaecological Surgery. London: Cassell and Company, 1911. Available at the Internet Archive https://archive.org/details/atextbookgyncol00bonngoog (accessed 10 October 2017). This copy is a 1913 reprint of the first edition.

Hospital Episode Statistics. NHS Digital. Available at www. hesonline.nhs.uk (accessed 21 September 2017).

Moynihan BGA. The ritual of a surgical operation. Br J Surg 1920; 8: 27–35.

Eurostat. Surgical operations and procedures statistics. October 2016. Available at http://ec.europa.eu/eurostat/statistics-explained/index.php/Surgical_operations_ and_procedures_statistics (accessed 21 September 2017).

（石月　译）

第**2**章　术前准备

在大手术前，把您自己托付给主，把爱交给您的爱人和朋友，把信任交给您的医生。

——Lord Gowrie，1999

大多数的妇科手术是择期手术，患者术前都需做全面的术前评估和充分的术前准备，所有参与患者处理的部门共同提供优质的服务以及多学科合作方案。病史采集、体格检查和其他相关检查都是术前评估的重要部分。为患者提供相应的手术诊疗信息，签署知情同意书常常需要专科护士的通力合作。手术之前管床医生需回顾所有获得的信息，包括术前影像学检查和实验室检查。在手术室，使用世界卫生组织（WHO）手术安全核查表可提升医疗安全。

从术前评估、患者咨询宣教、签署术前同意书、术前准备到术后康复，每一个环节都做到完美才算大功告成。近年来快速康复已成为术后常规，通过改善对大手术的生理和心理反应从而减少并发症及住院时间，尽早恢复胃肠功能和日常活动。最早的术后快速康复概念是20世纪90年代由凯莱在肛肠外科提出，建立于术前、围术期和术后多学科交叉的循证医学基础之上。

诊 所 信 息

如有可能，门诊信息应以书面形式在首次就诊前提供于患者。其中应包括除预约和停车场信息、交通方式以外等更多广泛的细节信息。如检查须知、检查时间以及哪些检查需要家人陪同。许多专科门诊，比如阴道镜检查，具体的操作细节需列出。电话号码、相关部门及网站信息列表应包括在内。

理想情况下，应先将涉及个人信息、社会关系以及病史的标准化表单寄送患者填写，并于患者初诊时带来。初诊时医生与患者一起核对并在必要时附在病史中，以便在更短的时间内提供一份翔实的病史。

初 　 诊

大多数患者初诊是在门诊进行，门诊医生对病情做出初步评估和即时诊断。初诊时，医生力求采集翔实的病史，对患者进行全面的检查之后，包括盆腔和腹部等，再安排后续的诊疗措施。当评估完善后，便可在适当时间安排入院手术，或者转诊至适合的专科医师。在英国，临床医生有越来越大的压力要求尽快接诊患者，做出明确诊断和并安排适宜的治疗。虽然这种压力对于诊断和治疗肿瘤是最急迫的，但在一定程度上也扩展到对良性疾病的诊治上。

为了达到治疗目的，诊所应设备齐全，以便必要时可通过电话、传真或网上完成转诊。诊所需具备必要的诊断设施，如子宫内膜取样、超声和阴道镜。

病史采集及记录

临床医生在培训过程中，应当尽力形成清晰、简明的病史采集思路。最初，这种严谨、系统性的病史询问可能会显得费时费力。然而，通过日复一日的磨炼，可以形成一种化繁为简的技巧：在注重自身领域信息的同时兼顾其他系统可能的相关信息。

病史记录在医学法律、信息交流、临床研究的分析与核查等方面至关重要。多年来，编者为所有患者的初诊、后续治疗以及随访制定了一套标准化的问卷，包括患者完整的病史、诊断及治疗预后。这个庞大的数据库可为入院、审查、研究和分析时的快捷使用提供巨大的便利。

在这个医患纠纷日益增长的时代，医生需格外谨慎。做好病史资料记录、花时间和患者沟通交流以及记录每一次会面的内容可有效地保护自身，以免在诉讼中处于令人沮丧的不利境地。

患 者 信 息

妇科患者在决定接受治疗，尤其是手术治疗时，非常需要支持和帮助。其中最重要的担忧是患者多认为手术会对自己的身体，尤其是性功能产生影响。医生必须准备好花大量的时间与患者解释每一个手术操作。这一重要过程时常还需要运用文献、绘图来帮助解释，这些说明都应当备份保存在医疗记录中。科室网站和联系电话对患者也有很大帮助。

这时，临床医生可能需要其他领域的专业人员如专科护士、心理医生、营养师和造口师等共同参与医疗。患者通过与病情相似或接受过类似治疗的人交流后能获得极大的安慰。

显然，在临床实践中如此烦琐的工作并不适用于所有手术，尤其是小手术。然而，重要的是我们不该轻视小手术，特别是需要麻醉的手术，因为这些手术都有可能会出现并发症。因此，所有手术之前都必须将各种可能性告知患者，并征得患者同意。即使是在门诊手术室进行的局麻诊断性手术也应重视。

更重要的是医生与患者之间的平等对话。应准确地使用专业术语并做出恰当清楚的解释，同时尽量不要出现明显的差错，以免成为笑柄。例如将阴式全子宫切除术说成是"把子宫吸出来"的子宫切除术。

允许患者和她的另一半、亲属或朋友共同就诊同样至关重要，可以为患者提供心理支持和安全感以便于进行对话和沟通。患者对信息的接受和理解能力是不同的，有些患者只需一次简短愉快的会面，而另一些患者需反复就诊或电话咨询来解答病情、寻求安慰。一个成功的诊所应当能灵活应对各种不同的患者。

信息表和病历

就诊完毕时，给患者及其家属一份关于此次门诊的就诊情况和治疗讨论的总结有不可估量的好处。这样的文件记录通常留有画图和书写笔记的空间。如果记录有复写联，那么患者可带走复写的一份，将原件保存于临床资料中。全国或地方发行的关于某个特定疾病或手术方式的科普传单或手册也应当提供患者阅读并携带。

绘图

对手术操作进行绘图是相当有价值的，图中需标出被切除的组织，并附有注释来说明可能产生的并发症及将来可能出现的问题。

这些图示应放置于临床病史或是以上提到的信息表中，包括复印件。这些图示尽管简单粗糙，但在出现投诉或法律诉讼时却往往至关重要。

手术知情同意

近年来，人们做出了大量的努力来改进知情同意的程序。主要原因是所谓未经"恰当"同意而实施的手术被广泛曝光。患者在同意手术之前必须完全了解手术过程、病情程度、各种手术并发症、合理的或可接受的替代治疗，甚至不予治疗。在英国，人们创建了四种标准的知情同意表格以适应各种类别的患者，包括需父母监护的患者或没有自主签署能力的成人。在妇科，大多数即将手术的患者有能力自行签署知情同意书。

现今的法律原则和理念认为患者必须知晓所有手术相关的潜在并发症，无论其发生的可能性是大还是小。

尽管许多妇科医生反对这种做法，因为他们不想让患者因为这些可怕的风险告知感到负担，使医患关系复杂化，从而失去对医生的信任。在和患者谈话时，通过直接询问明确患者愿意和能够接受多少信息，并明确记录其是否要求一张关于风险和并发症的简略列表是非常重要的。

当患者更倾向于全面彻底的讨论时，手术医生应当列举与患者个体情况和自身手术水平紧密相关的手术风险，而不是仅仅参考已被接受或公布的风险发生率，这两种沟通方式天差地别，后者将误导患者和手术医生。

风险的概念

对大多数患者来说，对风险的理解并不完整。新闻里说的风险增加 50% 可能听起来很吓人，但如果解释是从 0.5% 增加到 0.75%，就让人安心很多。我们不能只用数字轰炸大家，而是应当给予仔细的分析和解释。手术医生有责任用容易理解的方式来解释清楚相关风险以帮助患者心理上做好准备。尽管严谨诚实地向患者说明所有潜在风险很重要，但如何帮助患者正确看待风险是所有接受培训者需要学习的一项技能。

知情同意和手术风险的概念最近在英国蒙哥马利诉拉纳克郡健康委员会 2015 年的最高法院审判中再次被强调[1]。在向患者告知任何所提议治疗的相关风险时，最后判决的关键段落指出：

一个心智健全的成年人有权在可行的治疗方式中做自己的选择。在实施对身体造成任何影响的治疗前必须征得她的知情同意。因此医生有义务确保患者了解所有相关治疗可能涉及的重要风险，以及所有合理的其他不同或替代方式的治疗方案。对此的检验方法是，对于一个具体的病例，一个心智健全的患者是否能够对手术风险有充分的认知，医生是否同时能够了解到患者对手术风险的了解程度。

接下来还有三点。首先，评估风险的重要性在于对患者情况敏感，不能简单用百分比来衡量。第二，为了提供建议，医生必须与患者充分交流。第三，治疗例外的情况是有限的，不应被滥用。

手术试验的知情同意

手术试验招募的知情同意过程往往更加复杂。我们需充分了解目前关于疾病过程和治疗方法的认识以及存疑，然后能向患者解释通过该研究可为新的或当前有效的治疗提供高质量的循证依据，以便造福更多的患者。这种知情同意谈话过程对初级手术医生来说是一种考验，只有优秀的表达技巧才能够向患者解释清楚像"随机化"和"盲法"这样的常用术语和研究原则。尽管招募志愿者往往依靠出色的谈话技巧，但绝不能强迫患者参与他们明显还不了解的临床试验。尽管手术医生的积极处理是必需的，但聘用一名临床试验专职护士协助工作，以保证患者是在合理的道德和伦理背景下同意参与该项临床试验也是极其重要的。

知情同意的谈话时机

对于手术知情同意的最佳谈话时机已经有很多的讨论。有人支持手术知情同意谈话在门诊完成可以减轻患者入院及后续手术的压力。

相反，有人认为在门诊患者有太多信息需要去消化，已经不堪重负，会妨碍其当时做出明智的决定。

在入院手术时进行知情同意谈话也被认为是不恰当的，因为患者当时已经承受了很大的压力。随着入院后距手术时间越来越近，患者的压力会越来越大。但这样做的好处在于患者可以有足够的时间来衡量医生在门诊时向她提出的诊疗方案。

英国皇家外科学院的最新建议是患者和医生在讨论完手术风险后签署同意书，同时给患者一份复印件作为参考以便进一步考虑。在手术当天，手术医生应该和患者确认自同意书签署后是否有任何改变。如果没有任何改变，手术医生应在表格相关部分签字。

术前评估和优化

很多医学中心建立了术前评估门诊，主要由护理人员负责完成所有的术前检查和入院手续。患者住得离医院很近是最好的。但如果患者不方便或者完全不能再来一趟医院，在这种情况下，术前评估可能需由提出转诊的医院或者医疗中心在初诊时完成术前评估。另一种替代方法是进行初步的电话评估，如果合适，可以由患者的全科医生完善术前评估。

术前门诊评估另外的好处是保证所有检查和信息都会在术前完善，如有意外情况也可以得到很好的解决，不至于推迟手术。越来越多的患者都需要在术前做一些特殊的检查，例如超声心动图和肺功能等，这使得术前门诊越来越有价值。这也可避免尴尬情况的出现，例如适时停用、更改或计划使用一些关键药物，比如氯吡格雷和华法林。

对于身体状况的评估，如心血管疾病、高血压、糖尿病、肺部疾病和精神状态等，可能都需要相关专科医师。术前预留充足的时间进行相关会诊和纠正问题很重要。专业的麻醉医生往往能够对患者的身体状态有清晰的评估。编者的意见是，麻醉医生决定麻醉方式，手术医生决定后续的手术方式。

有特殊问题的患者或许需提早入院以便在术前纠正这些问题。而大多数患者则可以在术前一天或手术当天入院。

吸烟

吸烟者应被告知术后并发症风险比正常人群更高，不管是术后感染还是非感染类并发症。术前戒烟至少 4 周可以降低伤口感染风险，但其他并发症的发生无显著性差异。有证据表明，提供行为支持和尼古丁替代疗法有助于短期戒烟。

饮酒

饮酒可增加术后并发症发病率，并似乎与饮酒量成正比。大量饮酒（定义为女性超过 24 g/dL，男性超过 36 g/dL）都会增加术后并发症发病率，导致术后感染、伤口愈合不佳、肺部并发症等，使得住院时间延长，重症监护室收治率增高[3]。术前戒酒可显著降低术后并发症发生率，但对死亡率和住院时间不产生显著性改变。

口服避孕药和激素使用

关于术前是否停止复合口服避孕药仍存在争议。术后轻度增加血栓风险（0.5%～1%）需要与由于停药导致的意外怀孕相平衡。国家健康与临床优化研究所（National Institute for Health and Clinical Excellence, NICE）提出医生应建议患者择期手术前 4 周停用含雌激素的口服避孕药或其他激素替代治疗[4]。当考虑择期手术前停用避孕药时，手术医生应与患者讨论停药的风险和益处。如果停用避孕药，必须有替代的避孕方法。如果继续服药，应该告知患者其需要于围术期机械和药物预防静脉血栓。服用大剂量孕激素、激素替代治疗或雷洛昔芬治疗的女性是血栓发生的高危人群，需要采取静脉血栓预防措施。

术 前 检 查

手术记录并不会详细记录术前检查的所有内容。2016 年 5 月，NICE 制定发布的《择期手术常规术前检查》[5]指南为推荐的术前检查提供了有用的评估，这些检查以美国麻醉协会状态和手术类型为基础制定。特殊检查会在相关章节论述，这里仅做总体概括。

（1）血液学检查：每位手术患者都应进行全面的血液学检查，包括血红蛋白、血细胞比容、白细胞计数与分类、血小板计数，必要时进行血涂片检查。血红蛋白小于 120 g/L 的患者在择期手术前应先检查贫血原因并进行纠正。除剖宫产外的择期非紧急手术应予延期[6]。

（2）对所有失血高风险的手术，应进行血型鉴定，便于短时间内获得血液和血制品。近期，由于能接受较低水平的血红蛋白（尤其是术后），同时对血液和血制品的顾虑，以及术中自体血的回输，导致输血明显减少。对于术后 70 g/L 的血红蛋白往往只通过口服铁剂纠正。

（3）生化检查：大多数医疗中心习惯于使用计算机设备来检测血液，这样就可用少量的血液标本迅速做出大量的分析检测。对于大多数手术，血电解质和肝功能的检测也是必要的。

（4）肿瘤标志物：当怀疑恶性肿瘤时，检测一系列的肿瘤标志物来辅助诊断是必需的。这可能包括以下的一项或多项：CA125、CEA、CA19-9、CA15-3、AFP、HCG、LDH、SCC、HE4、抑制素及激素水平。

（5）怀孕检查：如果怀疑患者怀孕，需征得患者同意后再进行检查。

（6）尿液检查：用简单"小棒"实验，就能对入院采集的尿样进行一系列准确快速的分析。但这些通常是筛查实验，可指导临床医生必要时进行更详细的检查。

（7）放射科检查：胸片、腹部和经阴道超声、CT、MRI、PET-CT以及其他造影显影检查对术前诊断均很有帮助。其特有的提示作用和价值将在专门章节里讨论。

（8）耐甲氧西林金黄色葡萄球菌（Methicillin-resistant Staphylococcus aureus, MRSA）的筛查和去定植：自2009年3月起，在英国，大多数入院拟行择期手术的患者均进行MRSA筛查。从患者的鼻孔及更深部位取样后，所有检查阳性的患者都将在入院前接受"去定植治疗包"治疗。

术前病例分析会议

术前一天进行病例记录和术前检查结果的总结分析至关重要，其中也包括麻醉和其他科室的术前评估。术前病例分析会议提供了又一个避免错误决定的机会，通过对患者和术前准备的评估确保没有被忽略的情况，也提供了再次评估手术方式，以及根据对病例和术前检查结果的回顾是否需要调整手术方式的机会。由于大部分患者是手术当日入院，病例分析会议显得愈加重要。一位编者近年来实践了每周一次的"术前会议"，在这个会议中，手术医生团队和术前评估护士将对所有下周手术的患者进行汇报和讨论。这类会议对于实习医生的培训也颇有益处，提升了工作的团队意识，使他们认识到对他们自己的手术患者仔细评估的重要性，有时候他们也需为他们自己制定的临床决策做出辩解。

术前与患者讨论手术范围

与患者进行的术前讨论应当是患者首次门诊获得信息的继续。许多初诊时提及的细节可能已经被遗忘或者误解了。因此，建议临床医生应再次将手术的必要性、预期的发现和结果重新完整解释。特别是告知患者术后阶段可能会发生的各种情况。输液、引流管引流、导尿管及患者自控镇痛装置的使用等均需解释告知。同时告知患者各项装置的大致停止时间能够使其安心，特别是在按照科室计划时间表执行的情况下。对于一些相对复杂的术后需求，例如可能的吻合口或延长使用医疗设备等，往往需由相关领域专家如吻合口医生给出最佳的解释。

术前麻醉访视

对于大部分患者来说，对手术的恐惧主要源于麻醉。因此，一个富有同情心、可靠自信的麻醉科医生可以很大程度上减轻患者的恐惧心理。一些人害怕打针，一些人则害怕氧气面罩。熟练的麻醉医生能够避免使用这些麻醉方式。当然很重要的一点，访视患者的医生应当是术中给予患者麻醉的医生。

医生于访视时应开出术前用药并仔细安排其使用时间，从而配合手术时间。在一些特殊必要的情况下，可术前注射镇静剂以减少患者的焦虑，但不应常规使用，尤其是日间手术，镇静剂可能损害神经和运动功能，尽管没有证据表明镇静剂会推迟出院时间。

血 栓 预 防

自 20 世纪 70 年代起，为所有接受大手术的患者采取降低静脉血栓（venous thromboembolism, VTE）的风险措施已成为共识。目前英国推荐的是 2010 年 NICE《静脉栓塞临床指南：降低住院患者的风险》（最后更新于 2015 年 4 月）[4]。美国胸科医师学会临床循证医学实践指南《抗血栓治疗和血栓预防》于 2016 年更新[7]。

在英国，在预评估和手术入院时应该明确手术患者中存在的 VTE 高危人群。只要符合下列任何一个标准就定义为高危人群：

- 全麻和手术时间超过 60 分钟、术中进盆腔。
- 急诊外科入院合并炎症或腹腔感染。
- 术后活动度将明显减少的手术。
- 下列一项或多项风险因素。
  - 癌症或癌症治疗中
  - 年龄大于 60 岁
  - 重症监护入院
  - 脱水

  - 已知的血栓形成倾向
  - 肥胖（BMI > 30 kg/m$^{[2]}$）
  - 一种或多种严重合并症（例如心脏病，代谢、内分泌或呼吸系统疾病，急性传染病，炎症状态）
  - 自身静脉血栓史或直系亲属家族史
  - 应用口服避孕药或激素补充疗法
  - 静脉曲张伴静脉炎
  - 妊娠或产褥期

被评估为 VTE 高风险的患者应当采取预防措施如下：

- 有高风险的患者应在入院时开始机械性预防血栓，直至可以完全活动。
- 大出血风险低的患者根据患者具体情况及临床判断使用药物预防 VTE。药物预防血栓应持续至患者可正常活动（一般为 5 ～ 7 天）。
- 对于腹腔盆腔进行过恶性肿瘤大手术的患者，药物预防血栓需延长至术后 28 天。

不幸的是，目前还没有关于静脉血栓预防与腹腔镜手术关系的强有力的循证医学证据。2007 年，美国妇产科学会认为在收集到更多的证据之前，接受腹腔镜手术的患者应参照开腹手术患者进行风险分层以接受相应的血栓预防措施。除了前瞻性随机研究，不存在其他途径获得充分的临床证据。

对于妇科肿瘤，多个腹腔镜手术患者的回顾性研究显示术后 30 天内静脉血栓发生率相对低：从 0.5% ～ 1.2% 不等，与围术期肝素治疗的人群没有差异。目前没有应用更长时间血栓预防的研究报道。

其他措施

对于大多数外科手术，在允许的情况下应鼓励使用局部麻醉，因为相比全身麻醉，局部麻醉可减少血栓风险。如果患者已有或近期发生过静脉血栓，应放置腔静脉滤器。术后应鼓励患者尽早活动。患者在住院期间，绝不能让其处于脱水状态。

肠 道 准 备

由于种种原因，妇科手术需进行肠道准备。

- 机械性原因：在腹腔镜和开腹手术中，清空的肠道更容易将肠曲从盆腔推至腹腔，使乙状结肠和直肠清空，从而使得盆腔手术更易进行。
- 外阴污染：在外阴和阴道手术中，肠道准备可以减少由于大便失禁导致的外阴污染，降低伤口感染的风险。
- 肠道手术：在可能涉及肠道的复杂手术中，肠道准备可以减少感染并发症和吻合口瘘的发生。

尽管 2011 年一项关于择期结直肠手术前机械性肠道准备的 Cochrane 综述显示没有证据说明其可以减少感染性并发症和吻合口瘘的发生[8]，但是关于是否在选择性结肠手术前行机械性和（或）口服抗生素肠道准备的观点持续摇摆。大部分观点认为妇科手术无须常规肠道准备。然而，对于复杂的妇科手术，术中涉及肠道的原因常常是因为炎症、放疗术后改变、恶性肿瘤等使得此时的肠道浆膜面已受损伤。关于口服抗生素和机械肠道准备的必要性目前还没有定论。因此，肠道准备的程度和方式取决于手术医生的偏好和文献报道。

术前肠道准备常常并发脱水，一些患者需要术前静脉补液以保证手术时处于良好的状态。

术前禁食和碳水化合物摄入

患者须在择期手术（包括剖宫产）前 6 小时停止进食固体食物，但应鼓励其术前 2 小时饮用清饮料（包括水、不含果肉的果汁和茶或不加牛奶的咖啡）以避免脱水。患者（包括糖尿病患者）术前 2 小时饮用含糖饮料也是安全的，它能增加患者主观舒适度，减少口渴和饥饿，降低术后胰岛素抵抗的发生。然而，一个网络荟萃分析的结论是择期手术前碳水化合物的摄入与禁食相比仅能很小程度减少术后住院时间，与水或安慰剂相比并没有显著性差异[9]。

手 术 室 中

WHO 手术安全核查表

2008 年 6 月，世界卫生组织发起了第二届全球患者安全挑战："安全手术，挽救生命"以减少全世界外科手术导致的死亡人数。WHO 手术安全核查表制定了一系列核心安全核查指标，可用于任何手术室环境[10]。一项对于近 8 000 例进行检查表核查的手术患者的研究显示这样的举措显著减少了死亡和并发症的发生[11]。2009 年 1 月，英国国家医疗服务系统（NHS）宣布英格兰和威尔士的所有医院必须使用改良的 WHO 手术安全核查表。

预防性使用抗生素

所有妇科大手术都需预防性使用抗生素，因其均属于清洁-污染手术或污染手术范畴。抗生素的选择往往根据当地的抗菌药物处方种类（以当地的常见感染源和抗菌谱为依据），须在麻醉开始时予单次剂量的静脉抗生素。

备皮

习惯上，所有妇科手术的患者都需去除腹部和会阴部的毛发以降低切口感染风险。现在的观点认为没必要常规备皮以减少感染，但如果切口是在毛发生长区域，为了方便切开和缝合而去除毛发也是合适的。如果必须备皮，最好在术前用一次性刀头的电剃须刀来完成，因为普通剃刀反而会增加手术部位感染的风险。

导尿管

是否需要放置导尿管取决于手术过程和手术医生的个人经验及其偏好。如果不插导尿管，患者必须在进手术室前排空膀胱。就像大多数小操作一样，放置导尿管的无菌操作极少被指导，因此常常操作很不规范。在放置导尿管的同时需进行阴道准备。如果手术医生近期未进行双合诊评估患者盆腔脏器，此时是进行双合诊检查的最佳时间，便于指导其以后的手术方式。

皮肤准备

2017 年的系统回顾研究表明有中等质量证据支持在术前皮肤消毒中使用氯己定和高质量证据表明使用氯己定能降低皮肤细菌培养的阳性率[12]。手术部位皮肤消毒应按顺序进行：从切口部位开始，向外放射至拟手术区域暴露皮肤的边缘。由于酒精制剂易燃，因此必须保证消毒区域完全干燥再接通电凝设备。消毒水应自然晾干而不是用棉签或海绵擦干，因为会影响杀菌效果。

拟行经腹子宫切除手术时，阴道准备应作为皮肤准备的一部分。最好是在放置导尿管时进行。聚维酮碘是常用的，但洗必泰（氯己定）、葡萄糖酸氯己定配低浓度酒精（0.5% 或 4%）被证明比聚维酮碘在减少阴道菌落计数上更加有效。因此，美国妇产科学院妇科实践委员会推荐更多的随机实验去研究葡萄糖酸氯己定配比 4% 的酒精对预防手术切口感染是否比常规阴道准备的聚维酮碘更有效[13]。

手术铺巾

铺巾不应遮盖切口位置和其他任何标志。每一块必须准确铺到位，因为其为手术医生提供了手术定位的指示线。自黏纸铺巾的使用是在传统布制铺巾基础上的巨大进步：能固定、完整黏至皮肤，而且黏贴区域完全不会被污染。没有证据表明塑料黏合铺巾可减少切口感染，反而有证据表明它们会增加感染概率。到目前为止，伤口边缘保护器并未显示可减少切口感染，仅在开腹手术中使用双圈切口保护器有这样的益处。

麻　　醉

麻醉管理的细节超出了这本书的范围，但目前有关加速康复项目的建议包括以下内容：

- 应使用短效麻醉剂有助于术后快速苏醒。
- 应采用层流通风减少术后肺部并发症发生。
- 应采用多种方式减少术后恶心呕吐。可多采用局麻、增加异丙酚的使用以及减少或避免使用阿片类药物、新斯的明和挥发性麻醉剂。
- 应避免常规鼻胃插管，如果在手术中使用，则应在麻醉苏醒前移除。

- 常规使用主动加温装置维持正常体温。
- 对于大的开放手术和高危患者应使用先进的血流动力学监测，如食管多普勒监测仪。

手术记录

手术记录常常在医疗-法律事件中被用到，因此保存一份正确清晰的手术记录是每个手术医生的专业职责。我们认为手术记录应当在手术的同时书写或者口述完成，应该由手术医生而非低年资医生完成。英格兰皇家外科医学院在其《优秀外科实践》[14]中推荐所有的手术都应当清晰记录（最好是打字）以下内容。

- 日期和时间
- 择期/急诊手术
- 主刀医生和助手的姓名
- 手术麻醉师姓名
- 手术步骤
- 切口
- 手术诊断
- 术中所见
- 任何问题/并发症
- 任何额外的手术操作和实施原因
- 组织切除、增加或改变的细节
- 所有假体的使用描述，包括假体或其他植入材料的序列号
- 关腹技术的细节
- 预估或测量失血量
- 预防性抗生素（在适用情况下）
- 深静脉血栓预防（在适用情况下）
- 详细的术后注意事项
- 签名

我们还主张列入简单的绘画、照片或录像（如经腹腔镜检查）展示术中所见或特殊情况。一幅简单的解剖学或有特殊发现的手绘草图具有巨大的价值，特别是在未来会有诉讼、纠纷的情况下。

参 考 文 献

［1］ United Kingdom Supreme Court. Montgomery (Appellant) v Lanarkshire Health Board (Respondent) (Scotland).［2015］UKSC 11.

［2］ Royal College of Surgeons of England. Consent: Supported Decision-Making – A Good Practice Guide. London: RCS; 2016.

［3］ Eliasen M, Grønkjær M, Skov-Ettrup LS, et al. Preoperative alcohol consumption and postoperative complications: a systematic review and meta-analysis. Ann Surg 2013; 258: 930–942.

［4］ National Institute for Health and Care Excellence. Venous Thromboembolism: Reducing the Risk for Patients in Hospital. Clinical Guideline［CG92］. London: NICE; 2010.

［5］ National Institute for Health and Care Excellence. Routine Preoperative Tests for Elective Surgery. NICE Guideline［NG45］. London: NICE; 2016.

［6］ Association of Anaesthetists of Great Britain and Ireland. Pre-operative Assessment and Patient Preparation: The Role of the Anaesthetist. London: AAGBI; 2010.

［7］ Keiron C, Akl EA, Ornelas J et al. Antithrombotic Therapy for VTE Disease. CHEST Guideline and Expert Panel Report. Chest 2016; 149(2): 315–352.

［8］ Güenaga KF, Matos D, Wille-Jørgensen P. Mechanical bowel preparation for elective colorectal surgery. Cochrane Database Syst Rev 2011; (9): CD001544. doi: 10.1002/14651858.CD001544.pub4.

［9］ Amer MA, Smith MD, Herbison GP et al. Network meta-analysis of the effect of preoperative carbohydrate loading on recovery after elective surgery. BJS 2017; 104: 187–197.

［10］ World Health Organization. WHO Guidelines for

Safe Surgery 2009: Safe Surgery Saves Lives. Geneva: WHO; 2009.

[11] de Vries EN, Prins HA, Crolla RM et al. Effect of a comprehensive surgical safety system on patient outcomes. N Engl J Med 2010; 363: 1928−1937.

[12] Privitera GP, Costa AL, Brusaferro S. Skin antisepsis with chlorhexidine versus iodine for the prevention of surgical site infection: A systematic review and meta-analysis. Am J Infect Control 2017; 45: 180−189.

[13] American College of Obstetricians and Gynecologists. Solutions for surgical preparation of the vagina. Committee Opinion No. 571 (reaffirmed 2015). Obstet Gynecol 2013; 122: 718−720.

[14] Royal College of Surgeons of England. Good Clinical Practice. London: RCSE; 2014.

延 伸 阅 读

General Medical Council. Consent: Patients and Doctors Making Decisions Together. London: GMC; 2008.

Haynes AB, Weiser TG, Berry WR et al. and the Safe Surgery Saves Lives Study Group. A surgical safety checklist to reduce morbidity and mortality in a global population. N Engl J Med 2009; 360: 491−499.

Klein AA, Arnold IP, Bingham RM et al. AAGBI guidelines: the use of blood components and their alternatives 2016. Anaesthesia 2016; 71: 829−842.

National Institute for Health and Care Excellence. Surgical Site Infections: Prevention and Treatment. Clinical Guideline [CG74]. London: NICE; 2017.

Nelson G, Altman AD, Nick A et al. Guidelines for pre- and intra-operative care in gynecologic/oncology surgery: Enhanced Recovery After Surgery (ERAS®) Society recommendations: Part I. Gynecol Oncol 2016; 140: 313−322.

Oppedal K, Møller AM, Pedersen B, Tønnesen H. Preoperative alcohol cessation prior to elective surgery. Cochrane Database Syst Rev 2012(7): CD008343.

Royal College of Obstetricians and Gynaecologists. Obtaining Valid Consent. Clinical Governance Advice No. 6. London: RCOG; 2015.

Webster J, Alghamdi A. Use of plastic adhesive drapes during surgery for preventing surgical site infection. Cochrane Database Syst Rev 2015(4): CD006353.

（石月 译）

第3章 器械、手术材料和基本手术技巧

手术医生对器械的选择受其训练时期导师的影响。训练手术医生应该养成向上级提问的习惯，如为什么要选择这种器械而不是另一种。他们必须试用不同的可用器械，严格评估它们的优势和弱点。参加其他专业的外科手术可以见到更多专门为特殊情况而制造的器械，这些也适用于妇科手术。每一次新的培训都应仔细检查器械是否可用，认识熟悉的器械，迅速评估新的器械。

对手术器械的严格评估应持续贯穿于手术医生的整个专业实践中，并且认识到没有理想的器械可以适用于所有的情况。目前，通用手术器械系统仍为大多数妇科手术供应器械，手术医生有必要通过指导手术器械包内的器械品种来表达手术医生的真实需求。要强调的是，手术医生不能执着于追求会议上展示的各种新发明，应坚持使用质量高、功能良好的器械，适用范围宽泛且简洁，不会经常出现问题而导致工作中断，不管它是一把简单的剪刀，还是最精密的腹腔镜器械。

应该经常评估通用手术器械包，去除极少使用的器械，引入手术医生使用率高的新器械。由于病态肥胖的发生率增加，许多科室都准备了"深部"手术操作器械包，器械都是加长版。

如其他事物发展一样，对专业器械的需求带来了两个主要的进步。第一个是运用新兴技术制造了大量用于开腹和腹腔镜手术止血的新器械。这些包括血管闭合器和大量的凝血设备。第二个进步是专门为腹腔镜手术开发了大量一次性器械。本章重点介绍与下生殖道、阴道和腹部入路到盆腔器官的开放手术相关器械和基本手术技巧。然而，大多数章节与开腹和微创手术均相关。

妇科手术常用器械

本书各章节编者在一般的手术中使用何种器械主要基于个人喜好和多年的经验。由于手术医生有特殊爱好，因此可能常常使用一般不需要的器械。框 3-1 和框 3-2 列举了一些基本的妇科大手术和小手术日常需用到的器械。

框 3-1　基本妇科腹部手术器械包

名　　称	数量	名　　称	数量
海绵钳	4	长 Meigs（Navratil）动脉钳	2
4 号刀柄	2	Littlewood 组织钳	5
200 mm DeBakey 分离钳	1	220 mm Zeppelin 轻度弯曲子宫切除钳	6

（续表）

名　称	数量	名　称	数量
175 mm 有齿分离钳	1	250 mm 有齿双爪钳	1
无齿分离钳	1	Morris 拉钩（1 中、1 大）	2
155 mm 直剪	1	Langenbeck 拉钩	2
200 mm 直剪	1	Cushing 血管拉钩	1
Monaghan 解剖剪	1	Raytec 腹内包	1
200 mm 持针钳	2	收集器	1
250 mm 持针钳	1	接纳盘	1
		消毒碗	2
200 mm Spencer Wells 直钳	10	结扎托盘	1

框 3-2　**基本小手术器械包**

名　称	数量	名　称	数量
Sims 窥阴器	1	3 号刀柄	3
海绵钳	2	200 mm Spencer Wells 直钳	2
子宫内膜息肉钳	1	锐刮匙（小、中、大号）	3
有齿双爪钳	1	175 mm 有齿分离钳	1
宫腔探针	1	155 mm 直剪	1
一套宫颈管扩张器	1	200 mm 持针钳	1

编 者 的 选 择

大部分手术器械都是标准的，但此段落是根据编者的偏好，介绍其认为需特别评价的器械。

剪刀

（1）Bonney 解剖剪（图 3-1）：商品名为 Mayo 剪。较重，但可用于精确的组织分离，特别是分离切断。其末端较圆钝，在分离组织时几乎不损伤组织，其刃部锋利，配上长达 25 cm 的柄，足以剪开坚硬的瘢痕组织，这一特点在术前经过放疗的肿瘤手术中尤为重要。

（2）Monaghan 解剖剪（图 3-2）：是一种轻巧的解剖剪，比 Bonney 剪轻，却具有一样灵敏的手感。Monaghan 剪使得编者传授的剪刀使用技巧达到肿瘤手术中最严格标准的解剖分离水平。它仍然相对圆钝，但可做精确的定点分离，不会损伤需要保护的组织。

组织钳

妇科手术中常需要直接夹紧组织，然后缝

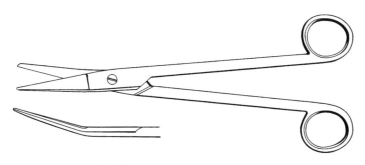

图 3-1　Bonney 妇科剪

扎以阻断其中的血管。所用的钳子必须结实，钳夹定位准确，组织不易滑脱。可能因为这些要求难以满足，故设计并生产了多种不同的组织钳。作为一般规律，纵行齿线的钳子似乎比横行齿线的钳子更具优势。

（1）子宫切除钳（220 mm）：有轻微的弯曲和 2/3 无损伤钳口（图 3-3）。因其满足了之前提到的对钳子的要求，故 *Zeppelin* 和 *Downs* 子宫切除钳作为满足上述要求的范例被两位编者使用。当切除与钳子纵轴成直角的带蒂组织时，这种有明显角度的组织钳就非常有用。（例如，Wertheim 全子宫切除术时钳夹宫颈旁组织）。

分离钳

（1）*Singley* 钳（图 3-4）：用于在盆腔和

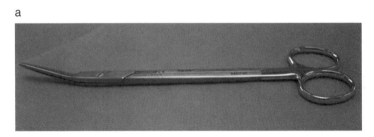

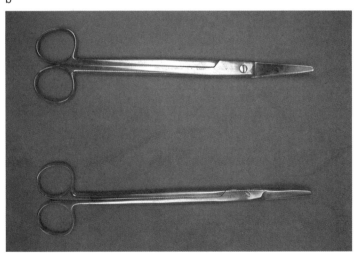

图 3-2　a. Monaghan 妇科剪。
　　　　b. Bonney 剪（上）和
　　　　　Monaghan 剪（下）
　　　　　的比较

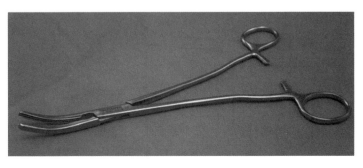

图 3-3　子宫切除钳

动脉旁淋巴结切除时钳抓淋巴结组织。这些器械与 Russian 钳相似，但中空的设计使其更轻，横行的齿纹又增加了对淋巴结组织的抓力和对抗牵引力。

（2）*DeBakey* 钳（图 3-5）：是由心血管外科医生发明的，用于心胸外科手术。它有细致精巧的、无损伤的表面，可以处理精细的组织。

动脉钳

动脉钳可以是直的或弯的，取决于外科医生的个人喜好，包括 *Meigs-Navratil* 钳（图 3-6）。

这类直角钳在处理盆腔深部血管时非常有用，小头直角使结扎更加精确。缝线或结扎线可环绕其尖部或根部；如果此时助手转动动脉钳，结扎线即可自动绕至对侧，使手术医生可以更自信而准确地处理血管。就像手术器械包中的其他器械一样，长长的 *Meigs-Navratil* 钳很容易抵达盆腔深部。

拉钩

自动拉钩

（1）*Balfour* 自动拉钩（图 4-6）：由胃肠外科医生 Donald Balfour 设计，是大多数妇科

图 3-4　Singley 钳

图 3-5　DeBakey 钳

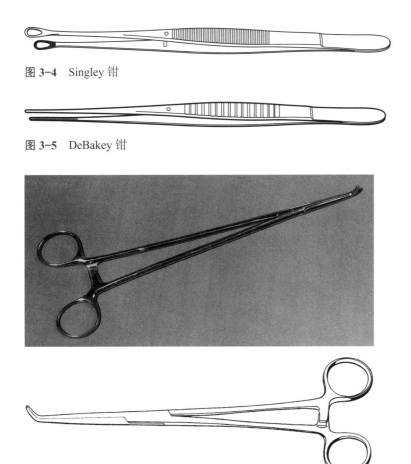

图 3-6　Meigs-Navratil 钳

医生使用的标准拉钩。中央叶片适用于标准手术程序，但遇到复杂的病例，编者更加喜欢使用手持式拉钩或 Martin 臂拉钩，以便在手术中做调整。

（2）*Ronald Edwards* 和 *Finochietto* 拉钩：有齿条与齿轮装置，最初设计是在胸外科手术中用作肋骨牵开器。它们已经过改良以适合腹部手术，腹中线大切口用此拉钩效果极佳。

（3）*Martin* 臂拉钩：有两个关节，使之可以做 360° 运动，还有一个锁扣装置，使任何拉钩都可置入它的峡口。因此，它是固定拉钩的理想器械。这种拉钩在上腹部手术中尤其有用，可以很好地抬高并拉开胸腔，暴露腹膜后淋巴结。

（4）*Bookwalter* 拉钩：是一种固定于手术台的自动拉钩，不同大小的环固定于其上。各种可调节的拉钩叶片可以围绕这个悬空的环放置于任何所需位置，叶片的角度可在环固定处调节。

表 3-1　可吸收缝线材料

缝线，商品名（发明年份）	结构	完全失去拉伸强度的时间（天）	吸收情况（天）	用　　途
迅速吸收缝线：				
Polyglycolic acid, Dexon II (1968—1970)	多股	28	60 ~ 90	
Polyglactin 910, Vicryl (1974)	多股	28	56 ~ 70	处理蒂部
Polyglactin 910, Vicryl Rapide (1987)	多股	14	42	回肠膀胱术 T 形管固定缝合
缓慢吸收缝线：				
Polydioxanone, PDS II (1981)	单股	63	183 ~ 238	腹直肌鞘；肠曲
Polyglyconate, Maxon (1984)	单股	56	180	
Poliglecaprone 25, Monocryl (1992)	单股	21	91 ~ 119	肠曲；泌尿道；表皮下缝合

手持式拉钩

Morris 拉钩有一个叶片（参见图 4-7），可以拉高切口边缘。它较浅的叶片可比深部拉钩减少损伤内部精巧结构的风险。*Cushing* 血管拉钩是盆腔淋巴清扫时用于拉开髂血管的理想拉钩。

缝　　线

缝合材料

目前没有任何理想的、通用的缝合材料。

缝合的目的是帮助组织对合，直到愈合组织获得足够的张力来维持对合。成功的修复不仅仅需要恰当的外科技术，还需要了解缝线和缝针的物理特征和属性。

理想缝线的特性

理想缝线的特性包括打结牢靠、不易松脱、一定的张力强度和弹性、易于操作、无致敏性、抗感染、穿过组织顺畅、可吸收。缝线可分为天然或合成的，单股或多股的，可吸收或不可吸收的。合成材料几乎已替代天然材料，如肠线和丝线。单股缝线表面光滑，可减少组织损伤，也不像多股缝线那样可能隐藏微生物。但多股缝线强度更高，柔软而坚韧，更易操作和打结。

可吸收缝线为切口提供暂时的支撑。合成材料的吸收靠酶水解作用，组织反应较肠线等天然材料更小。必须承认的是张力强度的减少与吸收比率是没有关系的。表 3-1 列出了编者使用的可吸收合成材料缝线，以及他们的强度和吸收数据。

抗菌缝线已投入试用，以减少感染的风险，但近期的文献中它们的优势受到质疑。

不可吸收缝线材料，如尼龙或聚丙烯，用于对愈合缓慢的切口提供持久的支撑，如腹直肌鞘的缝合。在使用中需注意，不可吸收的特性有可能造成皮肤或其他组织形成窦道。

缝线选择

如手术器械的选择一样，首先要了解各种缝线的不同特性，因为适合每个部位和结构的缝线可能有很多种，那么选择哪一种就取决于手术医生所接受的训练及其喜好。手术医生需要选择最好的缝线，能有效缝合伤口边缘，并且其张力强度永远不应超过组织的张力强度。缝合只需足够长，使伤口达到最大强度即可。因此，皮肤和筋膜等愈合缓慢的组织可选择不可吸收缝线，而黏膜等愈合快的组织可选择可吸收缝线。

对污染切口应使用单股缝线，因为多股缝线更易藏匿微生物，且降解更快。缝线使用常见的错误有：

- 太多结，会增加异物大小，也可能导致缝线处脓肿。
- 皮内缝合（不是皮下缝合），可能导致增生性瘢痕。

- 用器械抓持单股缝线，会减低缝线张力强度达 50% 以上。

缝针

现今几乎所有的缝针都是无眼带线缝针，其尾部已钻孔，缝线固定其上，形成一个连续的装置。这比传统的有眼缝针更有明显的优势。对标准永久带针缝线进行改良，产生了控制释放缝线，轻轻一拉，缝针和缝线就能很容易被分开。这些缝线使快速间断缝合技术更容易，深受一些手术医生喜爱。

缝针有 3 个基本组件：锻模（如前述）、体部和尖部。缝针体部是持针钳握住的部分，可有多种曲度，从而有不同特性。曲度可有 1/4、3/8、1/2 或 5/8 弧，1/2 弧可能是妇科手术中最常用的。在狭窄的盆腔深部或其他空间有限的区域，较小的缝针就有一些优势，增加针的曲度可使缝针更易通过。

针尖有 3 个基本种类：三角头、圆头和钝头。尖头用于穿过较密的组织如筋膜和皮肤。反三角针的第三条棱在曲凸的外侧，可以减少组织切割。圆针没有切缘，进入和穿过组织不会造成切割，适用于容易穿透的组织如肠、膀胱和腹膜。钝针用于解剖分离而不是切开组织，他们常常可以避免针刺损伤，尤其是在高风险的患者中。

编者的选择

编者喜爱的缝线包括以下几种：

- 一般组织：W9421- 爱惜康 polyglactin 910（薇乔）1 号；90 cm 长，40 mm、1/2 弧，反三角针。用于一般用途，包括子宫切除缝合残端和阴道穹窿。
- 腹直肌鞘：W9262- 爱惜康 polydioxanone（PDS Ⅱ）1 号；150 cm 长，48 mm、

1/2 弧圆体针。用于连续缝合。

- 皮肤：W3650-爱惜康 poliglecaprone 25（Monocryl）未染色，3-0；70 cm 长，60 mm 直三角针。用于皮下缝合。
- 肠管：W3664-爱惜康 poliglecaprone 25（Monocryl），3-0；70 cm 长，26 mm、1/2 弧，圆针，针尖是黑色。

缝合技术

对合组织、避免组织坏死。

——John M. Monaghan

本书的前几版中已经介绍了多种缝合方法。本版中，编者精选了对妇科医生最有价值的缝合方法，并尽可能保留了部分 Bonney 的原图。

间断缝合

间断缝合用多针缝合切口，每针都需单

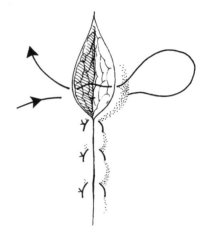

图 3-8　垂直褥式缝合法

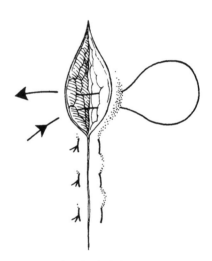

图 3-9　水平褥式缝合法

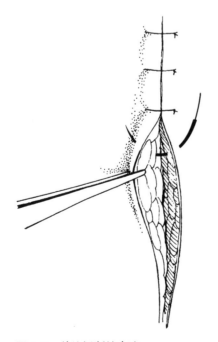

图 3-7　单纯间断缝合法

独打结和剪断。这比连续缝合更牢靠，如果一针裂开，其他剩余的缝线可以继续维持切口的闭合。它适用于有感染、需考虑缝合牢固性的部位。

间断缝合可采用单纯间断缝合法（图 3-7）或垂直褥式缝合法（图 3-8）。褥式缝合法另外的优点是可通过增加对微小出血点的局部压迫，进一步加强止血。水平褥式缝合可增加对切口的拉力，可用于相距较远的切口的拉合，或作为固定切口两侧边缘的基本的缝线（固定缝；图 3-9）。应当注意的是，这两种褥式缝合技术是用于使组织合拢，而不能使组织坏死，因此必须避免用力过度。所有手术之后，组织厚度均会明显增厚，缝线张力应相对小，达到对合组织及止血目的即可。

连续缝合

连续缝合能近乎完美地关闭、对合切缘，并达到很好的止血效果。与间断缝合相比，连续缝合费时较少且线结更少。拉力沿着整个切口均匀分布，以发挥其强度。如果发生感染，必须使用单股缝线，以避免感染沿缝线蔓延。

锁边缝合（见图 3-10）极具止血效果，作者在全子宫切除术中用于缝合阴道顶。

皮下缝合

因其能达到很好的美观效果，故常用于缝合皮肤。皮下缝合可使用连续缝合或间断缝合。对于较大的切口，最好选用好的可吸收单股缝线，例如 Monocryl，可减小瘢痕，而且不用拆线，使伤口强度增加。

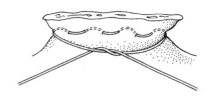

图 3-11 折叠缝合法

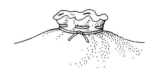

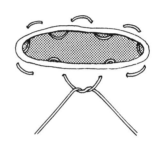

图 3-12 荷包缝合法

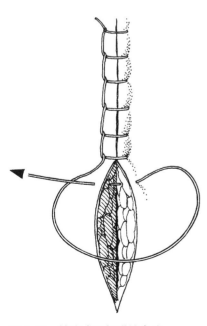

图 3-10 锁边或纽扣形缝合法

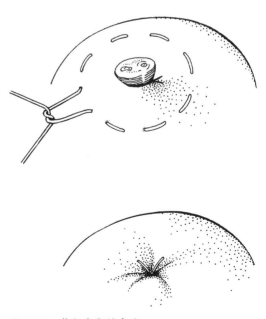

图 3-13 荷包内翻缝合法

其他缝合法

折叠缝合法用于缩短组织，以及组织边缘有小血管丛但又不易单独处理的情况（图 3-11）。

荷包缝合（图 3-12）是围绕空腔边缘做连续缝合，然后像绳子一样拉紧缝线，收紧开口。可用于进入管腔时，如引流巨大良性卵巢囊肿时，或修补膀胱或肠管的小缺口时。尽管传统上荷包缝合用于包埋阑尾残端（图 3-13），现在认为该做法并非必要。

手术结及打结方法

打结是手术技巧的重要内容之一，所有年轻的手术医生都应熟练掌握。同时，也必须明白只掌握一种打结方法是不够的，应该练习各种打结方法，随着技术的提高，还要了解各种打结方法的使用指征。作为助手，年轻的手术医生要学会快速而准确地剪线，注意留线长度要短但足够。剪线时，持剪要稳，并注意最后用剪刀尖部剪线。助手必须熟练地用非优势手剪线，以避免频繁地在双手间交换器械。同样，主刀者应暴露缝线，让助手容易看见并安全地剪断，以避免损伤邻近组织或脏器。

常会有一些医生尝试在一些困难的手术部位应用很短的缝合材料，这种情况必须避免。术者用于打结的缝线长度至少为原线长度的一半，理想的情况是，术者使用线团，可有效地连续打结而无须再补充缝线。长远来看，这种方式也更经济。

祖母结

祖母结由两个方向相同的结组成，是一种最简单快速的打结方法。其优点在于打第二个结时，第一个结容易被拉紧；即使第一个结滑动，第二个结也能使其再次系紧。但这种打结方法仅用于易滑动的单股缝线。如果术者使用多股缝线，则必须学会对所有的结都当作最后一个结来打，第一个结的张力必须打到位，因为打第二个结时不会产生收紧效果。祖母结之所以不被推荐，是因为一旦压力增加就容易滑脱。也是因为这样，打祖母结时，第三个反方向的结是重要的安全措施。

方结

这种结包含两个结，第一个将线的一个末端内折拉紧，第二个将线的另一末端内折拉紧。图 3-14 展示了 Bonney 描述的打结技术。这种双手打结技术可形成一个牢固的结，但也可利用单手技术，通过交叉双手来打一个方结。

外科结

外科结是一种方结的简单改良版。它在打第一个结时多加了一个弯折，形成了一个双反手结，增加了摩擦力，使结更牢固。

必须记住的一点是，缝线在打结后会降低牢固性。因此，在额外施力时，缝线会在打结处断掉。

单手打结法

这种快速、优雅、简单的左手单手打结技术能使手术医生敏捷快速地进行手术，不必放下手中的器械或需要特殊工具用于打结。图 3-15（1~4）示范了这一方法。

器械打结法

图 3-15（5、6）示范了这种优雅的打结法。当缝线只剩下很短的一段时，这种方法尤其适用。

深部打结法

当出血点位于深部或难以接近的部位时，

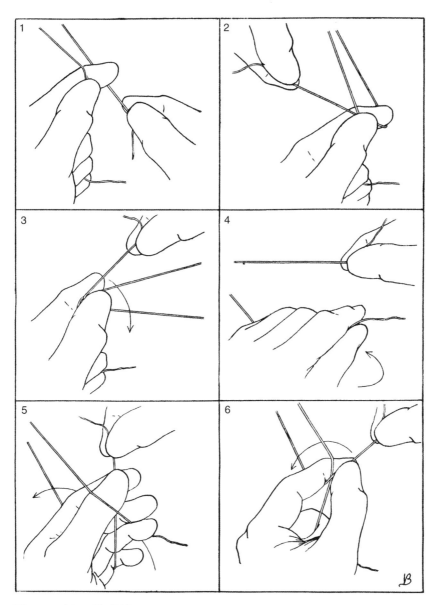

图 3-14 （1～6）方结

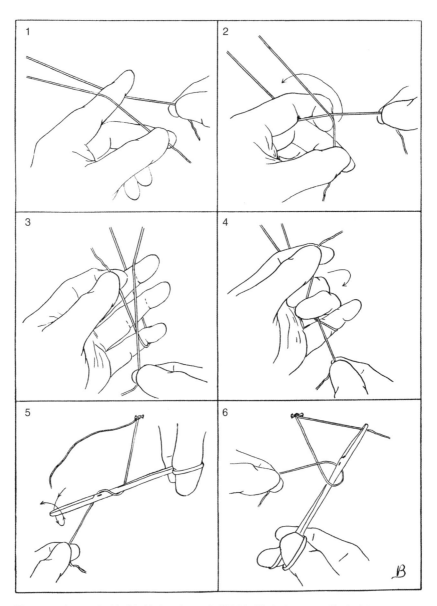

图 3-15 （1～4）单手打结法，（5、6）器械打结法（Bonney 修改后）

推荐使用套扎技术。编者则推荐使用 Meigs-Navratil 这类长弯钳。这类血管钳与胆囊钳相似，使缝线既可绕钳子根部也可绕钳子尖部，于是在打结时它能被牢牢抓住（图 3-16）。如果出血点极其难到达，使用预装的小金属动脉夹如 Ligaclip MCA（Ethion Endo-Surgery Inc.）非常有效（图 3-17）。

蒂 部 结 扎

在原版教科书中，Berkeley 和 Bonney 描述了九种不同的蒂部结扎方法，但除了简单蒂部结外，其他的方法都只是贯穿缝扎的变化。钳子抓住需要结扎的组织，其上的那部分组织将被结扎。这可使打结过程中缝线绕过钳尖时能被牢牢抓住。

简单蒂部结扎

这是一种简单的结扎方法，结扎线环绕待结扎的组织，再打结即可（图 3-18a）。这种方法的主要缺点在于可能会滑脱。但如果张力适当，且结扎线以上能留适当多的组织，可以降低这种风险。必须注意，结扎时不能期望一次结扎太多组织，以免边缘滑脱，引起可能难以控制的出血。牢记简单蒂部结扎法不可用于有张力的组织。不可双重结扎蒂部，因为结扎处远侧的组织也是很重要的，这可能导致大量组织坏死，并引起感染。

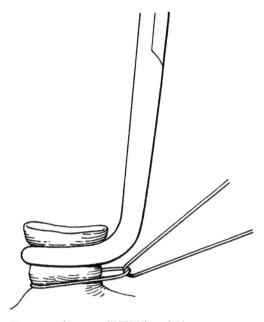

图 3-16　在 Meigs 钳周围绑一个结

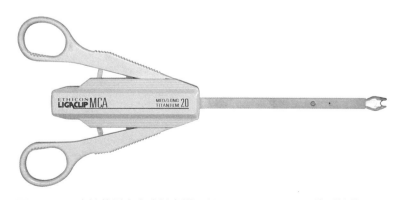

图 3-17　一次性使用多夹式闭合器。经 Johnson & Johnson 许可转载

贯穿缝扎

可对需要结扎的大块组织的一侧或两侧做贯穿缝扎（图 3-18b、c），这样缝线不易滑脱，组织也不会脱出。对血管丰富的组织做贯穿缝扎须格外小心。在全子宫切除术中，缝合卵巢或子宫残端时损伤血管的风险最大。骨盆漏斗韧带中的卵巢血管壁薄且宽大。编者的做法是用简单结扎法，而且不能在蒂部施加任何张力。在全子宫切除术中沿宫体贯穿缝扎低位残端时，很容易刺破子宫动脉或大静脉。一旦穿破血管，残端后方阔韧带的软组织内会迅速形成血肿，使组织变色，很难找到出血点。由于静脉或动脉一旦切断后很容易回缩，因此简

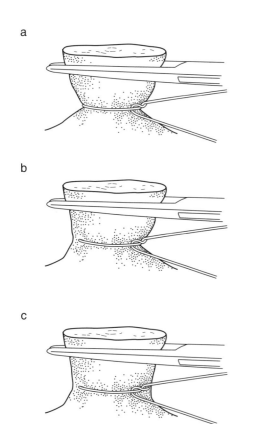

图 3-18 a. 简单蒂部结扎。b. 单侧贯穿缝扎。c. 双侧贯穿缝扎

单重新钳夹出血部位往往不保险，这时需要打开盆腔侧壁，来确认出血点，并预防潜在的严重的腹膜后出血。沿宫体和宫颈旁盲目钳夹也是相当危险的，因为输尿管位于附近。最好打开盆壁侧腹膜，找到子宫动脉的起始处，并结扎之，再沿着其在输尿管上方往子宫方向分离。这种简单的方法暴露输尿管下段，能使术者更为放心。

缝 合 器

缝合器的使用始于 20 世纪早期的匈牙利，那时外科医生 Huntl 发明了闭合呈"B"形的皮肤钉，为后来树立了标准式样。一般来说，妇科使用缝合器主要用于缝合皮肤。但近年来，随着微创手术的增多和妇科肿瘤亚专科的发展，缝合器的使用范围渐趋于扩大。妇科常用的缝合器包括线切割、内镜线切割和皮肤缝合器，圆形缝合器也用于肿瘤手术。线切割缝合器有两行双重或三重交错的钛钉和一个同时分开中间组织的刀片。它可用于在腹腔镜下全子宫切除、肥胖患者开腹全子宫切除和广泛子宫切除及脏器廓清手术中处理残端。

皮肤缝合器相对来说切口反应更小、更美观，比缝线缝合更节约时间，尤其是在大伤口中。

电 外 科

电外科使用宽频频率的交流电（每秒钟电流改变方向的次数等于电流的额频率）。简单

来说，交流电可通过峰间电压测量，电流反向下降至 0 时有效功率会降低。正弦波形的平均有效功率是峰压的 0.7。这被称为均方根（root mean square, RMS）。必须记住的是，当能量流进入身体后，患者实际已成为循环的一部分，但是在足够高的频率上（高频），身体不会识别并对其做出反应。组织反应包括电灼、切割和干燥。

与组织极小接触或可能并不接触都能造成电灼，它需要比切割电流使用更高的电压来达到同样的平均有效功率，因为它的 RMS 更高。电灼会造成蛋白质变性和组织烧焦。基本上，手术医生需要低 RMS 的间歇高电压来避免组织灼伤。由于电流仅有 5% 的占空比，这种电流的平均有效功率比未调整的切割电流小。临床上，需要手术医生使用高电压的高能设备来克服与电凝装置相关的占空比的减少。

切割现象与相对低电压的不衰减的正弦波电流有关，表现为组织快速加热，从而导致细胞汽化。要达到切割的效果，最好握住电刀的尖端轻轻置于组织上方。电流通过高阻抗的空气，产生热量达到使细胞汽化的程度。有必要了解的是这项技术的温度可达到 700℃，而 44℃ 就可造成组织坏死。整个手术团队都必须具有责任心，熟悉偏离的电流或粗心大意的瞬间反应造成的并发症。电流通过组织引起脱水，最后凝固。改变温度和接触面积可使之调整，因为当电极接触到组织，如果电流明显分散，则不会造成汽化。

尽管电技术尤其是回流电技术的发展有很大进步，但单极电流的使用仍可导致烧伤，最常发生在返回垫部位。将返回垫放置在低电阻部位，如大腿侧面等脂肪、毛发、凸起骨头较少的部位，可减少返回垫部位损伤。返回垫应较大，整面都可黏贴，在贴上患者皮肤之前应

保证清洁和干燥。

电损伤也可发生在其他器械不经意碰到的部位。例如在腹腔镜手术中，电设备在整个手术过程中并没有一直处于视野里。另外，绝缘失败可导致不易被发现的内脏或血管损伤，并且还有少见的情况是，如果仍在使用金属套管，则可能发生电容耦合。

简单回顾电外科，它的一项重要的临床应用就是在术中使用切割和电凝。对任何钳子钳住的组织使用单极电流时，最好使用切割电流，因为低持续电压能使电流达到钳夹组织的内部，而不会产生焦痂，也不会像使用间断高电压电凝时那样造成外部组织高电阻，从而防止电流到达器械内部。当对出血部位直接使用电流时，最好使用高电压间歇电流来电凝止血。

另一种单极能源是氩气刀，氩气与电流整合时产生相对非贯穿性电流（1 mm），侧向扩展极小（1 mm）。它可用于分离组织，止血效果非常好，特别是用于肝、脾或淋巴结清扫时。标准单极电灼相关的侧向扩展大约 3 mm，需特别注意对周边组织有一定损伤风险。

双极器械有两块电极板作为发射和回流电极，电流在两块板间通过。理论上，这几乎不会导致侧向扩展和相关的附带组织损伤，但是事实上并非如此。所有的双极能源，包括 Gyrus PK 刀（Gyrus ACMI, Southborough, MA, USA）、Ligasure 血管闭合系统、Enseal 和 Harmonic Scalpel 超声刀，都有相关的侧向扩展以及损伤邻近组织的潜在风险。尽管如此，它们的确能消除接地板相关的损伤。这些器械的初始能源可能不一样，这是它们能产生止血效果的机制，但它们的根本物理原理都是一样的，都是让能量穿过两个电极。手术医生有责任了解所有手术室用到的器械，尤其是它们的作用机制以及使用该器械引起的风险。

止 血 药

选择常用止血药需要对内源性、外源性和共同凝血途径有基本的了解。止血有三条机制：① 血管收缩；② ADP 和血栓素 A2 引起的血小板聚集；③ 释放Ⅲ因子激活外源性凝血途径，释放Ⅻ因子激活内源性途径。

手术室常用的材料和药物包括以下这些。

- Surgicel（Johnson & Johnson Inc., New Brunswick, NJ）或 Gelfoam（Pfizer Inc., New York, NY）：凝血酶因子Ⅱa（共同途径），使纤维蛋白原转化为纤维蛋白。可用产品有人和牛的制剂，可直接应用于需要的部位，也可应用于出血部位表面。
- Tisseel（Baxter Inc., Deerfield, IL）：ⅩⅢ因子，氯化钙和人凝血酶的联合制剂。它被批准作为止血剂和密封剂使用，有时也用于吻合部位和胰腺末端切除。可喷涂或滴注使用。
- Evicel（Johnson & Johnson）：人纤维蛋白原、凝血酶和氯化钙的联合制剂，被批准用于止血，但不能作为密封剂使用，可喷涂或滴注使用。
- FloSeal（Baxter）：明胶基质、凝血酶和氯化钙。可直接使用。
- Arista（Medafor Inc., Minneapolis, MN）：由玉米淀粉制造的微孔多聚糖止血球。这种材料可用于广泛渗血部位和吸收血清，每个止血球体积可膨胀至原来的 15 倍大小。这可能是血液浓缩成凝胶状，血流速度变慢，促进了血小板功能和纤维蛋白的形成。由于它吸收很快（小于 48 小时），

因此它的使用不会导致感染或脓肿形成。

- Surgicel（Johnson & Johnson）：由氧化纤维素聚合物（多聚脱水葡萄糖醛酸）制成。可吸收的纤维素膜与血液反应，形成假凝血块，使出血停止。它还有抗菌作用，可对抗超过 20 种革兰阴性和阳性菌。
- Gelfoam（Pfizer Inc.）：纯化猪皮明胶制成的可吸收膜。作用机制尚不明确，但似乎是像物理基质一样起作用，可促进凝血。一般在 4 ～ 6 周内完全吸收。它常常会被浸透凝血酶，许多手术医生都用这种方法使用它。

需注意的是，这些止血剂不能替代好的外科技术分离、结扎或电灼出血部位。

防 粘 连

普通妇科和妇科肿瘤科都尚无随机前瞻性研究证明有效的防粘连制剂。2015 年的一项科克伦回顾性调查显示没有足够的证据表明妇科手术中应用防粘连材料的有效性和安全性，因为缺乏关于盆腔疼痛、生育结局、生活质量或安全的数据[1]。在接受输卵管末端手术的患者中使用 Interceed（Johnson & Johnson）（一种氧化再生纤维素）是有好处的。一项大型随机前瞻性研究（Fazio 等，2006）显示，对结肠癌行低位前切除术的患者使用 Seprafilm（Genzyme Inc., Cambridge, MA, USA）[一种透明质酸钠羧甲基纤维素膜（HA–CMC）]，在防粘连方面能得到小却有意义的益处[2]。Seprafilm 在关键的术后 7 天内发挥屏障作用，在那之后便被完全吸收。除了防粘连外，盆腔脓肿发生率会有轻度增加，若

将其置于肠吻合口附近，吻合口瘘发生率也会有轻度增加。目前推荐使用的 Seprafilm 必须确定它没有被置于吻合口部位。许多妇科肿瘤医生借鉴普外科的文献，引用到自己的领域，常规在盆腔和腹壁切口下方放置一或两张 Seprafilm。这种做法是否减少剖宫产后的粘连，目前产科无相关随机数据。随着二次剖宫产的显著增多，Seprafilm 可尝试应用于这方面。

引 流

现代妇科手术中，极少需要术后盆腔或腹腔引流。术中抗生素的广泛应用可能减少了术后引流的需要，仅有以下情况需要引流：

- 任何不能彻底止血的手术，手术医生希望监测可能的出血。
- 可能发生尿漏的手术，例如膀胱或输尿管损伤术后或这些器官的选择性手术后。
- 腹腔被广泛污染的手术后。

盆腔或主动脉旁淋巴结切除术后常规引流并不能减小淋巴囊肿的风险，因此不应使用[4]。然而，引流仍旧应用于腹股沟淋巴结切除术后。美国妇科肿瘤协会的回顾性研究数据显示，腹股沟引流在术后 7 天后无益处，在此之后，反而会刺激导致淋巴液积聚[3]。Gateshead 的一项小型前瞻性研究显示，保留引流管超过 3 天没有任何益处（McAuley 等，2003）[5]。

引流类型

负压引流可有效引流淋巴液或评估潜在的尿漏，在引流管穿出皮肤处几乎不留瘢痕。然而，如果担心患者有出血风险或已有明显的腹膜污染，例如开放肠管，则需要更大口径的引流管，如 Jackson-Pratt 或 Robinson 引流。

引流的管理

引流停止或引流量持续较少时应拔除引流管。在手术室仔细、恰当地固定引流管是非常重要的。手术记录中要准确记录引流管的放置和类型，并在术后医嘱中开具清洁引流管的医嘱。术后查房时决定合时拔除引流管，并予以记录。

参 考 文 献

[1] Hindocha A, Beere L, Dias S, Watson A, Ahmad G. Adhesion prevention agents for gynaecological surgery: an overview of Cochrane reviews. Cochrane Database Syst Rev 2015; (1): CD011254. doi: 10.1002/14651858. CD011254.pub2.

[2] Fazio VW, Cohen Z, Fleshman JW, et al. Reduction in adhesive small-bowel obstruction by Seprafilm adhesion barrier after intestinal resection. Dis Colon Rectum 2006; 49: 1–11.

[3] M. Franchi, J. Trimbos, F. Zanaboni, et al. Randomised trial of drains versus no drains following radical hysterectomy and pelvic lymph node dissection: a European Organisation for Research and Treatment of Cancer Gynaecological Cancer Group (EORTC-GCG) study in 234 patients. Eur J Cancer, 43 (2007), pp. 1265–1268.

[4] Lopes ADB, Hall JR, Monaghan JM. Drainage following radical hysterectomy and pelvic lymphadenectomy: dogma or need? Obstet Gynecol 1995; 86(6): 960–963.

[5] McAuley WJ, Nordin AJ, Naik R, et al. A randomised controlled trial of groin wound suction drainage after radical vulvectomy and bilateral groin

node dissection. Int J Gynecol Cancer 2003; 13: 5.

延 伸 阅 读

缝线厂商编写了很多关于打结和关闭伤口的手册，这些在网上可获得。虽然都是商业公司制作的，但都是由外科医生编写的，有很好的指导作用。包括：

○ Ethicon Wound Closure Manual
○ Ethicon Knot Tying Manual
○ Covidien Surgical Knot Tying Manual

（丁 鼎 译）

第**4**章　进腹与关腹

腹壁的切开与缝合应当是一个连续的过程。
——JM Monaghan

腹壁切口的长度和位置应视手术的性质和患者的体形而定。急诊手术不能用复杂而费时的切口。同样，巨大肿块的切除也不能采用小巧美观的切口，而简单的盆腔手术就不应当留下长而难看的瘢痕。因此，在术前应依手术设计相应的腹壁切口，便于术者能满意地暴露术野，顺利完成手术。切口必须要满足充分探查腹腔的需要，在可能存在其他腹腔病灶时，这一点尤为重要。

手术瘢痕应当光洁平整，如同关于手术的记忆一样逐渐消退。不美观的瘢痕会使患者对手术始终存有不良记忆。

大多数妇产科手术可通过下腹横切口（Pfannenstiel）或脐下正中切口漂亮地完成。肥胖患者伴有腹部血管瘀者用 Cherney & Maylard 切口可以更理想地暴露骨盆，同时也可进行脂膜切除术以便后续手术更好地暴露。旁正中切口的使用范围较为局限。在产科，Joel-Cohen 切口（及其变体）作为下腹横切口的备选方案，正被越来越多地运用。

妇科医生做良性妇科手术时常常使用横切口，并且因为部分医生认为正中切口不美观或破坏性大，下腹横切口偶尔也被不恰当地使用，从而影响手术。事实上，大多数妇女更希望选择便于手术且能最大程度减少并发症的手术切口。

手术医生的站位

主刀医生手术时应保持舒适的位置，即使是年轻的手术医生，也能够较快找到适合操作的站位。和 Bonney 一样，编者习惯站在患者的右侧，右侧站位方便右利手的术者进行分离、切开和缝合，而左手则用于进行打结、牵拉组织和暴露术野。主刀者应懂得，术中可以调换站位以获得最便于手术操作的位置，如果某些术中操作站在对侧将更加方便时，应当及时与助手互换位置。

手术台应按主刀的要求调节至舒适的站位，并能满意地接触术野。在大多数腹部手术中，可使患者处于不同角度的头低脚高位，这有助于把肠管推移出盆腔，并确保下肢潴留的血液最少。但是，此体位也有一些缺点：器械护士和第二助手的视野很差，还需要特殊关注以确保患者不滑下手术台。

在腹腔镜手术下，仅需使患者处于轻度的

头低脚高位，因为在任何一种微创手术中都能很容易地把肠管从盆腔拖出，从而获得良好的术野。少数情况下，为了暴露盆腔和上腹部的某些特殊部位，可能需要采用特殊体位。

手术铺巾

腹部切口的手术铺巾应暴露相应的骨性标志。正中切口和下腹横切口应暴露髂前上棘和耻骨联合，正中切口需暴露脐孔。一些手术医生习惯使用塑料贴膜覆盖手术区的皮肤，个人认为，这对大多数手术是不必要的，仅对一些有潜在伤口感染危险的手术有利，如窦道手术或肠道吻合术。

如今，手术贴膜越来越常用。术前手术贴膜应贴置准确，这样将有助于主刀医生对切口的定位。

手术铺巾必须准确，主刀医生能以此为参照作切口，歪斜的腹部铺巾很有可能使切口偏斜，术后瘢痕也不美观。如果未使用一次性贴纸，则需要特别注意勿用巾钳夹伤皮肤，因为这些小伤口给患者带来的不适甚至会超过手术切口所带来的不适。手术切口应位于铺巾的范围之内，若手术必须延长切口至铺巾范围之外，则需重新铺巾。因此，若术前就考虑到有延长切口的可能性，腹部消毒铺巾的范围应广泛一些。

手术器械

在第 3 章的"普通妇产科手术器械"中，已对手术器械有详尽的描述。

脐下正中切口

脐下正中切口是指从脐下直至阴毛上缘或耻骨联合上缘一横指处的切口，适用于大多数妇产科手术。在需要切除巨大的腹腔肿块或更好地暴露术野时，只要向上切开或绕过脐孔即可简便地延长切口。

手术切口

消毒铺巾后，在麻醉师和器械护士都准备好后，即可做切口。主刀医生用左手拇指和示指分别向两侧牵拉切口上部的皮肤以保持张力，右手紧持手术刀，示指应放在刀柄的背侧。依预先设计的切口，准确地沿中线切开切口全长（图 4-1）。第一刀应切开皮肤全层直

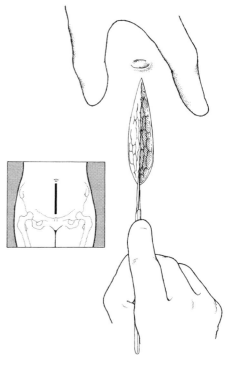

图 4-1 脐下正中切口，切开皮肤

至皮下脂肪，然后切至腹直肌前鞘，在腹直肌前鞘上沿同一直线作一短切口。对于皮下脂肪层的小出血点，可行结扎或电凝止血。部分手术医生为了快速进腹，常忽略这些小血管，只在关腹过程中有空闲时才予以处理。部分编者采用的技巧是避免对每个小出血点进行结扎或电凝止血，而是在进腹过程中遇到明显出血点时才行结扎。

用电刀进腹已是常规操作。主刀医生应使用电切模式，因为电凝模式可能会增加组织损伤并降低组织拉伸强度，因此主要用于小血管的止血。

腹直肌切口的延伸

用手术刀（图 4-2）、组织剪或电刀延长在腹直肌前鞘所做的小切口，直至同皮肤切口的长度。在切开腹直肌鞘前，可以把组织剪置于腹直肌鞘下筋膜间隙，通过张开剪刀简单无血地分离腹直肌鞘。

腹直肌的分离

确定中线后，用手术刀或剪刀在腹直肌筋膜上切一小口，于此分开腹直肌直至后鞘。然后，伸入两手的示指，钝性分离延长腹直肌切口至手术切口全长（图 4-3）。沿着肌肉的纹理可很轻易地完全分开腹直肌，暴露腹直肌后鞘和腹膜。

对于较瘦的患者，可以直接用手术刀分离延长腹直肌切口至手术切口全长，而不必用手指分离。

需特别注意的是，分离时不要偏离中线，否则易损伤沿腹直肌后鞘表面走行的血管，导致不必要的出血并增加血肿形成的风险。出于同样的原因，也要避免纵向撕裂肌肉。

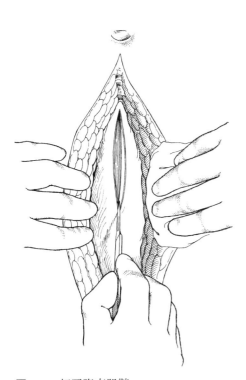

图 4-2　切开腹直肌鞘

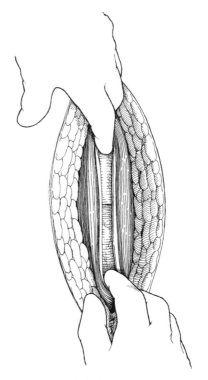

图 4-3　分离腹直肌

腹膜的切开

此时,腹膜已完全暴露,而在肥胖患者,则看见一层腹膜外脂肪,可用手指或组织剪细致地分开脂肪。在切口的中上 1/3 处用 2 把小血管钳提起腹膜,透过腹膜可见已经闭锁的脐尿管和脐动脉,以此为标志,确认中线。如看到脐尿管,就可在此切开腹膜而不用担心损伤肠管和膀胱。主刀医生和第一助手轻轻提起血管钳,用拇指和示指轻捏其间皱褶的腹膜,确认此腹膜间没有肠管,之后做一小切口(图4-4)。空气从此切口进入腹腔,使肠管不再附着于腹壁,术者可以在直视下延长腹膜切口至全长。如果切开处的腹膜下有广泛的组织粘连,另选远离粘连的腹膜切开是明智的选择。

另外,主刀医生和第一助手也可以分别紧抓住切口两边,提起前腹壁,用手术刀借皮下组织的张力切开腹膜进入腹腔。向上牵引前腹壁,就可以看到潜在的肠粘连,避免切开腹膜时损伤肠管。

主刀医生和第一助手分别用示指伸入腹腔,提起切缘两侧的腹膜,亦可由主刀伸入左手的两根手指挑起腹膜(图4-5),再用剪刀纵向剪开腹膜,直至手术切口全长。在剪开靠近切口下缘的腹膜时,要注意避免损伤膀胱,可以通过将腹膜打薄透明化来界定膀胱边缘,或触及并上移膀胱内导尿管的球囊来确定膀胱上界。偶有走行于此区域的小血管可能被切断,需加以注意,应结扎止血。

腹腔探查与暴露

编者主张在上自动拉钩前后,都要手眼结合探查腹腔。在手术医生的职业生涯中,应尽早养成术中常规全腹腔探查的习惯。腹腔探

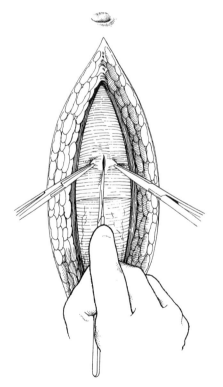

图 4-4 切开腹膜

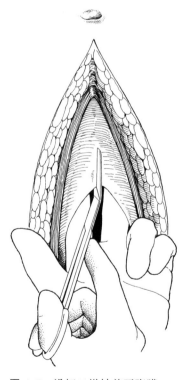

图 4-5 沿切口纵轴剪开腹膜

查花费的时间很少但极有价值。这对肿瘤根治术尤为重要，因为术中探查是对很多肿瘤的手术分期必不可少的步骤。如术中探查发现任何可疑恶性病变的征象，则必须进行活检并冲洗腹腔。养成腹腔探查的习惯有助于手术医生详尽地了解正常腹腔脏器的解剖结构，随着经验的积累，手术时就能发现腹腔里极为细微的病变。

自动拉钩的选择视手术医生的个人喜好而定。编者在大多数常规妇科手术中，喜欢使用 Balfour 自动拉钩（图 4-6），摒弃其下叶片，并让第二助手使用 Morris 拉钩代替（图 4-7）。这种做法可移动并保护膀胱，保持宫旁和膀胱周围组织的张力，这一点在游离输尿管时很有价值。如自动拉钩固定在同一部位时间过长，需特别注意可能发生腹直肌的损伤甚至缺血坏死（如肌肉已充分松弛，则较少出现）。有意思的是，Bonney 和 Wertheim 都喜欢让助手用人工拉钩暴露腹部术野，据说这是由于人工拉钩可以随时调整位置，对组织的损伤较小。

小肠的包裹推移

在盆腔手术时，必须把小肠、肠系膜和过长的乙状结肠襻取出盆腔，以便于暴露术野进行操作。把患者置于 Trendelenburg 位或头低位，并用盐水纱布包裹推开小肠，即可暴露术野。用左手手掌推开肠管，然后在左手背铺一盐水纱垫，右手轻压按纱垫，抽出左手，这样就可用右手把盐水纱垫包裹的肠管推出盆腔。用一条大盐水巾垫的效果远优于多条小纱布。纱垫上必须缝入在 X 线下显影的标记，且带有一条长纱带留在腹腔外面，并可用一个巾钳作标记。很重要的一点是，纱垫需先用盐水或蒸馏水湿润，但水温不需要太高，和体温大致相同即可，其目的在于减少纱垫对肠壁的损伤，尽量避免肠粘连。

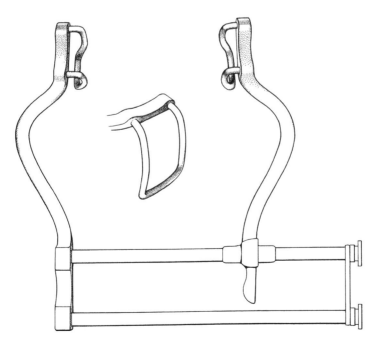

图 4-6 Balfour 自动拉钩

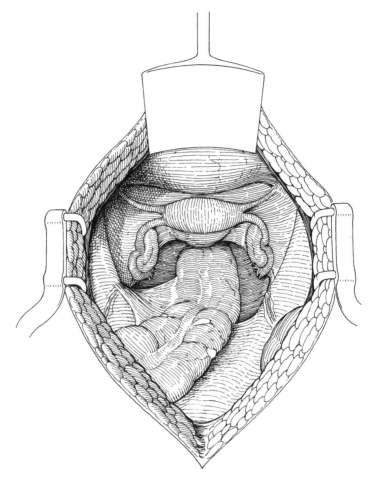

图 4-7　用 Balfour 和 Morris 拉钩拉开切口

特殊情况的处理

既往手术瘢痕

如果既往的手术切口不能满足预计手术需要，手术医生不应受限于既往手术瘢痕的路径。例如，若是仅为了美观而采用下腹部横切口行巨大的肿瘤或囊肿切除术是很不明智的。然而，若手术必须另做切口时，术后通常发现两条手术瘢痕交界处愈合不良。若采用原切口进腹，主刀医生需决定是完全切除还是单纯切开既往手术瘢痕。一般原则是，如瘢痕较窄，可单纯切开；若瘢痕较宽或过度增生，则需完

全切除。可让助手用组织钳提起瘢痕的一端并保持一定的张力，即可沿瘢痕两侧精确地切除。

陈旧性瘢痕组织粘连

之前的手术显著地增加了组织粘连的风险，尤其是瘢痕下的组织。因此，进腹时应当小心谨慎。若肠管紧密粘连在腹壁上，则不能使用牵拉或擦拭等钝性分离。如果粘连之间没有明显的分离间隙，则需用"贴邮票"技术分离，也就是说，剪下和肠管粘连的小块腹膜，以避免损伤肠管。

切口延长

延长切口仅适用于正中切口或旁正中切

口。对于正中切口，已经有很多文章讲述过多种处理脐孔的方法，可直接切开或环形绕过，甚至斜行切开。主刀医生和第一助手用示指挑起切口的上部，用手术刀切开腹壁全层，方便而精确地向上延长切口，并可在直视下避免脏器的损伤。同时也可用此技巧环形绕过脐孔。

关腹

在手术快结束时，应当确认无明显出血，腹腔没有纱布和器械的遗留。除非盆腔的腹膜有大面积的缺损，否则把大网膜固定于盆腔毫无益处。之后，患者仍保持 Trendelenburg 体位，依次缝合伤口各层。

对于腹膜是否需要缝合，目前还有争议。但大多数妇科医生摒弃了腹膜缝合，因为他们认为缝合腹膜缺乏有利的证据，因此采用整块缝合腹壁技术。有资料显示，整块缝合的伤口裂开及切口疝的发生率比逐层缝合低，且因不缝合腹膜而降低了粘连的发生。

整块缝合技术

（1）大距离缝合技术：传统意义上讲，整块缝合是指同时关闭除皮肤和腹膜以外的所有层次。有研究证实，连续缝合与间断缝合的伤口相比，其切口疝发生率显著降低。可吸收单股缝合材料如聚二恶烷酮（PDS）优于不可吸收线材料，前者可减少伤口疼痛、窦道形成及针孔疝（由于永久性缝线穿过，切口侧面针孔不断扩大而形成的疝）的发生。编者更喜欢使用 1 号环状 PDS 缝线，从而省去了缝合起始处的线结。

缝线的长度与切口的长度比不应小于 4 ∶ 1，且张力不能太大。两位编者均回忆道：曾被教导关腹要注意"对合但不发生坏死"。

手术医生应在切口两端的最外侧即切口边缘外 1 ~ 2 cm 处开始对合筋膜，然后等针距依次缝合。两端应分别充分利用缝针的弧度缝合，避免降低缝合的牢固程度。尽量避免缝到腹膜。缝合到切口末端时，可预留与脂肪厚度相近的缝线长度，将其埋入脂肪下。

（2）小距离缝合技术：一项 2015 年的随机对照试验确认了 2009 年的研究结果，发现与传统的大距离缝合技术相比，使用小距离

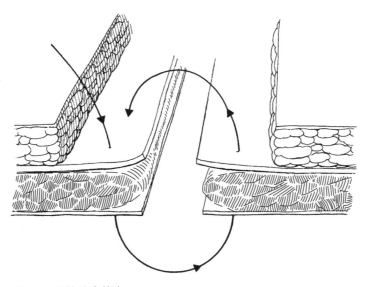

图 4-8 整块缝合技术

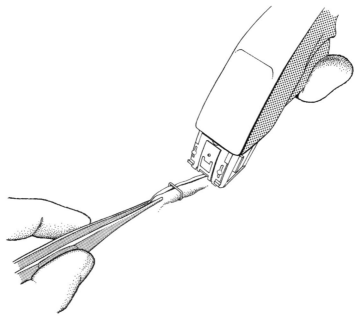

图 4-9　订合腹部皮肤

缝合腹直肌鞘时，能显著降低切口疝的发生率[1]。这种技术使用 2-0 PDG PLUS Ⅱ 缝合线（Ethicon）和更小的针（31 mm），使用连续缝合，按照切口长度（以 cm 计算）需要至少 2 倍的缝合数 / 咬合数。仅用于缝合筋膜，避免缝合脂肪和肌肉组织，针脚距离伤口边缘 5 mm，针间距 5 mm。

脂肪的缝合

没有证据表明缝合皮下脂肪存在益处，故编者并不常规对此进行缝合。然而如前所述，编者常常对合筋膜时掩埋"鞘结"或用薇乔缝线缝合在筋膜线结上方的脂肪层 1～2 针。

伤口引流

同样，没有证据表明伤口引流存在任何益处，故编者很少采用伤口引流。

皮肤的缝合

皮肤缝合的技术多种多样。编者喜欢使用预装不锈钢钉的皮肤缝合器（图 4-9），也有

一位编者越来越多地使用 3/0 Monocryl 皮内缝线，这是一种可吸收性单股缝线，非常有利于伤口的愈合。

如果不是硬膜外麻醉，单次剂量的伤口局部浸润麻醉或使用止痛泵（ON-Q PainBuster）持续给药，可以减轻术后疼痛。

横 切 口

腹部横切口是妇科和产科医生处理良性病变的首选切口。妇科医生有多种腹部横切口可选择：Pfannenstiel 切口是常见的一种横切口，而 Cherney 和 Maylard 切口更有利于暴露盆壁。在产科，Pfannenstiel 切口和 Joel-Cohen 切口（及其变体）被用于剖宫产的切口。与正中切口相比，横切口的优点是美观且疼痛少。但是横切口对于上腹部的暴露有限，且可能增

加出血量及血肿形成，此外神经损伤造成表面皮肤感觉异常也更常见。

下腹部横切口（Pfannenstiel 切口）

下腹部横切口最重要的价值在于美观。对许多女性患者而言，不要在腹部留下显而易见的手术瘢痕，是至关重要的，而下腹部横切口正好能满足这一要求。切口是沿 Langer 线切开，此线紧贴耻骨联合上缘，通常刚好在阴毛发际以内。此切口可以应用于大多数骨盆范围内的小手术。若手术医生有相当的经验，会发现大多数子宫切除术及良性的卵巢手术均可采用此切口。依编者所见，应避免通过此切口行肿瘤根治术，尤其是 Wertheim 子宫切除术，尽管目前仍有一些医生在使用。

下腹部横切口对极度肥胖且伴有较大腹部脂肪皱褶的患者有一定的益处，因为紧贴耻骨联合上缘处是腹壁最薄弱之处，用大的 Lane 钳提起并拉开大的脂肪皱褶，会使得进腹变得格外容易。对于极度肥胖且伴有较大脂肪皱褶的患者，Pfannenstiel 和 Cherney 切口均可联合脂膜切除术。

与正中切口相比，下腹部横切口明显费时，且需要处理更多的腹壁血管，因此不适用于急诊手术。

切口

切开皮肤时要保持水平且左右对称，这非常重要。歪斜的手术瘢痕是最难以接受的。因此，手术铺巾时要暴露耻骨联合、两侧髂前上棘等骨性标记，且铺巾必须准确平直，以免误导主刀医生对切口位置的确认。子宫切除术的切口约需 12 cm 长，小手术的切口可相应缩短。第一刀应直接切开皮肤全层，切口呈轻微的弧形，凸向耻骨联合（图 4-10）。切开皮下脂肪直至腹直肌前鞘和腹外斜肌腱膜，暴露完全后，在中线两侧的腹直肌前鞘上分别作一横行短切口。此时，在皮下脂肪层遇到的小血管明显多于正中切口，均需结扎或电灼止血。需特别注意，在切口的两侧各有一条较粗的静脉，如不能向两边推开，则需剪断结扎。撕开

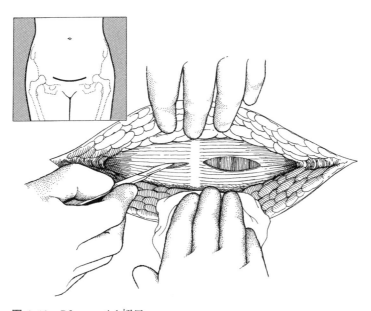

图 4-10 Pfannenstiel 切口

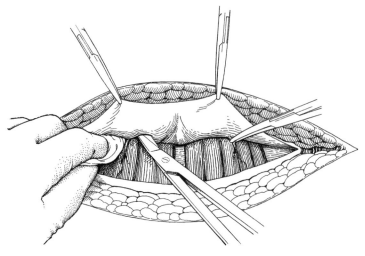

图 4-11 分离腹直肌鞘

脂肪层的手法已被认可，尽管不影响组织功能，但会影响伤口的美观。

腹直肌鞘的切开

用手术刀、组织剪或电刀将腹直肌前鞘的小切口延伸至皮肤切口的全长。用血管钳依次钳夹提起前鞘切口的上、下切缘，用锐性和钝性分离法分开前鞘和下面的肌肉（图 4-11）。剪断结扎遇到的纵行小血管。纵向游离腹直肌，暴露腹膜。

打开腹膜

切开腹膜的方法和做正中切口时相同，注意在直视下保护膀胱顶壁以免损伤。注意辨别脐尿管，其为位于中线处的一条较细的纤维条索，以此为标记，很容易找到膀胱顶并加以保护。提起并切断脐尿管是一种简便的进入腹腔的方法。

关腹

如正中切口的缝合一样，除非遇到少见的肠曲突出于腹直肌的情况，否则无须缝合腹膜。需特别注意检查腹直肌及其下的腹直肌鞘有无血管破裂出血，以避免形成筋膜下血肿。腹直肌鞘使用可吸收线如 PDS 进行缝合。无须常规缝合脂肪层或放置引流管，皮肤可用皮肤钉或可吸收线（Monocryl）进行皮内缝合。

Joel-Cohen 切口

1972 年，Sidney Joel Joel-Cohen 教授在 *Abdominal and Vaginal Hysterectomy: New Techniques based on Time and Motion Studies* 一书中首次描述了他自 1945 年开始用于腹部子宫切除术的切口技术。他强调了这种方法的简单性和恒久性，无须额外的动作或器械，因而能够节省大量的时间。他进行腹部子宫切除术的平均耗时为 20 ～ 25 分钟，行阴式子宫切除术（不含修补）的平均耗时为 12 ～ 15 分钟。他的切口方式在别处常被错误地描述，因而我们进行如下总结：Joel-Cohen 切口与 Pfannenstiel 切口的不同之处在于以下内容。

- 皮肤切口位置更高且非弧形。
- 用手指牵拉切口进行钝性分离，并同时分离皮下组织。
- 前腹直肌鞘不与腹直肌完全分离。
- 腹膜被横向而非纵向打开。

皮肤切口

Joel-Cohen 的手术切口是位于髂前上棘水平线下 1.5 英寸（3.8 cm）的一条笔直横向切口。第一刀应当仅贯穿皮肤和浅表皮下组织，而不达筋膜。

皮下组织

切口继续向下深入，沿腹直肌鞘中线向下深入 1 ~ 1.5 英寸（2.5 ~ 3.8 cm），贯穿皮下组织。

腹直肌鞘的切开

将皮下组织用组织钳夹起，用直 Mayo 剪在皮下组织下潜行分离，并于中线两侧打开腹直肌鞘直至皮肤切口全长。将剪刀尖端置于两侧腹直肌之间，沿切口方向打开腹直肌。先将示指伸入切口进行头尾向的扩张，接着将手指伸入腹直肌下进行侧向牵拉，进一步扩大切口。以上操作能够将腹直肌与其下腹膜分离，并自发地将皮下组织扩展至皮肤切口全长。

打开腹膜

在切口中线的头尾侧分别用组织钳将腹膜提起，用手指触诊腹膜的皱褶以明确此处没有肠管。接着用手术刀或组织剪切入腹膜，并用组织剪横向延长切口至皮肤切口全长，向侧边牵拉腹膜切口使其扩展至皮肤和腹直肌鞘切口的大小。

固定腹膜

用两个侧向缝线和头尾各一缝线将腹膜边缘缝至皮肤边缘。Joel-Cohen 教授认为这是术中摒弃牵引器的关键步骤。

关腹

利用连续缝合关闭腹膜和腹直肌鞘，而对于后者，Joel-Cohen 教授采用一种他称之为 Nesta 缝合的无线结的缝合方法。这种缝合法的灵感来源于他妻子 Nesta 幼年时学习的刺绣工艺。最后，利用相隔至少 1 英寸（2.5 cm）

的间断褥式缝合将皮肤进行对合。

Cherney 切口

Cherney 切口是一种可以充分暴露盆壁的横切口。编者仅在遇到肥胖且伴有较大腹部脂肪皱褶的患者做根治性全子宫切除术时偶尔使用。

皮肤及筋膜的切开与 Pfannenstiel 切口相同。用电刀将腹直肌腱（及锥状肌）的附着部分从耻骨联合上分离，使腹直肌向上游离。于膀胱上方横向打开腹膜，向两侧扩展直至腹壁下血管。应尽量保留这些血管以避免腹直肌坏死。

关腹

为了防止肠曲突出，可以适当缝合腹膜。分离的腹直肌腱可保持游离状态，如与耻骨联合再缝合反而可能导致骨髓炎。腹直肌鞘及皮肤的缝合与 Pfannenstiel 切口相同。

Maylard 切口

像 Cherney 切口一样，Maylard 切口也采用了横向分离肌肉来暴露盆壁。Maylard 切口通常是指脐下横切口，位于耻骨联合上 3 ~ 8 cm，约棘突间水平。横向切开腹直肌前鞘，腹壁下血管分别位于两侧腹直肌侧缘，在结扎血管后横向切断腹直肌。如 Cherney 切口一样，部分患者会发生腹直肌坏死。关腹与 Cherney 切口相似，用可吸收单股缝线缝合腹直肌前鞘。

参 考 文 献

[1] Deerenberg EB, Harlaar JJ, Steyerberg EW et

al. Small bites versus large bites for closure of abdominal midline incisions (STITCH): a double-blind, multicentre, randomised controlled trial. Lancet 2015; 386: 1254−1260.

延 伸 阅 读

Ceydeli A, Rucinski J, Wise L. Finding the best abdominal closure: an evidence-based review of the literature. Curr Surg 2005; 62: 220−225.

Cherney LS. New transverse low abdominal incision. Cal West Med 1943; 59(4): 215−218.

Diener MK, Voss S, Jensen K et al. Elective midline laparotomy closure: the INLINE systematic review and meta-analysis. Ann Surg 2010; 251: 843−856.

Gurusamy KS, Toon CD, Davidson BR. Subcutaneous closure versus no subcutaneous closure after non-caesarean surgical procedures. Cochrane Database Syst Rev 2014(1): CD010425.

Joel-Cohen S. Abdominal and Vaginal Hysterectomy, 2nd ed. London: William Heinemann; 1977. 本书详尽地描述了各种手术技巧，提供了很多有用的信息。它阐述了时间和运动研究如何从根本上改变了 Joel-Cohen 的手术方法。

Maylard A. Direction of abdominal incisions. BMJ 1907; 2: 895−901.

Muysoms FE, Antoniou SA, Bury K et al. European Hernia Society guidelines on the closure of abdominal wall incisions. Hernia 2015; 19: 1−24.

（丁鼎 译）

第5章 妇科的腹腔镜技术

自 20 世纪 60 年代中期以来，腹腔镜手术已经从简单的手术发展成为妇科手术中最常用和最有价值的一种手术方式。该技术被广泛应用于评估不孕症，诊断盆腔感染、异位妊娠和子宫内膜异位症，以及绝育手术。在 20 世纪 80 年代末和 90 年代，腹腔镜手术开始发展成为现在普遍所称的"微创手术"（minimal access surgery, MAS），被广泛应用于各种各样的疾病和妇科问题，从仅为观察性方法演变为有效处理和治疗多种妇科疾病，包括处理和治疗多种恶性肿瘤的技术。如今微创手术已经几乎被所有的手术专家使用，并广泛应用于妇科手术中，特别是在妇科肿瘤中。这一进展出现的主要原因是仪器的持续改进，尤其是高质量摄像镜头和视频监视器的出现。穿刺套管的发展，包括有芯及无芯套管，减少了以往进腹的损伤，且有助于其他套管的放置。腹腔镜抓钳、剪刀和其他辅助器械在质量和种类上的提高使得安全进行越来越多的腹腔镜手术成为可能。

近年来，微创手术的进展使患盆腔炎、子宫内膜异位症和肿瘤的患者能得到明确诊断和治疗，并且能较快地愈合和恢复正常活动。

在 21 世纪的前 10 年里，机器人手术已经发展到可以利用达·芬奇系统进行许多前列腺切除术，最近的文献表明：虽然手术时间会比较长，但许多妇科疾病和妇科肿瘤可以使用这种新的手术方式。必须提及的是，目前尚未有前瞻性随机试验来比较标准的微创手术与机器人手术。微创手术仍然是医学上的黄金标准，直到一项试验证明机器人手术的优越效果。否则由于成本过高，机器人手术还不能被认定为常规治疗手段。还应注意的是，虽然美国妇科肿瘤组最近发表论文证明微创手术在治疗子宫内膜癌方面具有一些优势，尤其是在缩短住院时间、减少并发症和改善身体形象方面，但仍然没有任何证据表明微创手术可以提高患者的生存率[1-3]。

患者的体位

患者最初在手术台上取仰卧位，保持最大限度的头低脚高（Trendelenburg），就像利用 C 形臂透视机来做术中透视。患者的双臂收拢在两侧，双腿放在脚镫上，这样既可以使膝盖最大程度弯曲，也可以使臀部最大程度旋转。脚镫上应铺有棉垫来支持小腿和脚。为了最大限度地扩大器械的活动范围，大腿上缘应平行于腹部，膝盖在脚镫上呈 90° 弯曲。这不仅减少了对腘窝的压力，而且当患者处于极度头低脚高位时，也可以帮助患者在手术台上维持体位。应考虑使用肩托来防止患者向头部从手术台上滑落。这些支撑架都应垫有凝胶以减少神经损伤的风险，且对所有患者都应安放。

进 腹

总的来说，还没有随机前瞻性研究或 meta 分析证明哪一种进腹方法优于其他方法，因此，编者建议在皇家妇产科学院（RCOG）2008 年出版的题为 *Preventing Entry-related Gynaecological Laparoscopic Injuries* 的指南指导下，每个手术医生可继续使用自己熟悉且舒适的方法[4]。指南中唯一需要注意的差别就是首个穿刺套管定位在脐上 2 ~ 3 cm 处，这样可以使首个"脐孔"处套管与将要放置于耻骨联合上方的第二个套管之间的距离最大化，便于骨盆内的操作，如子宫切除术时被抬起的子宫，又如在上腹部，尤其是腹主动脉旁淋巴结清扫术、网膜切除术、脾切除术和横结肠造口术时。还应注意的是，尽管尽量将穿刺套管垂直于皮肤放置，但通常进入角度的误差高达 20° ~ 45°，使得腹腔穿刺进入点非常接近于生殖器官。当进行根治性子宫切除术或盆腔复杂巨大肿块切除术时，这个问题尤为重要。

皇家妇产科学院指南的要点如下。

（1）无论哪种进腹方法（在指南范围内，并未证实哪一种进腹方法优于其他方法），在放置首个套管之前，患者应保持平卧。

（2）进腹时穿刺套管应与皮肤呈 90°。

（3）如果在放置套管之前用 Veres 针（一次性）对腹部进行充气，在放首个及第二个套管之前，腹腔内压力应达到 20 ~ 25 mmHg。

（4）对于有既往手术史以及极瘦或极胖的患者应特别注意：对于这些患者使用 Parmer 点（左锁骨中线肋缘下 3 cm）插入 Veres 针和首个套管，或使用开放进腹技术会有一定的好处。

（5）一旦进入腹腔，应 360° 检查腹腔，确定有无肠管或血管的损伤包括腹膜后出血。

（6）手术结束后，所有正中及两侧直径大于 7 ~ 10 mm 的穿刺点，都应分别缝合，且深度应至筋膜层。

器 械 设 备

腹腔充气系统

建议使用高流量充气装置，充入二氧化碳最大流量可达每分钟 20 ~ 40 L。大多数充气装置都可以设置每分钟 0 ~ 40 L 间的任意流量，"低流量"预设每分钟 3 ~ 4 L，"高流量"预设每分钟 20 ~ 40 L。充气装置设有的高流量及低流量能让手术在开始时保持安全的低压力充气，在以后的手术过程中加速充气。实际上，几乎所有装置都具有自我调节功能，当设定预设压力限制时，能够停止气体流入。大多数权威机构建议，在初次将压力升高至 20 ~ 25 mmHg（用于插入主要和次要套管针）后的手术过程中，腹内压力不应超过 14 ~ 15 mmHg。所充的气体是二氧化碳，因为它能快速被吸收进入患者血液，并从肺和肾脏排泄。持续血气 $PaCO_2$ 监测是必要的，特别要注意病态肥胖或患有慢性肺部疾病的患者。如果 $PaCO_2$ 提高到 50 mmHg 及以上却仍不能减少过度通气，则必须考虑暂时恢复 Trendelenburg 体位或放弃腹腔镜手术。

穿刺套管

钝形、有穿刺芯及无芯的放射状延伸套管已在多个机构的腹腔镜手术中常规使用，因为可视镜头是通过套管进入腹腔的。仪器的使用都是基于手术医生的个人喜好，无法给出特定建议。

其他器械

手术中还会用到各种各样的举宫器，以及各种抓钳、剪刀和凝切器械。至少需要一对弧形抓钳抓住圆韧带以牵引子宫，还需一把 Maryland 分离钳来抓住缝线或更精细的结构如肠管及输尿管。编者建议腔镜手术用的剪刀必须非常锋利，并最好使用一次性器械。编者并未发现应用举宫器在子宫内膜癌或宫颈癌手术中具有可减少颈管或内膜破损的价值。在这方面，编者更倾向使用 McCartney 管（Covidien Inc., Boulder, CO, USA）或 Gyne 管（Paragon Imex Inc., Menlo Park, CA, USA）。

能源

尽管单极仍然是微创手术的主流，但一些临床医生更喜欢双极。除了标准的双极能量平台以外，还有许多双极能源。Harmonic 超声刀（Ethicon Endosurgery Inc., Cincinnati, OH, USA）是利用一种由仪器发出振动的超声波形式，以达到封闭直径 5 mm 以内的血管的能力。Ligasure 设备（Covidien Inc.）利用射频融化血管壁的胶原蛋白和弹性蛋白来闭合血管，同时对周边的损害最小化（2 mm 内）。基本上，所有双极能源对周围组织的损伤都局限于 2 mm，并且所有设备都具有良好的品质，可以根据个人喜好来使用。注意电凝使用位置附近的结构非常重要，尤其是可能位于腹膜下的输尿管，或是在处理腹股沟韧带和盆腔侧壁血管时。如果有任何担心，打开腹膜和直视这些结构的简单过程将是必要的。其他临床医生更喜欢使用氩气凝固刀，应该注意的是，这项技术是基于单极结合氩气流工作的。它使用时穿透力最小，大约周围 1 mm 组织的范围，且止血能力很好，已被广泛用于腹腔镜下肝切除手术的止血，且在控制脾门出血及腹膜后淋巴结切除中起到重要作用。

很少有指南对在腹腔内使用的各种激光有具体说明。

光源

只要光源纤维保持完整，现代的光源纤维就能使腹腔有充分的照明。应对光缆进行定期检查以确定没有光纤缺失使亮度减弱。

镜头和显示器

在过去的几年里，在微创手术中使用的相机和监视器有了明显的改进。大多数中心现在都有高清显示器和镜头。这一技术显示的图像品质几乎可以与 3D 图像相媲美。迄今为止，虽然对 3D 微创技术的发展已付出了很多努力，但目前仍然没有一套系统被广泛推向市场或常规使用。这并不是说经验丰富的外科医生在进行微创手术时没有深度感。就像只有一只眼睛的个体通过眼的潜意识微观运动产生深度感知，在中央形成两个图像，正如经验丰富的手术医生进行微创手术一样。这是 2 幅图像（双目视觉）的合并，通常能够提供深度感。

如为微创手术提供 4 台显示器是最好的配置：在患者头部的两边各放一台，再在患者膝盖处附近的两边各放一台。这样可以最大限度地发挥设备的灵活性，并将不必要的设备移动减到最少，从长远看，既不会浪费手术时间，又可以减少设备的损坏。现在许多微创手术套件中的显示器及设备都安装了移动臂，悬挂在天花板上，设有两个端点。

术前准备

诊断性手术前患者不需特别的准备。许多简单的诊断性手术只需单日住院，甚至一些小的微创手术也可单日住院。更复杂的手术前最好进行充分的肠道准备。这样使术中易于将小肠推至上腹部，同时减少肠道损伤造成的细菌污染。

麻醉

腹腔镜手术应在全身麻醉下进行，患者应插管并完全放松。手术时间长的不应使用一氧化二氮（笑气），因为它会滞留在肠管内，从而使术野变小。使用全身麻醉与区域阻滞麻醉相结合的方法也会有一定帮助。区域阻滞麻醉阻滞交感神经，可收缩肠管，减少肠腔体积，且有助于肠曲移到上腹部。腰麻或硬膜外麻醉也有类似效果，并且与是否使用阿片类或酰胺基类（利多卡因、布比卡因）局麻药物无关。这一策略使区域阻滞麻醉在术后具有额外的优势，减少了注射用麻醉药的使用。手术时间短的则普遍使用喉罩。局部麻醉应用困难，因其会增加手术操作难度及潜在的危险。

诊断性腹腔镜

手术

体位及准备

患者在手术台上的体位已如本章之前所述。行外阴、阴道消毒，留置一次性导尿管以排空膀胱。观察记录由膀胱导出的尿量非常重要，因为有些患者因单纯盆腔中央的巨大肿块手术的，其实就是各种原因引起的过度膨胀的膀胱。同时消毒铺巾下腹部。需要注意的是在铺巾时应确保暴露髂前上棘，这样利于两侧穿刺套管的正确放置。

钳夹子宫

在手术前，必须检查骨盆，以确定子宫的大小、位置和活动度，以及有无附件肿块，且对于生殖系统肿瘤患者，应通过查体判断宫旁组织是否局部累及。阴道内置窥阴器暴露宫颈，用单齿宫颈钳横向钳夹宫颈前唇，置入宫腔内装置，例如可向宫腔内注射亚甲蓝的双腔管，或由拉钩和探针组成的 Hulka 拉钩。助手可通过这些装置操纵子宫位置以助术者操作及暴露手术视野。

气腹形成

手术者左手抓起已放松的下腹部皮肤，提起腹壁，右手持一次性 Veres 针，直接由脐孔穿入，或由脐孔下方皮肤皱褶处作一小的垂直切口穿刺进腹（图 5-1）。在进入腹直肌鞘时会感到阻力，使穿刺套管的内芯退后，由锐利的部位穿过腹直肌鞘进入腹腔。这时弹出内芯以保护腹腔脏器不被锐利的针头损伤。使用先进的一次性 Veres 针在其穿过腹壁时可听到两下"咔嗒"声。Veres 针放置恰当的最可靠指标是腹腔内压力显示在 7 mmHg 或以下。

Palmer 点穿刺

虽然脐孔是腹腔镜穿刺最常用的部位，但对于有既往手术史或盆腹腔感染的患者，另选穿刺部位是比较谨慎的选择。据统计，在腹腔穿刺时取左侧季肋部最不易损伤到腹腔脏器，除非有脾切除或其他上腹部手术史。穿刺点大致在左锁骨中线肋缘下 3 cm。这种由左季

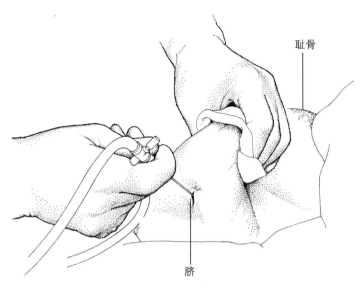

图 5-1　气腹针插入腹腔形成人工气腹

肋部穿刺充气的方法由 Palmer 首先提出，故穿刺点称为"Palmer"点。在此点皮肤上做一 3 mm 的小切口，Veres 针垂直地穿过腹壁。穿刺时右手握针，手指与针平行，穿刺过程中手指可起缓冲作用。穿刺时仍用左手提起腹壁，能听到针穿过腹直肌鞘并突破腹膜进入腹腔时发出的两下"咔嗒"声。穿刺后可最大流量地充气，术者可以用压力的改变作为 Veres 针穿刺放置成功的指标。一般来说，如果通气管阻塞，压力会上升到大约 30 ~ 45 mmHg，一旦进入腹腔，则下降为大约 6 ~ 7 mmHg。对于非常肥胖的患者，腹腔内压力可能会略高，如果压力在 9 ~ 10 mmHg 范围，则不用太担心。然而有些医生不用这种方法，而是使用一系列包括注水试验在内的小试验来确定进针位置。具体方法是在 Veres 针内滴注无菌水，观察随呼吸腹腔压力变化引起水面变化的情况。但这个方法还未被证明是进入腹腔的足够可靠的证据。

最初充气流量应限制在大约每分钟 3 ~ 4 L。当在扩大的腹部上叩诊有明显的气腹征象时，可加快充气速度。应注意的是，不应长时间维持高腹压，当压力超过 15 mmHg 时，大多数充气设备会自动报警。腹腔内压力的短暂升高，例如放置首个穿刺套管时，不会对麻醉产生影响。

腹腔镜的置入

绝大多数诊断性手术中使用 5 mm 的穿刺套管和 5 mm 的镜头以减少损伤。如前文的建议一样，在置入首个套管之前，腹腔内压力应提高到 20 ~ 25 mmHg。这里必须强调一个适当皮肤切口的重要性。放置套管时应切开皮肤，分离皮下组织，套管的芯尖实际上是贴着前腹部筋膜进入的。术者右手握套管针，示指伸直沿套管长轴放置。示指将再次起到缓冲的作用，避免套管穿刺进入腹壁后就不会再进一步深入。此时，腹壁会因腹腔内充入气体而膨隆，术者可以大胆地用右手插入穿刺套管，将套管指向盆腔方向。现在的一次性穿刺套管是非常锐利而安全的装置，当套管穿过腹壁后，内芯会弹出盖过锐利的尖头。穿刺时能感到套

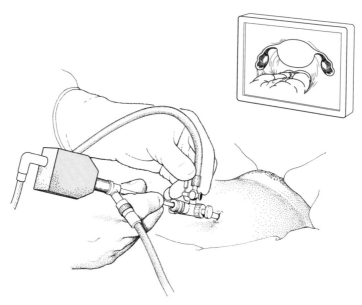

图 5-2　从套管置入腹腔镜

针穿过腹壁不同的层面，进腹后放置腹腔镜镜头，开始探查腹腔内结构（图 5-2）。在放置腹腔镜前，用专用擦镜溶液将腹腔镜镜头擦干净非常有用，在连接相机及进腹前始终应保持镜头的温暖。一些诊疗中心使用加热的气体灌入腹腔。利用热水也可以减少充气降温引起的腹腔镜镜头模糊。将纤维光源连到镜头，就能看清盆腹腔内的脏器。若腹腔镜进腹后因起雾引起腹腔镜模糊（常发生在手术最初阶段）则不必将镜头拿出，只需轻轻地将腹腔镜触碰干净的腹膜面或子宫底即可。

大多数手术中需在腹腔内放置其他的器械。需选择其他穿刺点时，可用镜头照亮腹壁后在薄弱处或避开如腹壁下动脉等大血管进行穿刺。放置其他套管最安全的地方就是在腹壁下血管的两侧，这样高度最合适，而且不仅可以减少血管损伤，也能够扩大手术视野、增加器械选择的灵活性及其他器械的使用。使用同样的方法放置套针，可通过视频摄像头在直视下进行。

诊断性腹腔镜只是简单的观察盆腔、腹腔脏器表面情况，用手术记录或数字图像来描述。先进的数码照相机拍摄的照片可方便地储存或打印并放入患者的临床记录内。这在不孕症的检查中有重要价值，当需要行进一步更复杂的处理时往往需先行诊断性腹腔镜检查。

手术完成

诊断性腹腔镜手术结束后，可取出镜头并将腹腔内气体放出。如果使用了多个套管，则应谨慎地观察取出的套管，以确保不会发生异常出血，也不会无意中造成内脏损伤。最后，释放腹腔的所有气体后，取出最后一个套管并闭合各种切口，通常用单针缝合 5 mm 的腹腔镜手术切口。

腹腔镜相关问题及并发症

虽然基本的手术理论很简单，但仍有许多

并发症需注意避免：

- 手术前未检查患者盆腔情况，可能漏诊增大的子宫或肿块，则显著增加腹腔放置多种器械时损伤的危险性。
- 术前未导尿排空膀胱，增加损伤膀胱的危险性。如前所述，若进行单纯盆腔中央巨大囊肿手术，术中导出的尿量过多（> 750 ml），则应进行术中超声检查，可能尿潴留正是囊肿的原因所在，故也不需要进行腹腔镜手术。
- 产生气腹时可能将气体充进腹壁的脂肪层。Veres 针在穿刺时方向应朝向盆腔，与腹壁几乎垂直进针，进针过于倾斜将产生这问题。一次性 Veres 针会发出两声"嗒嗒"声是确认成功的标志。采用 Palmer 点穿刺可显著减少人工气腹失败的风险。

腹腔镜手术的并发症很多，包括肠道损伤和血管损伤。这些通常可以通过始终注意应用正确的技术和器械、尊重患者以及刻苦练习来避免。腹腔镜手术的特征是快速和渐进的恢复。如果患者在术后 48 小时内出现越来越多的不适迹象，手术医生应怀疑肠管、膀胱受伤或腹腔内出血，必须立即进行检查和评估。对于肠道损伤的关注应该在外科医生可能出现的问题清单中占据很高的位置，并且作为一个紧急问题进行检查。漏诊和延误会造成灾难性后果。

子宫内膜异位症的腹腔镜手术

很多情况下，对于子宫内膜异位症的手术治疗，无论是使用开腹或微创的方法，都会比处理绝大多数的妇科肿瘤更加困难。手术平面往往会因子宫内膜异位症硬化及侵袭的特点而消失。然而，正是在这一领域，一些学者认为

微创手术有着重要的价值。他们认为使用微创手术，术后粘连将会最小化，同时可增加许多接受手术的子宫内膜异位症患者受孕的机会。但是，这种优势不能被夸大。虽然对于手术医生而言存在一些技术难题，但为了保障患者的利益，需要应用这些技术来治疗子宫内膜异位症。对于疑似严重的子宫内膜异位症，患者不仅要进行术前肠道准备，更应被安排做膀胱镜检查和直肠乙状结肠镜检查，以全面评估下尿道和消化道。

消融或切除腹膜表面的子宫内膜异位病灶是直截了当的，可以应用广泛使用的单极或双极来完成，编者在此倾向于使用氩气刀。由于电流的穿透被限制在大约 1 mm，因此在分离器官时几乎不会有损伤的风险。在这个过程中，由于同时有氩气的注入，常常能够通过抬起受累组织，使其便于与下部的器官分离切除，从而产生额外的益处。对于子宫直肠陷凹消失或腹膜后病灶播散或宫骶韧带瘢痕形成的患者处理会更为困难，这些情况会导致输尿管狭窄，即使不是完全阻塞。

当遇到严重盆腔病变时，基本技术不应由于急于处理而被省略，以免遗漏其他部位的疾病。如果不探查整个腹腔就非真正的子宫内膜异位症的治疗。内异症通常会有骨盆外的胃肠道累及，尤其是阑尾，有时甚至可以远至膈下的腹膜。这些部位的疾病必须和盆腔疾病一样得到治疗。累及横膈腹膜的病灶可以通过之前提到的氩气刀进行切除，阑尾或小肠病灶切除可以使用 Endo-GIAs（Ethicon Endosurgery Inc.）。治疗后陷凹消失和输尿管侵犯的关键是打开显露腹膜后间隙。将氩气刀设为 80 W，气体流速调至 2 ~ 3 L/min，从骨盆入口的正上方到圆韧带，切开腰大肌表面的腹膜。将氩气刀或 Stryker 电动冲洗器从耻骨上缘中线穿

刺套管处放置，通过将这些器械从一侧向另一侧移动，而非平行于髂血管移动，可以暴露出直肠及膀胱旁间隙。这样可以迅速识别出输尿管，若要切除卵巢，需使用内镜 U 形钉或能源器械来闭合卵巢血管。在这个区域使用水刀最为有利，因为快速注入的水迅速从腹膜中叶分离出输尿管，也可用于分离宫骶韧带，而宫骶韧带是最容易发生显著纤维化的部位。对于继发于子宫内膜异位症的受累宫骶韧带，低流量冲洗器的力度不能将输尿管与子宫骶骨韧带分离。一旦将输尿管向外侧游离，氩气刀就可以由外向内侧横断子宫骶骨韧带。这一点很重要，因为大多数最严重的子宫直肠陷凹内膜异位病灶通常发生在中线，这个位置常会累及直肠。当到达中线时，将冲洗器置于直肠侧面和髂内血管之间，向后推动冲洗器，用水冲洗暴露直肠后间隙。这看似没有必要，但可以将直肠抬离骶骨凹陷，从而进入术野。现在可将直肠扩张器放入肛门并将 Gyne 管（Paragon Imex Inc.）插入阴道。有了这两种工具，可以用氩气刀继续切开中线处的腹膜反折。如果这里有结节性病灶，冲洗器可以深入至后方的附着点。直肠受累段现已与周围分离，即使继续削除或锐性分离会穿破肠壁，也可以尽量少地切除需要切除的组织，通常只需切除一小部分直肠前壁，然后用内镜缝合器（Covidien Inc.），或者用 0 号薇乔线连续或间断缝合。

子宫内膜异位症累及前腹膜反折是比较少见的，若穿透达膀胱时，需要切除并用内镜缝合器穿 0 号宝胜线（Covidien Inc.）进行双层缝合。这与腹腔镜全子宫切除术中缝合阴道的方法类似。偶尔内异症输尿管累及时，需要切除病灶，并行吻合术或输尿管膀胱吻合术，两者都可以通过微创手术完成。

一旦这些子宫内膜异位症的难题得到解决，手术医生可以依据与患者及家属的术前谈话继续进行计划中的卵巢囊肿切除术、输卵管-卵巢切除术或子宫切除术。详细术前谈话的重要性怎么强调也不过分，因为彻底治疗疾病与患者希望保留生育能力往往是矛盾的。如果存有冲突，应保留生殖器官，因为可以考虑再次手术，而生殖器官的切除却是个定局。

妇科肿瘤的微创手术

在采用腹腔镜手术后的许多年里，这项技术几乎只用于治疗不孕症之类妇科的较轻病变。然而，微创手术的作用已经扩大，特别是在妇科肿瘤的子宫切除（单纯及广泛）和淋巴结清扫术中。

微创手术在妇科肿瘤中的运用被证实具有在世界范围广泛使用的安全性和可行性，而且研究证实微创手术在技术层面与开腹手术是等同的。一项妇科肿瘤协作组（GOG）在美国进行的涵盖 2 500 例子宫内膜癌病例的随机对照前瞻性研究（LAP2）显示，相比开腹手术，微创手术可缩短住院时间并减少并发症[1]。此前 GOG 以及世界各地的许多临床中心进行的前瞻性可行性研究均表明，微创手术能够满足现代妇科学和妇科肿瘤学在易操作性、减少手术对患者的影响、快速恢复的需求，以及在许多西方国家中更重要的是，可以提早出院以减少总的手术治疗费用。减少医疗费用的压力在加速推进医疗护理的同时，必须首先确定新技术的有效性，至少要确保微创手术与传统开腹手术有相同的效果。毫无疑问的是，微创手术的支持者证明了微创手术能够容易地实施绝大部分妇科手术，甚至有时候进行极度广泛的根治性手术。然而，使用该技术需要相当的传统标准手术的经验。需要延长手术者训练时间，而且使用的设备需达到最高的要求。所有与手术相关的部门，包括麻醉、护理和手术室的技术要达到相应要求，重要的是手术者须理解接受微创手术训练的时间要长于开腹手术。妇科肿瘤学家必须接受全面的实践训练。

不同程度的根治性子宫切除术中的盆腔及腹主动脉旁淋巴结切除术，已作为微创手术的标准而被广泛接受。这些术式的微创手术主要应用于早期宫颈癌和宫体癌的治疗。由于早期卵巢癌比较少见，微创用于卵巢癌的文献不多。也就是说，已有证据显示对于明显早期的子宫内膜癌、输卵管癌及卵巢癌患者利用微创手术进行重新分期是适当和安全的。与此同时，微创手术可完成大网膜切除术及充分评估腹腔内腹膜情况。一些临床中心已将微创手术用于晚期卵巢癌的治疗手段，可以成功地进行小肠和结肠的切除，以及脾与膈肌病灶的切除。这种方法尚未得到广泛的应用，也没有用于外阴癌患者腹股沟淋巴结切除术的微创手术技术。

并　发　症

穿刺孔肿瘤转移

就像开腹手术的切口转移一样，有少数但重要的关于妇科肿瘤微创手术后穿刺部位复发风险的个案报道。其发生机制不明确，似与穿刺孔被含有肿瘤细胞的物质污染有关，即所谓的种植学说。然而，特别是宫颈癌，在阴道穹窿很少发生复发，种植学说似乎不成立。也有医生提出了气体压力学说，但至今原因不明。

毫无疑问，有大量报道腹腔镜手术治疗晚期卵巢癌发生套管穿刺部位的复发，但临床意义不明确，因为穿刺孔转移很难准确界定。因此，任何减少潜在恶性肿瘤细胞接触皮下组织的方法都应尝试。有人建议用碘溶液冲洗穿刺孔。然而，即使是非常早期的癌症，仍有宫体癌和宫颈癌治疗后穿刺器部位复发的报道。一些编者建议用碘溶液灌洗伤口，也有报告称在宫颈癌和卵巢癌治疗后伤口位置复发，尽管大多数这些被报道的病例没有进行完全分期。有关这一点，值得一提的是，在美国 GOG 组对早期子宫内膜癌患者进行的试验中，超过 2 500 例患者按 2 ∶ 1 被随机分配至腹腔镜和开腹组，没有一例发生穿刺孔肿瘤复发[2]。

穿刺孔疝

一小部分患者会发生穿刺孔疝。大量的研究结果显示疝发生的风险与大的穿刺孔有关。这些结果使许多专家认为全层关闭大的穿刺孔（直径＞ 7 mm）是有价值的。

穿刺部位血肿

穿刺部位血肿可使患者明显虚弱，延长恢复时间，引起相当大的疼痛和紧张。必须避免大血管如腹壁下静脉的损伤。然而，在肌肉发达的腹壁上穿刺时，特别是穿过腹直肌时，损伤肌肉内血管是不可避免的。损伤这些血管将引起血肿或术后持续的疼痛或在一些严重的病例会出现术后明显的血红蛋白下降。

腹腔镜术后恢复

一般情况下，微创手术后最显著的特征是

患者迅速且进行性的康复。任何患者康复异常或突然出现新的疼痛或症状，必须仔细检查有无并发症发生。这类患者若提早出院会使问题发展，有时会产生长期问题包括诉讼纠纷。患者应明白在出院后，她们自己的责任中的一部分就是在出现任何不良手术结局时立即通知手术医生。尤其是新出现的疼痛、发热或不寻常的阴道排液。

参 考 文 献

[1] Kornblith AB, Huang HQ, Walker J, et al. Quality of life of patients with endometrial cancer undergoing laparoscopic FIGO staging compared to laparotomy: a Gynecologic Oncology Group study. J Clin Oncol 2009; 27(32): 5337−5342.

[2] Walker, JL, Piedmonte MR, Spirtos NM, et al. Recurrence and survival after random assignment to laparoscopy versus laparotomy for comprehensive surgical staging of uterine cancer: Gynecologic Oncology Group LAP2 Study. J Clin Oncol 2012; 30(7): 695−700.

[3] Walker, JL, Piedmonte MR, Spirtos NM, et al. Laparoscopy compared with laparotomy for comprehensive surgical staging of uterine cancer: Gynecologic Oncology Group Study LAP2. J Clin Oncol 2009; 27(32): 5331−5336.

[4] Royal College of Obstetricians and Gynaecologists. Preventing Entry-related Gynaecological Laparoscopic Injuries. Green-top Guideline no. 49. London: RCOG; 2008.

延 伸 阅 读

Ahmad G, Gent D, Henderson D et al. Laparoscopic entry techniques. Cochrane Database Syst Rev 2015; (8): CD006583.

Falcetta FS, Lawrie TA, Medeiros LRF et al. Laparoscopy versus laparotomy for FIGO stage I ovarian cancer. Cochrane Database Syst Rev 2016; (10): CD005344.

Litynski GS. Raoul Palmer, World War II, and transabdominal coelioscopy. Laparoscopy extends into gynecology. JSLS 1997; 1: 289−292.

Sandor J, Ballagi F, Nagy A, Rákóczi I. A needle puncture that helped to change the world of surgery. Homage to János Veres. Surg Endosc 2000; 14: 201−202.

（丁鼎　译）

第6章 术后处理与并发症

手术医生对于患者的术后处理决不能掉以轻心。对经历了复杂的妇科手术的患者必须给予密切观察，而经历常规妇科手术的患者也可能出现意想不到的并发症。

术前评估、咨询、知情同意及准备往往决定了手术结局是否成功。术前准备的任何一点疏漏都将成为证据，这与手术医生的经验有关，而且每个手术医生都有必要保存评估记录。患者信任且健康所托的正是手术医生，也是手术医生接受这份信任且有责任守护，并确保在任何时候都获得满意的结局。

这一章概述了妇科手术的术后管理及常见并发症，后续的章节则将详细描述特定操作和疾病的管理与并发症。正如在第 2 章中所提到的，"更好的治愈"已成为近年来手术治疗的准则，而术后管理正是其中至关重要的一环[1]。

术 后 管 理

血栓预防

血栓预防的重要性已在第 2 章阐述。这里再次强调血栓预防必须持续至患者可完全自如走动或准备出院。对于大手术，术前或术后及时给予皮下注射低分子肝素必须持续至少 5 天或直到患者活动自如。并且应当强烈建议患者术后使用弹力袜 4 ～ 6 周直到可充分地活动。对于曾因腹部或盆腔肿瘤进行过大手术的患者，药物抗凝应当持续到术后 28 天以预防深静脉血栓。如患者有胸闷气短等主诉一定不能忽视，应当行动脉血气分析及螺旋 CT 检查等除外肺栓塞。

补液和进食

静脉补液应当在术后 24 小时内停止。0.9% 生理盐水是最常使用的平衡盐溶液。应当尽可能于手术当天开始进食。每日三餐高能量蛋白饮品能够安全有效地帮助患者过渡到正常饮食，并能在康复早期确保蛋白和卡路里的摄入。术后早期进食对于无论良恶性的妇科手术而言都是安全的，不会增加术后胃肠道不适或其他并发症，并有助于术后肠道功能的恢复，降低感染风险，缩短住院时间和提高患者的满意度。

疼痛缓解

麻醉方式应当根据手术路径和操作而定。硬膜外麻醉被证实是正中线切口手术后镇痛最有效的麻醉。它在术中不仅可以使肌肉放松、降低静脉动脉压、减少出血，持续硬膜外麻醉还可以降低术后血栓栓塞风险以及提供良好的镇痛模式。

另一种可选择的镇痛方法是由患者自行控制的镇痛，患者可根据自己的情况给予可控的镇痛药物。可通过手术放置腹直肌鞘阻滞或在超声引导下进行腹横肌平面阻滞。

扑热息痛（对乙酰氨基酚）和非甾体类抗炎药应当在排除禁忌证后常规联合使用。早期使用非阿片类的镇痛药物可减少麻醉副反应例如嗜睡、恶心、呕吐、神志模糊以及幻觉的发生。

留置导尿

相关章节已经讨论过对于不同术式留置和拔除导尿管的操作。对于不复杂的全子宫切除术，目前的趋势是在术后立即或 6 ～ 12 小时内拔除导尿管。术后立即拔除导尿管能够显著减少尿道膀胱疼痛、泌尿道感染，并使患者较快恢复自主排尿，但会增加再次导尿的风险。

尽管对于盆腔脏器脱垂和尿失禁手术，传统的做法是常规持续导尿，但是目前连续经耻骨上和间断经尿道导尿正被越来越多地使用（详见第 16、17 章）。

活动及理疗

必须强调尽早活动，要求护理人员"胁迫"患者下床活动。理疗师应多致力于动员患者呼吸、下肢运动以及早期活动，而不是执着于过度的文字记录。

扩充团队

重症护理扩充团队利用他们的专业技能和方法可使术后患者获得充分的镇痛以及识别出因术后并发症发展而病情恶化的患者。他们的工作能力可以完全被信赖，从而减轻护理及基础医疗团队的负担。他们应当被看作是起指导作用的资源，而不仅仅是替代已经存在的医疗服务。

伤口监护

手术医生是没有任何理由在术后不观察自己患者伤口情况的。通过这样简单的观察是可以有很多发现的。即使是处理伤口经验丰富的护理人员有时也需要医疗团队的支持，确保不发生意外并能够使用适宜的治疗方法。

造口治疗师

这项服务为外科医生团队提供了很有价值的辅助作用，不仅起到教导患者的作用，还可以在术后立即给予恰当的造口处理。对术中拟行泌尿道或胃肠道改道的患者进行术前评估有利于造口治疗师的工作。

伴随疾病

患者本身的伴随疾病常常影响整个手术的结局。许多患者尽管获得了最佳的手术干预，仍很大程度不可避免地因发生心血管或脑血管意外而死亡。

手术并发症

感染

如今术后感染非常常见。术后早期发热（小于 24 ～ 48 小时）通常是由于手术本身的炎症反应而非感染，但仍需注意排除吸入性肺炎和药物或输血反应。因此，泌尿道、伤口、肺部、腹部、皮肤及神经感染（包括外周和中枢）以及肠道感染如艰难梭菌感染需要尽早诊断治疗。

败血症

败血症是危及生命的情况，是一种人体

对感染的反应，但损伤了自身组织器官。败血症包括最初的全身炎症反应综合征（systemic inflammatory response syndrome, SIRS），继而引发的败血症、严重败血症（败血症合并脏器功能障碍）、败血症性休克（败血症合并无法纠正的低血压或乳酸浓度高于 4 mmol/L）和多器官功能障碍综合征。SIRS 的诊断标准是符合框 6-1 中至少两条以上的临床表现。

败血症是指 SIRS 合并感染（疑似感染或明确感染）。SIRS 的临床表现能够早期提示潜在败血症的可能，使得紧急处理能够开展，并转诊至重症医疗团队。最常见的三种感染部位分别是肺部、腹部和泌尿道；妇科还包括盆腔脓肿。手术时间过长、低血压、弥漫性血管内凝血和大量血液丢失都与急性呼吸窘迫综合征的发生相关。因此，术中应当尽量避免以上事件的发生。任何可能的感染位置都应当被仔细查看，并强制开展血液细菌培养。

框 6-1　全身炎症反应综合征诊断标准

- 体温　　　高于 38℃ 或低于 36℃
- 心动过速　心率高于 90 次 / 分
- 呼吸急促　呼吸次数高于 20 次 / 分
- 实验室检查　白细胞数量高于 12×10^9/L 或低于
  结果　　　4×10^9/L 或不成熟白细胞超过 10%

出现至少两条以上临床表现可以诊断为全身炎症反应综合征

病原微生物的清除速率是影响感染性休克结局的关键因素。根据国际指南早期预警评分系统能够对 SIRS、败血症和败血症性休克进行有效的诊断和管理。手术医生应当时常对指南知识进行更新，例如 Sepsis Definitions Task Force 在 2016 年指出，应当使用快速败血症相关脏器衰竭评估标准对感染进行诊断和管理[2]。

伤口崩裂

有时引入伤口护理护士能够为伤口处理提供有益的建议，如封闭式负压引流和换药，可以加速大伤口的愈合速度。要与社区护士保持密切联络以确保患者出院后伤口得到及时护理而不被中断或产生不利后果。编者本人对伤口的处理尤其是像会阴这种血供很丰富的伤口，通常都让伤口敞开自行二期愈合。术后记录显示，良好护理的结局可以是令人震惊的。

对于所有的病例，手术医生应当放低门槛让患者回到手术室以进行手术切口的评估以及清创缝合。这对于怀疑有坏死性筋膜炎的患者尤其重要。对术后伤口进行早期规律的清创处理往往容易被忽视。

伤口裂开

浅表裂开多见于肥胖患者。通过常规的清理很容易处理。应对伤口进行拭子培养以早期预测严重感染以及合理使用抗生素。

全层裂开常因术后早期皮钉或皮下缝合线尚未拆除而被掩盖。通常唯一的症状就是没有明显原因的大量浆液性液体从缝线处流出。只有当皮肤钉被拆除后才能明显看到全层开裂。这时必须立即用湿的大无菌盐水巾覆盖伤口，将患者送到手术室准备急诊手术。筋膜应用不可吸收缝线连续或间断宽泛地缝合，也可根据术者意见加入独立张力缝线。如有感染证据，则术中及术后应使用抗生素。这类患者多合并肥胖、营养不良、长期激素治疗、慢性咳嗽以及严重便秘。

泌尿道并发症

感染

泌尿系感染常继发于留置导尿管、输尿管

支架或膀胱损伤时。术后应当常规行导尿管尿液或清洁中段尿常规检查来发现无症状的尿路感染并适时治疗。

尿瘘

（1）膀胱阴道瘘：患者主诉有持续的外阴潮湿。可通过经导尿管向膀胱注入美兰，观察阴道中棉塞蓝染而确诊，也可通过膀胱造影或膀胱镜检查而确诊。大多数病例可通过长时间保留导尿而自愈。偶有病例需要进一步手术修补（参见第 18 章）。

（2）输尿管瘘：和膀胱阴道瘘类似，合并输尿管瘘者，患者主诉有持续的外阴潮湿。如患者有足够液体从阴道流出，可取样做肌酐测定。如果肌酐明显高于血清值，且除外膀胱阴道瘘，则高度怀疑输尿管瘘。静脉尿路造影或CT 尿路检查也可能对诊断有帮助，但只有通过行双侧逆行性输尿管肾盂造影（除外双侧尿瘘）方能确诊。应当请泌尿外科医生会诊作进一步处理。可行保守治疗如逆行插入输尿管支架。手术修补则在第 26 章中介绍。

胃肠道并发症

麻痹性肠梗阻

术后麻痹性肠梗阻是腹部手术常见的并发症。但由于对这种疾病的认识有限，对其发生和管理缺乏有力的循证医学证据。最近，一组专家将术后麻痹性肠梗阻定义为非机械性原因引起的术后暂时性胃肠活动抑制状态。腹部膨隆、柔软和正常肠鸣音消失被认为是最相关的临床体征[3]。一篇系统性综述提示术后排便和进食固体食物是最好的临床结局；CT 是最好的鉴别诊断的辅助检查手段[4]。

预防措施应当被使用，包括运用局部麻醉、优化补液方案、饮用咖啡、咀嚼口香糖、使用 Alvimopan（一种口服、高选择性外周 µ-

阿片类受体拮抗剂）、停止一切阿片类药物麻醉、常规评估和纠正电解质失衡，恶心呕吐显著者使用鼻胃管减压，对术后 7 天以上仍无法耐受经口摄入者进行胃肠外营养支持。

机械性肠阻塞

机械性肠阻塞通常在术后几周发生，通常是因为手术后粘连引起的。初始应保守治疗，大多数患者在休息一段时间后可自然恢复。偶有患者需要进一步手术治疗，常因组织束带、小肠粘连于盆腔或前腹壁造成。行单纯粘连带切除通常可解决问题而无须行肠道手术。

肠瘘

妇科肿瘤手术经常涉及肠道手术，一些情况下结肠直接吻合而不做预防性造瘘。术后需加强观察，除外吻合口瘘发生，而吻合口瘘通常发生于术后 7～10 天。积极地处理如全面的体格检查，早期行 X 线检查及 CT 检查以确诊是必需的，来明确进一步处理是引流及抗生素支持保守治疗还是手术修补。应与肛肠外科医生密切联系以采取可接受的治疗方案。

参 考 文 献

[1] Nelson G, Altman AD, Nick A et al. Guidelines for postoperative care in gynecologic/oncology surgery: Enhanced Recovery After Surgery (ERAS®) Society recommendations: Part II. Gynecol Oncol 2016; 140: 323-332.

[2] Singer M, Deutchman CS, Seymour CW et al. The Third International Consensus Definitions for Sepsis and Septic Shock (Sepsis-3). JAMA 2016; 315: 801-810.

[3] Gero D, Gié O, Hübner M, et al. Postoperative ileus: in search of an international consensus on

definition, diagnosis, and treatment. Langenbecks Arch Surg 2017; 402(1): 149−158.

[4] Wu Z, Boersema GS, Dereci A, et al. Clinical endpoint, early detection, and differential diagnosis of postoperative ileus: a systematic review of the literature. Eur Surg Res 2015; 54(3−4): 127−138.

延 伸 阅 读

Czura CJ. Merinoff symposium 2010: sepsis: speaking with one voice. Mol Med 2011; 17(1−2): 2−3.

Guay J, Nishimori M, Kopp S. Epidural local anaesthetics versus opioid-based analgesic regimens for postoperative gastrointestinal paralysis, vomiting and pain after abdominal surgery. Cochrane Database Syst Rev 2016(7): CD001893. doi: 10.1002/14651858.CD001893.pub2.

Zhang P, Hu WL, Cheng B et al. A systematic review and meta-analysis comparing immediate and delayed catheter removal following uncomplicated hysterectomy. Int Urogynecol J 2015; 26: 665−674.

（丁鼎 译）

第 2 篇

不同解剖部位的手术

供所有妇科医生尤其是正在培训
阶段的妇科医生使用

第 **7** 章　外阴手术

外 阴 活 检

外阴活检是一种简单的操作，不需要全身麻醉、特殊准备或复杂的设备。活检必须精确操作，以获得足够的、具有代表性的外阴异常部位的组织标本。活检病理是诊断恶性病变重要的诊断标准，无论手术者如何专业和经验丰富，外阴癌根治性手术前必须活检以明确病理。活检也可用来诊断多种皮肤病变，如硬化性苔藓、扁平苔藓和外阴上皮内瘤变（vulval intraepithelial neoplasia, VIN）。阴道镜下使用稀醋酸（3% 或 5%）可为活检定位。甲苯胺蓝过去曾被用来染色定位，现在已经很少用到。在性功能中起重要作用的阴蒂和小阴唇非常敏感，非必要时活检应避开这两个区域。

皮肤打孔器（Keyes 打孔器）活检操作简便易行，可取得全层厚度的外阴皮肤活检标本，从而让病理医生充分诊断其病变性质。切缘的界限非常重要，而一次性 Keyes 打孔器在这点上表现完美。直径 3 ～ 4 mm 的 Keyes 打孔器可胜任绝大多数的诊断性活检，而更大尺寸的打孔器可用来完全摘除病变组织。

镇痛可用 27 号或 30 号针头沿着病变区域周围和底部浸润注射 1% 或 2% 的利多卡因，同时加入肾上腺素来收缩血管，延长镇痛时间。

将 Keyes 打孔器压向皮肤，轴向旋转一到两次穿透皮肤和皮下组织，切除深度可由术者操控。提起活检组织，用剪刀或一次性解剖刀从其底部分离（图 7-1）。洞口很小，偶尔需要用硝酸银棒来压迫止血。3 mm 的 Keyes 留下的创面很少需要缝合，更大直径打孔器造成的创面有时需要缝合。

用手术刀进行切除或切取活检时可用同样的方式镇痛，然后切取椭圆形的组织块，注意要切除整个真皮层。切除性活检适用于较小的局灶性病变如痣，若需病灶完整切除的标本，则可采用较大范围的病变切除性活检。

皮肤缺损可用易吸收线缝合。薇乔线具有快速吸收的特点，非常适用。若缝线导致任何不适或刺激症状出现，可在术后几天拆除。通常只需要用硝酸银棒压迫切口止血。

前庭大腺囊肿和脓肿的治疗

前庭大腺囊肿是最常见的外阴部囊肿，常因腺管阻塞引起。绝经前妇女，如果囊肿小而没有症状，不需要治疗。如果囊肿较大、有症状或者已感染，则需要造口引流，如果怀疑有恶变的可能，应切除囊肿。

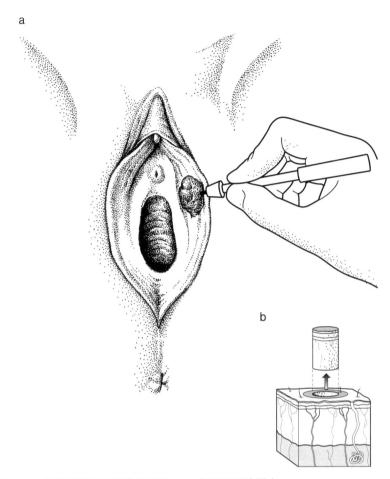

图 7-1　a. 利用 Keyes 打孔器进行外阴病变活检。b. 获得的活检样本

切开引流

切开引流为急性脓肿初发或者大而有症状的囊肿的处理方案，能立刻缓解症状。手术可在局麻下进行。

患者取截石位，消毒铺巾，利多卡因注射于局部皮肤。也可将麻醉膏如 EMLA 膏（利多卡因和丙胺卡因的混合物）涂于处女膜环外至前庭黏膜处并保留 30 分钟。在囊肿或脓肿中间的黏膜表面用手术刀（11 号刀片）做一宽约 5 ～ 10 mm，深 1 ～ 1.5 cm 的切口。如果使用 Word 导管，切口应刚好大于导管直径。棉签取样后送培养，囊腔内可放置油纱布，24 小时后取出或直接放置 Word 导管。Word 导管的外形类似短型儿科导管，但没有内腔。将导管球囊内充以 2 ～ 3 ml 生理盐水，导管头放置于阴道内。如果患者耐受性好，可保留导管 4 周让腺管上皮化，重建腺管开口。放出球囊内的液体后可取出导管。

袋状缝合术

如果术中保留了油纱布或 Word 导管后，囊肿或脓肿仍复发，应该进行袋状缝合术。手术步骤和切开引流相似，可以在局麻或全身麻醉下进行。将囊肿表面作一长约 1 ～ 1.5 cm 的十字形切口，以引流囊液（图 7-2）。去除切

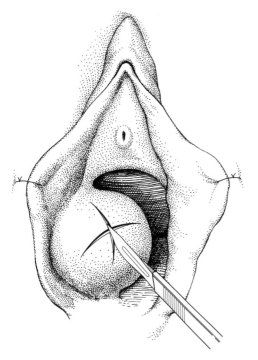

图 7-2　脓肿表面十字切口

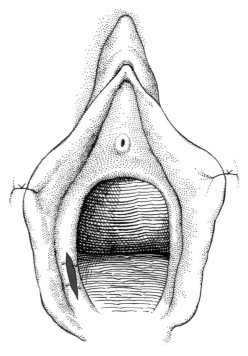

图 7-3　脓肿囊壁缝合固定于阴道黏膜

口阴道黏膜的四角和囊肿壁，形成一圆形开口。囊壁与阴道黏膜边缘间断缝合形成口袋状，使得分泌物充分外流（图 7-3）。新的管道逐渐收缩，发生上皮化，从而形成新的腺管开口。

切除术

囊肿经重复切开或袋状缝合术后仍复发，或怀疑囊肿恶性可能时应行切除术。显著炎症感染时禁止行切除术。

术前准备

同外阴阴道手术准备。

器械

两把 Allis 钳或 Littlewood 组织镊、有齿解剖镊以及精细解剖剪。

手术

皮肤切开

沿前庭黏膜远端至处女膜环囊肿纵轴做一切口（图 7-4）。皮肤自然分开后，露出高张力的囊肿表面。

囊肿剥除

用剪刀分离囊肿周围的结缔组织，有时可能需要切开筋膜。如果腺体曾发生感染引起粘连，单纯分离可能并不容易，需要更多的锐性分离（图 7-5）。电凝或切断结扎小血管。囊肿的基底部常会出血，因为这里有前庭球的静脉丛和腺体组织。推荐用直角钳分离、钳夹囊肿蒂部，完整切除腺管和腺体（图 7-6）。

关闭囊腔

应使用可吸收线缝合，彻底关闭囊腔。如果留下腔隙，常会因渗血造成血肿，引发感染，并明显延迟愈合（图 7-7）。

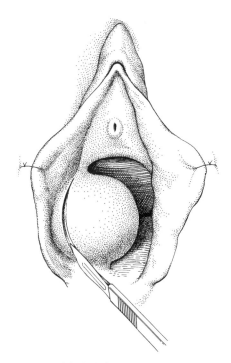

图 7-4　切开前庭大腺囊肿

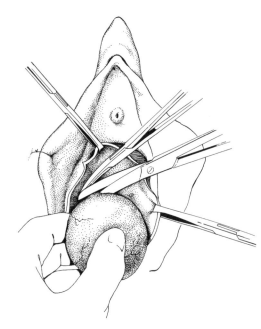

图 7-6　摘除囊肿

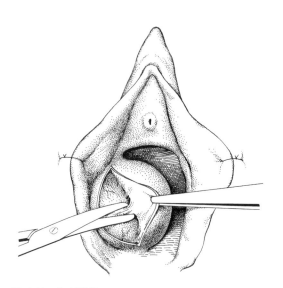

图 7-5　分离囊肿

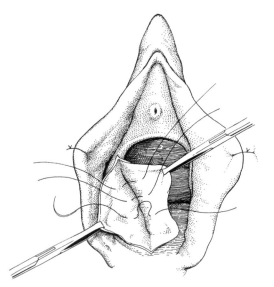

图 7-7　关闭囊腔

缝合皮肤

间断缝合切口（图 7-8）。避免连续缝合或皮下缝合，这样渗液或渗血就可以排出。如果手术过程中出血较多，应放置引流并记录之。

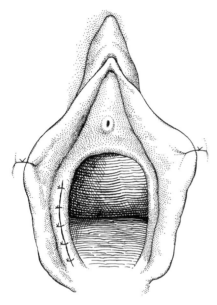

图 7-8　缝合皮肤

单纯外阴切除术

适应证

单纯性外阴切除术适用于治疗病变范围广泛和多灶性的 VIN，或药物治疗无效的外阴营养不良症患者。其他适应证包括阴蒂或阴唇过度肥大、顽固性外阴瘙痒及外阴 Paget 病。根据病变的严重程度可选择外阴全部或部分切除术。若重要的性器官如阴蒂未受病变累及，可予保留。

术前准备

除了外阴备皮外，无须其他特殊的术前准备。对于 VIN 患者而言，术前外阴行阴道镜检查以明确病变的整个范围是必要的，检查时要切记 VIN 常是多灶性的。可用稀醋酸（3% ～ 5%）涂抹外阴以明确手术部位。需要注意的是，涂醋酸后要观察足够的时间，保证特征性病变充分显现。

麻醉

通常使用全身麻醉，如果进行外阴小部分切除，局部浸润麻醉同样适合。

器械

普通妇科手术器械包（参见第 3 章）。

手术步骤

患者取截石位，术前用阴道镜确定并标注病变范围。图 7-9 显示了完整的单纯外阴切除术的切口范围，切口呈椭圆形，包括阴蒂、两侧阴唇和阴唇系带。内切缘起自尿道口上方，汇合于阴唇后联合。外切缘的界限根据病灶的范围或需要切除的病灶大小而定。

用 Littlewood 镊夹住待切外阴前部的皮肤，并往下拉，所作切口可达深筋膜。从前往后边分离边切割皮肤，切除整个外阴（图 7-10）。

术中 3 个主要易出血的部位：首先为阴蒂血管，另外两个是两侧阴唇系带的阴部内动脉终末支。应钳夹这些血管并做交叉或方形褥式缝合，在处理阴蒂的基底部时尤为注意。其他血管很少需要特别处理。

皮肤缝合需对称。采用间断垂直褥式缝合来关闭前面切口的皮下死腔。尿道口上缘的小块区域应行对点缝合，以使其不至于留有冠状开口。此后，缝合两侧皮肤切口，覆盖剩余的外阴，仔细地对称缝合以避免产生"狗耳变形"（图 7-11）。若两侧切缘很难对合时，可像外阴根治性切除术一样，向肛门方向做一小

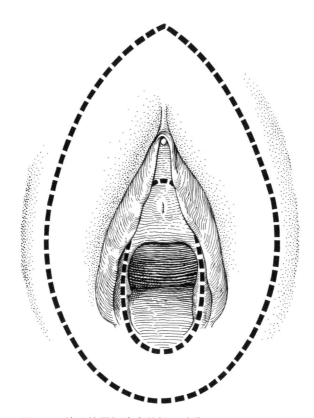

图 7-9　单纯外阴切除术的切口选取

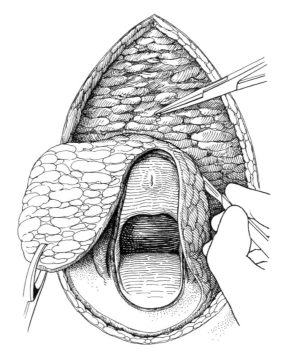

图 7-10　切除外阴皮肤

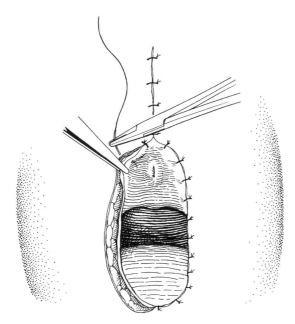

图 7-11 缝合切缘

的减张放射切口，或通过从直肠阴道筋膜上分离阴道黏膜，做一阴道改良型皮瓣来解决（参见图 8-2）。

手术后通常保留导尿管 3 天，有助于保持术后外阴干燥。

术后管理

术后应鼓励患者积极沐浴和坐浴。洗浴后应保持外阴干燥，避免使用乳膏和滑石粉涂抹外阴。通常情况下伤口愈合良好，7 天后即可拆线。偶尔遇到血肿形成的情况，一般保守治疗即可。除非血肿扩大并伴随疼痛感，此时需要结扎相关血管并充分引流。细致的护理以及经常用消毒液擦拭外阴可预防感染。

慢性外阴瘙痒的患者在术后当晚瘙痒症状即会缓解。

皮瓣及植皮

对于广泛的外阴病变，无法采取基本对合术缝合时，可考虑采用旋转皮瓣法或植皮术。植皮术要求在外阴切除术后即在创面放置负压引流装置 4 ～ 5 天，刺激肉芽组织增生，随后在此处移植中厚皮片。用 CO_2 激光刀从臀部或大腿前 / 外侧取下皮片，然后将厚度为 0.3 ～ 0.4 mm 的皮片钉到或缝合到受皮区。供皮区用凝血酶喷雾止血，并覆盖 Opsite 或 Tegaderm 敷料。可在敷料被渗出液渗满后更换，也可让它们自然剥落。

术式变异

单纯外阴切除有很多不同的术式，包括单侧外阴切除术和仅切除表皮层的外阴皮肤切除术，后者可以用 CO_2 激光来切除。最近有报道提出氩离子凝固术也可用来治疗多灶性 VIN Ⅲ。

延 伸 阅 读

Kroese JA, van der Velde M, Morssink LP et al. Word

catheter and marsupialisation in women with a cyst or abscess of the Bartholin gland (WoMan-trial): a randomised clinical trial. BJOG 2017; 124: 243–249.

Lawrie TA, Nordin A, Chakrabarti M et al. Medical and surgical interventions for the treatment of usual-type vulval intraepithelial neoplasia. Cochrane Database Syst Rev 2016; (1): CD011837. doi: 10.1002/14651858. CD011837.pub2.

Wechter ME, Wu JM, Marzano D, Haefner H. Management of Bartholin duct cysts and abscesses: a systematic review. Obstet Gynecol Surv 2009; 64: 395–404.

（顾超　译）

第8章 阴道手术

阴道囊肿

多数阴道囊肿是胚胎时的遗迹，以中肾（Wolffian）管多见。它们多位于阴道下段的前壁或阴道上段的侧壁，大小不等，通常在妨碍性交，或用卫生棉条或手术器械插入时被发现。一般无症状，更少发生感染。阴道后壁的囊肿多为包涵性皮样囊肿，常在分娩、外伤或阴道手术后形成。

术前应明确囊肿的大小和部位。有些囊肿甚至能延伸、扩展到达盆壁，从而使预计的小手术演变成大手术。如果发现囊肿内有较长的通道，最好经阴道行囊肿穿刺引流后再用放射学方法如磁共振成像（magnetic resonance imaging, MRI）来明确通道位置，或者手术开始时即注入染料。手术应选择在有开腹条件的地点进行。

器械

第3章中介绍的妇科小手术包，另加小型探针。

术前准备

小囊肿无须特殊准备。如果有开腹手术的可能，患者应做好充分的术前准备，并签署相关知情同意书。

麻醉

小而易暴露的囊肿可在局部麻醉下进行。然而，对于大多数囊肿而言，采用全身麻醉使手术者操作更容易，患者痛苦更小。

手术步骤

体位

患者取截石位，外阴消毒后铺无菌巾。

如果囊肿在阴道前壁，放置 Sims 扩张器；对于其他位置的囊肿，可由助手手持阴道拉钩协助暴露手术视野。

皮肤切口

在囊肿的上下端用 Allis 组织钳抓住囊肿表面组织，做椭圆形切口切开阴道黏膜，不要切进囊腔。用尖头解剖镊分离周围组织，剥出囊肿。如果囊肿不能剥离，则应切开囊肿，剥除囊壁，留下干净的腔。一些小血管可能会出血，需要个别处理。

注意事项

分离中应非常小心，应主要采取钝性分离后再切断的方式，避免做锐性分离。

缝合

应尽可能消除残腔，间断缝合关闭阴道黏膜。如果残腔较大，已有较多出血，或之前有感染史，可将残腔边缘简单缝合，使其形成肉芽组织后填充。

术后护理

一般不需特殊护理。对于有感染症状的囊肿，应给予抗生素治疗。术后持续引流囊肿时，应告知患者可能会有持续性阴道缺损。

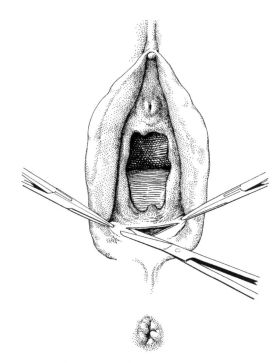

图 8-1 切开外阴皮肤

阴道口扩大术

对于性交困难或性交痛的患者，在已经排除先天性因素后，妇科医生应考虑使用手术方法来帮助患者获得性交能力，这也包括建议患者使用各种型号阴道扩张器。然而，对于某些对这些治疗反感或觉得扩张器使用太痛苦的患者，医生应考虑用手术方法来解决。手术的常见适应证为会阴侧切修复或手术造成的瘢痕，以及长期外阴硬化性苔藓造成的阴道口严重狭窄。

Fenton 手术

手术器械

同前庭大腺囊肿切除术。

手术步骤

（1）**切开皮肤**：用两把 Littlewood 钳或直 Spencer Wells 钳抓住阴道交界处皮肤，用剪刀切开皮肤或剪去一狭窄的条带（图 8-1）。

（2）**建立皮瓣**：沿着阴道切口的皮下轻轻分离阴道黏膜，建立皮瓣。注意不要把皮瓣做得太长或出现"扣眼"畸形（图 8-2）。

（3）**切开会阴**：沿着肛门方向做一垂直切口，分离出除了肛门外括约肌外的所有组织结构（图 8-3）。

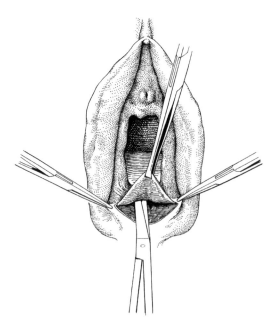

图 8-2 分离阴道黏膜皮瓣

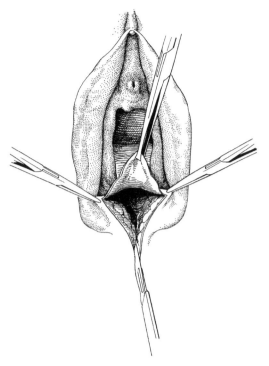

图 8-3　做后路垂直切口

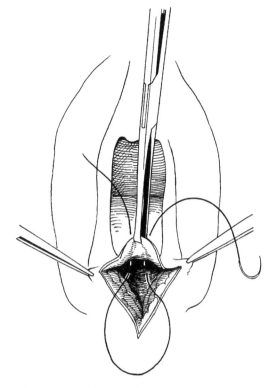

图 8-4　消除皮瓣下腔隙

（4）切断处女膜环：如果处女膜后端较厚，则必须做两个小切口将其分离，两切口间隔 1 cm 左右。用两把镊子将其向两侧牵拉展平皮瓣。

（5）固定皮瓣和重建阴道口：在靠近中线附近用薇乔线缝合皮瓣的基底部，将其固定于会阴切口的纤维肌性组织。主要有两个目的，一是固定皮瓣，即使皮肤缝线被过快吸收也能保持不移位；另外就是消除皮瓣下间隙，减少血肿形成的风险（图 8-4）。采用间断缝合的方式，将分割开的会阴部皮肤缝合到皮瓣上，这样皮瓣下的任何渗液均可顺利渗出（图 8-5）。缝线应使用可吸收薇乔线，缝线可能吸收不完全，应安排患者术后 7 天随访，以便拆除残留缝线。

术式变异

手术的简化步骤就是将会阴和阴道下段

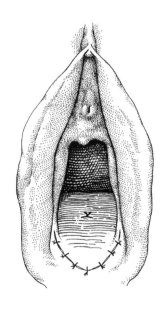

图 8-5　缝合切缘

垂直切开，然后将其横向再次缝合。偶尔遇到因阴唇后系带 / 会阴部皮肤皲裂导致严重性交痛时，可按照前面所提，将此处皮肤做放射状切口切除，再将阴道口后端和会阴部重建，从而去除感染皮肤，同时扩大阴道入口。如果适应证把握得当的话，对于长年饱受禁欲和无效治疗折磨的患者来说，手术效果值得惊喜。

包扎和术后护理

术后常见阴道或会阴感染。应建议患者定期淋浴，术后手术区用毛巾擦干保持干燥。编者不常规预防性使用抗生素，但当有感染迹象时应使用抗生素。一旦伤口愈合，应鼓励患者尽早开始性生活。

先天性阴道畸形

大约 7% 的女孩会有生殖道的解剖结构异常，在青春期前后被诊断。复杂畸形例如阴道发育不全较为罕见，因此大多数妇科医生对该类疾病几乎没有经验，如果出现这种情况，可能会导致错误诊断和不当管理。复杂病例被诊断后，建议最好在具有儿科和青春期妇科的专科中心处理，可保证其获得适当的咨询、支持与手术。因此，本章在此不对复杂的阴道先天性畸形的手术管理进行进一步阐述。本章最后的延伸阅读针对该主题提供了相关文献。

患有阻塞性阴道畸形如处女膜闭锁或阴道横隔的女孩经常会出现症状性的血肿。50% 以上的阴道纵隔患者没有症状，其他患者可出现包括性交困难和性交后出血等各种症状。其中

一些不太复杂的案例可由妇科医生管理，但需记住阴道畸形很少孤立发生，最常见的是伴有子宫异常。因此，应对这些患者进行适当的盆腔和泌尿系统的超声或 MRI 等影像学检查。尽管三维超声的使用越来越多，MRI 才是目前评价生殖道畸形的金标准。

处女膜闭锁和阴道横隔

处女膜异常是最常见的经血外流梗阻的原因，1/2 000 的女孩患有该疾病。患病女孩通常在青春期出现原发性闭经，伴随周期性腹痛。偶然可见因扩张血肿引起的泌尿道或肠道的梗阻症状。轻柔检查，可见其处女膜向外完整鼓出，因阴道积血呈紫蓝色。可扣及盆腔腹部肿块。

阴道横隔相对较少见。隔膜可以位于阴道任何水平，最常见（40%）位于阴道上 1/3。它的临床表现与处女膜闭锁类似。然而，妇科检查可见正常处女膜开口。轻轻地从处女膜开口处插入湿润的棉棒，可评估隔膜的位置。横隔可以很薄或很厚，影像学检查对于评估横隔并寻找其他生殖器畸形非常重要。

不应使用穿刺来尝试诊断或缓解症状，因为它会导致细菌进入无菌的血肿内部，引起阴道或宫腔积脓，可能影响患者以后的生育能力。

手术应该是根治性的，因为小切口可导致再次狭窄。虽然对有症状的处女膜闭锁患者可采取适当处理，但治疗应在生殖道影像学检查后进行。对于复杂的阴道横隔患者，在进行检查和决定最终治疗方式前，可连续使用口服避孕药来抑制月经来潮，根据需要服用止痛药来缓解症状。

处女膜闭锁的处理

（1）器械：需要妇科小手术包。

（2）术前准备：无须特殊准备。如果切口恰当，可以避免狭窄，感染等并发症。因此，预防性抗生素没有获益。

（3）麻醉：手术可在门诊或日间病房进行。给予患者局部麻醉或轻度全身麻醉。

（4）手术步骤：手术本身很简单：垂直切开膨出的膜，保证积血引流通畅。积血流出变缓后垂直第一个切口切开第二刀，形成十字形切口，修剪黏膜边缘，用可吸收细线，如 4/0 的快薇乔线（Vicryl rapide）间断缝合止血。局部麻醉剂可用于术后镇痛。

（5）术后护理：保持外阴清洁很重要，可以洗浴。避免阴道冲洗。

薄的阴道横隔的处理

较薄的阴道横隔可在适当的影像学检查后，按照类似于处女膜闭锁的手术方式进行处理，厚的阴道横隔可能需要阴道壁重建，应谨慎处理。

阴道纵隔

可分为从宫颈贯穿至阴道口的完全纵隔和部分纵隔。绝大多数的部分纵隔位置较高，从宫颈延伸到阴道的任何一个层面，但没延伸到阴道口。90% 阴道纵隔的女性被发现同时合并子宫畸形，所以盆腔影像学检查在任何治疗前是必不可少的。许多需转诊至专业中心。在怀孕早期得到诊断非常重要，可排除子宫畸形对妊娠的影响，并可通过切除阴道隔避免难产。对于少数没有其他泌尿生殖系统异常的无症状女性，手术相对简单。

阴道纵隔的处理

排空膀胱后，评估隔膜，确定是否有双宫颈。钳子钳夹纵隔并轻轻牵引。避免过度牵拉，导致尿道、膀胱或直肠牵拉进切除区域。分别从阴道后壁和前壁的纵隔上下端附着处将

其切除，用可吸收线间断或连续缝合修复创面。有案例报告使用超声刀和 LigaSure 血管闭合系统（Medtronic, Inc., Doral, FL）可减少失血，避免上述缝合。

部分和全阴道切除

阴道切除术很罕见，它有明确的适应证和显著的意义。最常见的手术指征是全子宫切除术后阴道上段仍有残存的阴道上皮内瘤样病变（vaginal intraepithelial neoplasia, VAIN）。不幸的是，有相当一部分宫颈癌前病变的妇女在行子宫切除术前没有进行阴道镜对病变的定位和描述。造成少数妇女病灶未被完全切除，术后宫颈细胞学抹片持续异常。如因宫颈上皮内瘤样病变（cervical intraepithelial neoplasia, CIN）行子宫切除术，理想的方法是结合阴道镜一起做阴道检查，以减少 CIN 和 VAIN 不能被完全切除的可能性。如病灶肉眼可见，边界清楚，则阴道切除术是最好的处理方法（见下）。如果病灶不能被充分暴露，或向两侧阴道穹窿的角部扩散成"狗耳"状，则经腹行更广泛的手术是唯一合理的选择。一些医疗机构推荐放射治疗，但编者认为没有指征。因为在治疗后有显著的阴道并发症发生率，而且穹窿处的病灶难以被清除。反之，进行阴道部分切除术有很大希望可以恢复阴道的正常功能。

阴道切除术不适用于阴道浸润癌，但是对治疗阴道微小浸润癌有着很好的临床价值。对于病灶位于阴道上部并且有子宫的患者，可以做子宫阴道切除术，这比子宫切除术后再做阴道切除术要简单得多。

阴道手术

器械

需要常规妇科手术器械（参见第 3 章）。

手术步骤

（1）确定病灶：患者取截石位，消毒、铺巾、导尿排空膀胱。做双合诊和肛查，以除外个别位于阴道穹窿连接处上方的浸润病灶。阴道镜检查评估阴道上段，然后用鲁戈氏（Lugol）碘液涂抹定位病灶。用 0.5% 的利多卡因和 1∶200 000 的肾上腺素溶液做皮下组织浸润注射，这能更好地明确组织的解剖层次并减少出血。将 Sims 大拉钩置于阴道后壁，小拉钩置于阴道前壁，术中可根据需要横向移动，从而充分暴露穹窿部。

（2）切口：在靠近病灶的下缘黏膜做一长为 2 cm 的切口，有齿钳钳夹黏膜前部作牵引，用钝头剪刀向阴道穹窿和两侧分离皮下间隙（图 8-6）。继续围绕病变的外周切开黏膜

边缘，同时分离皮下间隙。注意不要在样本上剪出"钮扣洞"，因为这将增加病灶组织残留的可能性。最后，围绕整个病灶的切口完全被切开，仅剩下阴道穹窿和其下的瘢痕组织以一狭长带相连。牵引阴道黏膜，可以大胆地从右到左包括样本中的"狗耳"一并切除阴道穹窿部，最后游离出整个需切除的标本，而不损坏下面的组织结构（图 8-7）。最后切除残存的阴道穹窿瘢痕组织和"狗耳"部，将损伤其下方的直肠、膀胱和输尿管的风险降到最低，同时增加了通过整块切除完全切除病灶的可能性。

（3）处理裸露的阴道穹窿：如果术中经阴道穹窿进入腹腔，可以保留开放或连续缝合关闭腹腔。通过缝合或电凝来处理个别血管。如果止血成功，则不缝合阴道穹窿部的裸露组织，让其形成肉芽，置入浸有抗生素的阴道棉塞并留置导尿 24 小时。

（4）术后处理：无特殊处理事项，患者可在术后第 2 天离院回家。

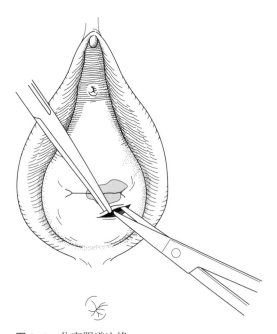

图 8-6 分离阴道边缘

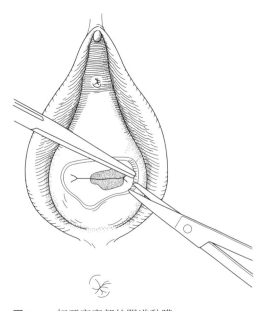

图 8-7 切开穹窿部的阴道黏膜

经腹部手术

器械

需要常规手术器械（参见第 3 章）。

术前准备

同根治性子宫切除术，另外用缝线在病灶下方作一标记，以便在术中明确切除是否充分。阴道塞有助于将阴道从膀胱和直肠上切除。膀胱留置小的气囊导尿管。

麻醉

建议在硬膜外麻醉或腰麻下进行，因为这能显著减少术中的小血管渗血。

手术步骤

通常，必须分离前次手术造成的粘连，这样才能充分暴露盆腔的解剖结构。同根治性子宫切除术，术中用自固定拉钩，但不要用其下叶，这可由手术第二助手持 Morris 拉钩替代。拉开腹膜和膀胱以更好地暴露手术视野，可见到前次手术遗留的瘢痕，在两侧阴道穹窿端、输尿管上方尤为显著。

（1）切口：做下腹部正中直切口。不建议采用下腹部横切口，因术野暴露不佳。

（2）辨识输尿管：分离前次手术的梗阻和粘连后，沿着腹膜后盆腔侧壁辨认输尿管。在圆韧带和卵巢悬韧带间切开盆腔侧腹膜，用示指分离腹膜后间隙，辨认输尿管并将其从腹膜上游离（图 8-8）。

（3）处理穹窿两端的瘢痕组织：尽可能地紧贴侧面辨认、分离子宫动脉并向内侧牵引（图 8-9），这有助于在其外侧面的终末端找到输尿管隧道的入口。这个部位经常被前次手术造成的致密瘢痕组织围绕。但如果能准确找到输尿管隧道，就有信心分离，切除其上方的瘢痕组织而不损伤输尿管。

（4）辨识输尿管隧道的内侧端：用手触摸

到阴道顶部，然后在腹膜上做一个横行切口，将膀胱从阴道前壁分离。需用锐性分离来找到正确的解剖层次。一旦找到正确层次，从中间开始下推膀胱，这有助于稍后处理输尿管隧道上方的瘢痕和筋膜组织。

（5）打开输尿管隧道的顶部：通常，输尿管进入膀胱的部位易被辨认。如果能辨认输尿管，用 Bonney 剪轻柔进入输尿管上方，向外侧方轻轻分离而不是切断，直至输尿管隧道的外侧末端。分离可从内侧到外侧进行，也可以反向进行。注意避免用剪刀的刀刃去扭绞或刮擦输尿管。最简单的方法就是提起已进入隧道的剪刀，这样可以很好地暴露整个输尿管。用中号直组织钳置于剪刀上，钳夹并切开输尿管隧道和瘢痕组织（图 8-10）。结扎残端，因其内含有一些来自膀胱的静脉和小动脉。分离横跨输尿管的残存筋膜组织，找到输尿管与阴道之间的解剖间隙。此时在输尿管下方靠内侧可找到主韧带，如果前次手术造成广泛的瘢痕形成则需要锐性分离。很快就能暴露阴道上段，并将输尿管向侧方推开。放置阴道塞可大大加快分离速度。

（6）游离阴道后壁：在阴道后壁的上段剪开腹膜（图 8-11），并将切口向两侧延长至子宫骶韧带处。将手指向下伸入阴道直肠间隙，可以很容易地将直肠从阴道后壁推开（图 8-12）。

（7）切除阴道：至此，已分离两侧输尿管，前方的膀胱和后方的直肠，手术者可确定其要切除的阴道长度。用子宫切除夹钳钳夹宫骶韧带和阴道旁组织，切除确定长度的阴道（图 8-13）。如果只要切除阴道上段来消除VAIN，则不需进一步解剖分离，此时可打开阴道，确认原先缝线标记的位置，切除足够的组织。如需做全阴道切除术，经腹分离时，应沿

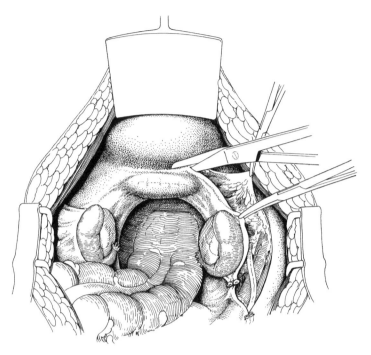

图 8-8　辨认右侧腹膜后间隙的输尿管

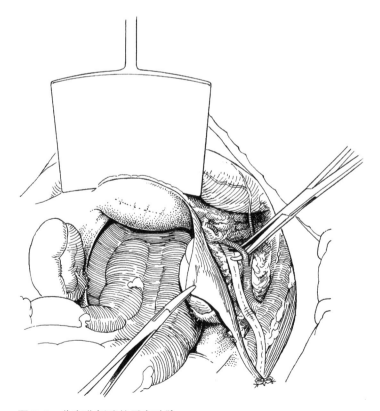

图 8-9　分离盆侧壁的子宫动脉

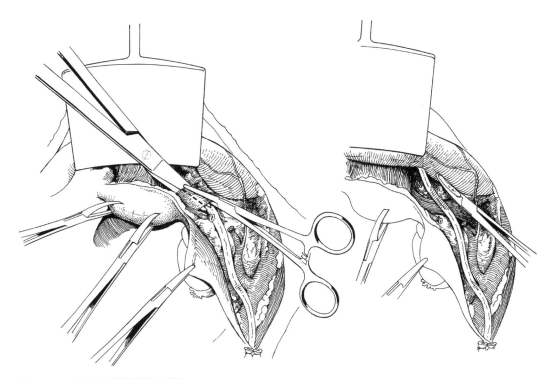

图 8-10　分离输尿管隧道的顶部

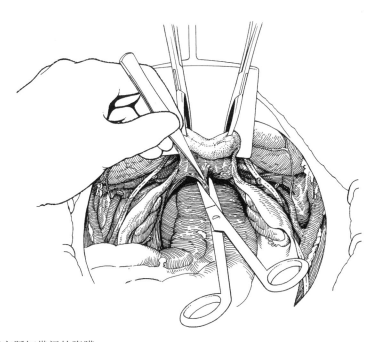

图 8-11　剪开宫骶韧带间的腹膜

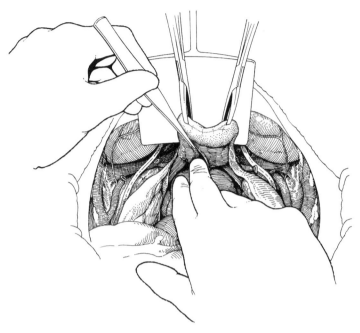

图 8-12　分离直肠阴道间隙

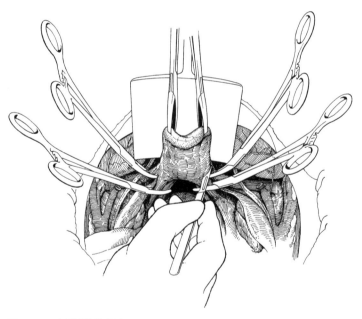

图 8-13　切除阴道残端

着阴道向下直达盆底。此后，患者取截石位，将阴道下段从前方的尿道和膀胱、后方的直肠处分离。分离尿道下段时必须非常仔细，因为此处筋膜很致密，分离时应非常精确。加上经腹切除的部分，整个阴道可被切除。盆底周围可能有少量的出血，但处理起来并不困难。

（8）阴道引流：阴道切除术后留下的空间大小不一，主要取决于手术的范围。部分阴道切除术后除了开放阴道残端外，一般不需要特殊引流。然而，全阴道切除术后必须放置阴道引流或负压引流管。如果盆腔需要作更广泛的分离，则可以增加经腹的盆腔负压引流管。

并发症

主要的术后问题与根治性子宫切除术相似，尤其是膀胱功能障碍和排尿困难（参见第21章）。

术后护理

患者的术后护理同根治性子宫切除术患者，尤其强调对膀胱功能的护理，并且对任何残留的阴道组织进行长期的持续随访。

腹腔镜手术

Choi 及其同事已发布一篇有关于 4 例全子宫术后阴道上皮内瘤变和浅表浸润性阴道癌的患者进行腹腔镜下阴道上段切除术的病例分析[1]。

参 考 文 献

[1] Choi YJ, Hur SY, Park JS, Lee KH. Laparoscopic upper vaginectomy for post-hysterectomy high risk vaginal intraepithelial neoplasia and superficially invasive vaginal carcinoma. World J Surg Oncol 2013; 11: 126.

延 伸 阅 读

Acién P, Acién M. The presentation and management of complex female genital malformations. Hum Reprod Update 2016; 22(1): 48−69.

Dietrich JE, Millar DM, Quint EH. Non-obstructive mülerian anomalies. J Pediatr Adolesc Gynecol 2014; 27(6): 386−395.

Dietrich JE, Millar DM, Quint EH. Obstructive reproductive tract anomalies. J Pediatr Adolesc Gynecol 2014; 27: 396−402.

Edmonds DK. Congenital malformations of the genital tract and their management. Best Pract Res Clin Obstet Gynaecol 2003; 17: 19−40.

McIndoe AH, Banister JB. An operation for the cure of congenital absence of the vagina. J Obstet Gynaecol Br Commonw 1938; 45: 490−494.

Williams EA. Congenital absence of the vagina: a simple operation for its relief. J Obstet Gynaecol Br Commonw 1964; 71: 511−514.

（顾超　译）

第 **9** 章 宫颈手术

宫颈是妇科手术涉及最多、且存在过度治疗可能的器官。宫颈扩张术作为许多手术的最初步骤，是妇科中最常见的操作。在那些有宫颈筛查项目的国家，阴道镜检查和相关宫颈活检、锥切术也已成比例上升。

残留宫颈有发生宫颈上皮内瘤变（cervical intraepithelial neoplasia, CIN）甚至宫颈癌的风险，所以，随着妇科医生实施次全子宫切除术的概率增加，过去较少施行的残端宫颈切除术比例也随之上升。

宫颈扩张术

宫颈扩张术是妇科手术中最常见的手术操作之一，术者应仔细学习和实践，并注意此操作潜在的危险和并发症。虽然它是一个小手术，但由于操作数量之多以及操作不规范引起并发症的风险，有必要在此对其技术细节和潜在并发症作详细阐述，因为这在其他书籍中很少被提及。

适应证

宫颈扩张术是许多妇科手术重要的基本操作，包括诊断性和治疗性宫腔镜、人流术、

人流后残留清宫术和腔内放疗。宫颈扩张术现已很少单独使用，仅在治疗术后或萎缩性宫颈狭窄，以及缓解放疗后宫腔积脓时单独应用。

为了努力减少宫颈扩张的相关并发症，门诊宫腔镜有一些较大改变，越来越多地使用术前促宫颈软化操作。在门诊，使用 3 ～ 3.5 mm 护套的小型宫腔镜减少了宫颈扩张的需要。子宫颈的软化可使用内置扩张器，如内置薄板、一氧化氮类和前列腺素类药物（如米索前列醇），越来越多地运用于终止妊娠手术以及宫腔镜手术。一篇循证医学综述关注早期人工流产手术中的宫颈成熟，显示一氧化氮类药物优于安慰剂，但较前列腺素类差，且与更多的不良反应相关[1]。

一篇关于宫腔镜检查前米索前列醇运用的系统回顾显示，其对进一步宫颈扩张的需求有显著的影响，包括对于绝经前妇女的宫颈宽度以及宫颈扩张所需时间，但对绝经后妇女无此作用[2]。宫颈软化也可降低宫颈撕裂以及假道形成的发生率。然而，不良反应常见有腹部痉挛、腹泻、恶心、阴道出血、发热。

器械

妇科手术室内应准备完整的宫腔镜器械与刮宫包（妇科小手术包，参见第 3 章），包括

以下器械：Sims 阴道窥器、宫腔探针、宫颈钳、单齿钳、各种规格的宫颈扩张器、息肉钳和卵圆钳各一把以及刮匙。

术前准备

患者术前不一定要常规备皮，但需排空膀胱，因为充盈的膀胱会改变盆腔脏器的解剖位置，造成查体困难与不准确。如果不能确定患者是否已排空膀胱，则须术前导尿。

对于不适合做全身麻醉的患者，可应用宫颈内或宫颈旁局部阻滞麻醉。

手术步骤

盆腔检查与评估

患者取膀胱截石位，臀部略超出于手术台边缘（图 9-1）。消毒外阴及阴道、铺巾，行双合诊检查。双合诊检查是手术操作前最重要的一步，能让手术医生在患者完全放松的状态下充分检查整个盆腔情况。双合诊能检查宫颈和子宫的形状和大小，以及提高对病变累及的"质硬"区域的感知性，因为这种变化可能是癌变的迹象。双合诊往往能发现在诊室中没有查出的情况，一些细微的怀疑可被术者更全面地考虑，也可与近期的影像结果比较。正如开腹手术中须仔细探查全腹腔一样，低年资的手术医生应该养成在术前仔细检查盆腔的习惯，即使是小手术也应如此。同时应检查外阴，轻柔分开两侧阴唇可见阴道外口。编者接诊过外阴早期恶性病变被漏诊的患者，即因当时的术者没有小心谨慎地进行这一简单的检查导致。检查者用右手的两指伸入患者的阴道，左手置于下腹部行双合诊检查，可以评估整个盆腔情况。

探查宫腔

将阴道窥器插入阴道，暴露宫颈。通过之前的盆腔检查，术者已了解阴道大小并可选择大小恰当的阴道窥器。用宫颈钳钳夹宫颈前唇（图 9-2），左手持钳向阴道口方向牵拉宫颈，这样可拉直宫颈管，便于器械进出颈管。同时也可以让术者评估子宫下垂的程度以及将来若有需要行阴式全子宫切除的可能性。

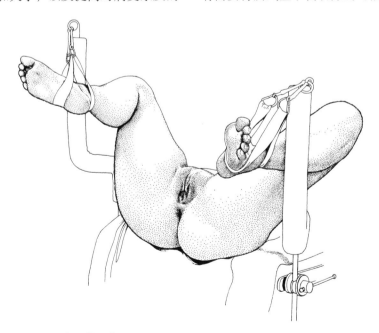

图 9-1　膀胱截石位

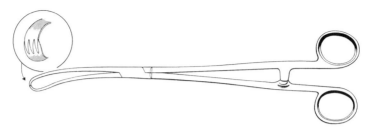

图 9-2 宫颈钳

对于妊娠子宫或近期有孕产史的子宫，宫颈钳很容易切割宫颈组织，故应使用多种器械来分担牵拉力。盆腔检查时已了解子宫位置，对未孕妇女，术中可用子宫探针进行动作轻柔的确认（图 9-3）。同时，用探针测量宫腔颈管长度并作记录。这个长度应该与双合诊估测大小进行比较。

扩张宫颈

用宫颈扩张器从小到大逐号扩张宫颈。除非已有证据显示宫颈已扩张或部分扩张，否则应从最接近宫腔探针大小的扩张器型号开始扩张。切记，小扩张器比大扩张器更易造成子宫穿孔的风险。使用宫颈扩张器的力度要有相当的判断力，这种能力只能靠大量的实际操作积累。如果术者放松左手腕部，左手前臂靠于患者右侧大腿；右手腕部抵住患者左侧臀部，这样更容易控制宫颈扩张器的使用力度（图 9-4）。左、右手同时提供了可控的牵引力与反牵引力。右手持宫颈扩张器时，大拇指托其下方，其余 3 指沿扩张器长轴上方，平衡掌握宫

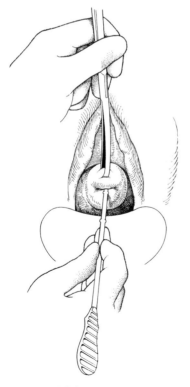

图 9-3 子宫探查

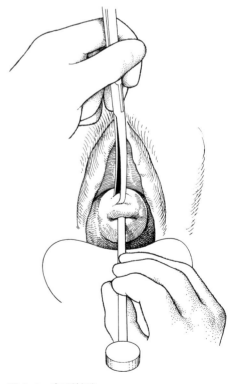

图 9-4 宫颈扩张

颈扩张器。采用此手法，就能获得较多的"感觉"，当遇明显阻力时会使得扩张器在大拇指与其余手指间滑动。

另一种方法是保持扩张器在示指延长线的方向，使得指尖与扩张器的接触点约相当于探针测得的宫颈管长度，这样手指可以防止扩张器将子宫穿孔。

无论采用哪种方法，术者应在脑中有宫腔的三维立体画面，留意记住各种阻碍和子宫壁不规则的情况。

宫颈扩张程度

宫颈扩张的程度取决于其后的手术。大多数单纯的诊刮术和宫腔镜，不需将颈管扩张到 7 mm 以上，宫腔镜时扩张程度取决于宫腔镜管鞘的大小，然而负压吸引终止妊娠时，最大的直径取决于妊娠时限以及手术运用器械的大小。扩张时应了解宫颈的自然弹性以避免宫颈裂伤。

若患者无分娩史，术者应考虑使用尽可能小的器械通过宫颈内口，以减少损伤和长期宫颈机能不全的风险。对于任何患者，操作都应避免暴力或粗糙。

宫颈扩张的难点

颈管狭窄

如果患者有月经史，则宫颈口必定是通畅的，耐心与仔细的操作几乎都会成功。在颈管狭窄的情况下，特别是宫颈锥切术后，应在宫颈外口凹陷处用手术刀或电刀做一小切口，或重复切下一小环组织，这样可打开宫颈管，便于探查和扩张宫颈。如果找不到明显的凹陷处或宫颈口，最安全的方法是放弃操作，除非该手术十分关键，并且患者可以接受潜在风险。

宫颈僵直或痉挛

这种情况表现为仅能通过小号扩张器。解决方法就是将最大号的扩张器短时间置留在颈管内，使痉挛的颈管放松。如果此法无效，术者应尝试用热的灭菌水加热或用无菌润滑剂来润滑扩张器。如果问题仍然存在，则可能是由之前的手术操作或分娩留下的瘢痕导致，此时术者就不得不在有限的宫颈扩张下使用较小号的器械来操作。如果术前可预见该问题，可术前运用米索前列醇或其他药物对宫颈进行预处理。

假通道扩张

术者若不注意，可最终导致宫颈或子宫穿孔。该情况发生后应终止手术，如必须进行，则日后应由更有经验的术者操作，或对宫颈进行预处理。如果术者严格按照双合诊检查所确认的宫体轴线进行操作，则可以避免发生此类问题。

宫颈扩张的近期并发症

大多数并发症例如宫颈的轻微割伤是无关紧要的，子宫穿孔相对少见，出血则更为罕见，然而有时的确会遇到严重的并发症。我们中的一位编者回忆起以前遇到的一个病例，诊断为不全流产的患者在宫颈扩张术后大出血。最后对这位年轻的患者进行了剖腹探查，打开子宫，缝合控制出血后才保住了子宫。

宫颈损伤

如果使用暴力，过度扩张宫颈或者在痉挛的宫颈未放松前就进行操作，容易导致宫颈撕裂。将无妊娠的宫颈扩张至 7 mm 以上也可导致宫颈管和内口的轻微裂伤。妊娠宫颈被有齿钳过度牵拉时易被撕裂。在行人工流产术时，若术者过度扩张宫颈，超过 12 mm 也会造成宫颈撕裂。

如在扩张宫颈过程中突然出现"松弛"感，则要高度怀疑撕裂。通常这些撕裂处都非常小，并在颈管内不易发现。偶见宫颈全层撕裂迅速扩展到阴道穹窿，或从宫颈内口撕裂至宫体，并进一步延伸到阔韧带。如果术者怀疑发生撕裂，则需立即停止扩张。如果撕裂部位可见，则应缝合以恢复正常解剖，避免出血；但若伤及宫颈内口，那么就有可能不能完整恢复宫颈功能。撕裂的晚期并发症有出血、感染以及宫颈功能不全。

子宫穿孔

在诊刮和宫腔镜相关的宫颈扩张术中，穿孔的发生率达到2%。穿孔大多进入腹腔，通常不会导致任何长期问题。然而，偶尔也会穿孔进入阔韧带、膀胱，更罕见地是穿入内脏，导致腹膜炎或大出血。这些意外常发生于妊娠或有近期妊娠史的子宫和癌变子宫。通常情况下它是经验缺乏或疏忽的结果，虽然在极少数情况下它是不能避免的。

即使术前已双合诊了解子宫位置和形态，也不能完全避免此并发症的发生。图9-5清楚示意了操作如何轻易引起了后屈位妊娠子宫的穿孔。

如果探针探到深度超过临床评估子宫大小或者扩张器进入的比先前的扩张器深得多，应高度怀疑子宫穿孔。

若条件允许，应该用宫腔镜检查宫腔，确定有无穿孔，若不能确定则应终止手术。

当清洁手术发生可疑穿孔时，如功能失调性子宫出血行刮宫术时，只需对此患者每半小时观测脉搏和血压。如果怀疑存在感染，应在观察的同时加用抗生素治疗，至少使用7日。如果确诊恶性肿瘤，则需尽早治疗以免肿瘤播散。

早期出血

早期出血的出血量可多可少。通常撕裂

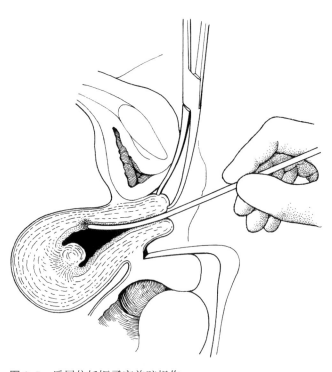

图 9-5　后屈位妊娠子宫前壁损伤

小，出血少，且在停止扩张操作、宫颈恢复正常形态后出血停止。偶尔宫颈动脉分支破裂可导致大出血。如果出血点可见，可直接缝扎止血。

如果出血点未直接暴露，可用纱布带或手术用可吸收止血剂填塞宫颈管止血。另一个方法是通过宫颈口插入 Foley 导尿管来填塞压迫止血。

保守治疗后还是有出血不止的可能，这将导致宫腔积血，若撕裂累及子宫下段，积血可渗至阔韧带。因此，术后密切监护患者非常重要，如果患者出现脉搏加速，血压下降或无定向疼痛时须立即报告。若怀疑有宫颈裂伤，应告知复苏室的医护人员警惕可能发生的不良后果。

如果出血量较多，并且来自宫颈上端隐匿部位，手术者应尝试联系放射介入科医生，考虑行选择性子宫动脉栓塞术。如果没有栓塞设备，应采用锥切活检章节中介绍的宫颈深部横向缝合方法止血。

若止血不成功，应行腹腔镜检查以排除任何腹腔内，特别是阔韧带处的出血或损伤。极少情况下，才需开腹对动脉进行直接处理。术者必须牢记，子宫（尤其是妊娠子宫）有相当丰富的侧支循环，如果出血不能控制，有时需行双侧髂内动脉结扎或全子宫切除术。阔韧带血肿会影响解剖位置，必须牢记其与输尿管解剖上的密切关系，若不重视将导致更为严重的后果。

晚期出血

大量的继发性出血很少发生。晚期出血通常是未发现的撕裂、血肿继发感染或严重的宫颈裂伤和子宫血管破裂所致，应该考虑采用选择性血管造影和栓塞治疗。细菌检查采样后应该立即使用广谱抗生素。如遇出血不止，则需

开腹探查。髂内动脉结扎术有时会有效，但不能期望此操作总是能取得预期效果。全子宫切除术可能是最后的解决方法。

穿孔至阔韧带

此并发症常继发于宫颈内口或内口邻近处撕裂。随着扩张器插入撕裂深处，进一步扩张宫颈会加重撕裂，引起一侧宫体破裂到阔韧带。如果撕裂没有涉及大血管，或者没有发生在感染或癌症处，可采用保守治疗。然而，撕裂常损伤子宫动脉或其主要分支，导致阔韧带内大量出血。疼痛是最常见的初发症状，常伴急性失血表现；检查可发现阔韧带内进行性增大的面团样包块。如果出血严重，患者会迅速发生休克状态，伴有腹膜后出血表现以及因内脏神经功能紊乱引起的肠扩张。此时必须迅速急救处理，包括补液、输血、子宫栓塞或剖腹探查。

腹膜炎

大多数子宫穿孔不会引起严重或长期的后遗症，然而当合并感染时，可能进一步发展为腹膜炎。这是由于病原体直接进入腹腔，或进入开放的被感染区域导致。症状往往在 12～24 小时后出现，表现为腹部疼痛、腹肌强直和发热引起的不适。有时会缺乏典型的膈下游离气体的征象，但腹腔镜检查对确诊有巨大价值。

假性腹膜炎

假性腹膜炎最常见的原因是渗漏血液的刺激，患者在术后会诉有严重而持久的下腹部疼痛。如果将患者置于轻度的 Trendelenburg 体位（头低臀高仰卧位），会出现肩部疼痛，并能以此作为诊断依据。如果出血不止，则表现为盆腔积血伴里急后重、尿频、伴随背痛的下坠感。有感染征象时需采用抗生素保守治疗。如果病情进展，则应立即采取更积极的处理，

包括腹腔镜检查或剖腹探查。剖腹探查术应包括对肠管的全面检查，尤其是靠近子宫及生殖器官处的小肠。

肠道损伤

现在仍有子宫穿孔导致肠道损伤的报道。此并发症提醒术者，即使看似简单的宫颈扩张术，若操作粗心大意也可能产生严重的后果。若术者怀疑有肠道损伤，则须立即剖腹探查，检查所有的肠管，并处理所有的损伤。

盆腔蜂窝组织炎和宫旁组织炎

宫颈小手术引起宫颈及宫体周围组织（宫旁组织发炎）的轻度炎症或感染并非少见。表现为下腹部与腰背部的疼痛，伴性交痛，盆腔检查痛和宫颈举痛，偶尔也会出现宫旁组织增厚。此并发症常以抗生素和镇痛保守治疗。如果可扪及包块，应做超声检查和引流。如果怀疑子宫穿孔或因尝试置入宫内节育器导致的宫颈撕裂，则可利用影像学来鉴定节育器的位置。置入宫内节育器导致的穿孔，是引起医疗纠纷较为常见的原因。在双合诊之后进行仔细的子宫探查，并将宫腔探针探查的宫腔深度与节育环线圈插入的距离密切关联起来，可避免此类问题的发生。

宫颈扩张的远期并发症

早产

一篇 2016 年的系统回顾显示，有过因流产或终止早期妊娠而行刮宫术的女性与没有上述手术史的女性相比，其早产风险增加，尤其是极早产[3]。对于有多次刮宫术史的女性，此风险愈发增加。如果对照组为药物流产的女性，风险仍然是增高的。这些发现有力地证明了手术治疗，而非自然流产，是增加早产风险的决定性因素。

宫颈管息肉和突出型纤维瘤样息肉切除术

宫颈管息肉

大多数宫颈管息肉没有症状，仅在常规妇科检查中发现，如做宫颈细胞学检查时。有时它与异常的宫颈细胞学结果相关，偶尔会出现月经间期和性交后出血。

小息肉（< 2 cm）可以在门诊摘除，用小的息肉钳抓住息肉并旋转至息肉脱落（图 9-6），摘除标本应送病理检查。若息肉较大或基底部较宽，则手术应在全身麻醉下进行，抓住息肉并电凝其基底部。摘除息肉前应考虑好缝合位置，因为其蒂部常会回退入颈管内导致止血困难。

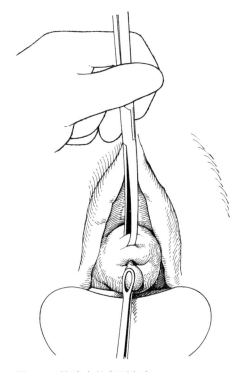

图 9-6 摘除小的宫颈息肉

黏膜下肌瘤

子宫常会排出黏膜下肌瘤，而其蒂部仍在宫腔向上牵引宫颈；大型的黏膜下肌瘤会遮住宫颈，经阴道检查无法看见。患者会出现疼痛、出血和阴道排液，由于肌瘤常会发生感染和溃疡，常被误认为外生性宫颈癌。这种情况下，妇科医生应在肿块上方感知是否有宫颈边缘，以及肿块是否有蒂部延伸至宫颈管内。

如果肿块较大导致宫颈扩张，最好是找到并定位其基底部，围绕基底部温和电凝或切割，必要时钳夹出血点止血。罕有会遇到必须将肌瘤剥除的情况，这时应如 Bonney 所述，先清除通道后再处理蒂部（图 9-7 ～图 9-10）。

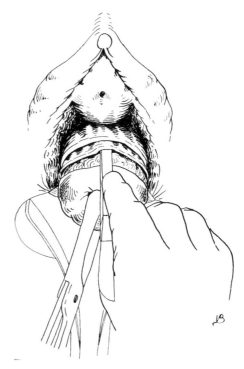

图 9-8　分离假包膜

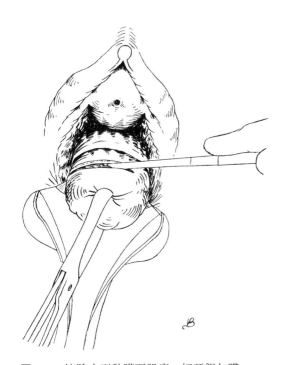

图 9-7　摘除大型黏膜下肌瘤：切开假包膜

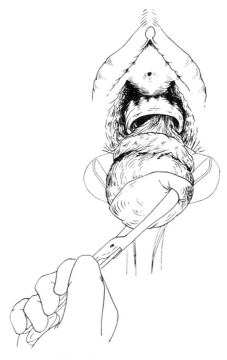

图 9-9　摘除肌瘤

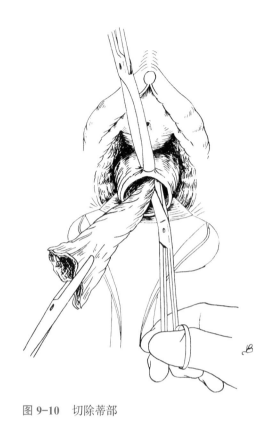

图 9-10 切除蒂部

宫颈消融术

目前大多数的宫颈消融术是为了治疗宫颈柱状上皮外翻或 CIN。由于 CIN 的潜在风险，在施行任何消融术之前都应该行阴道镜及必要的点活检，即便患者的宫颈涂片报告正常。

冷冻术

冷冻术被用于治疗有症状的宫颈柱状上皮外翻，偶尔可用于治疗低级别 CIN。

原理

冷冻术是依靠迅速膨胀气体所产生的制冷作用。制冷作用是由一个狭窄喷气管排出的气体进入探针尖后空间，然后通过一个大径线的口消耗气体（类似 Venturi 作用）而产生。

随后产生的冷作用从金属冷冻探针传导至宫颈，导致冷却、凝固宫颈上皮，并向内延伸至 4 ～ 7 mm 深度，足够使细胞死亡。

器械

现有很多冷冻器械可供使用，它们的特征很相似。各种能互换的探针头可消毒，治疗前应选择一个适当的探针头。术时须用大号 Cusco 或 Sims 窥阴器暴露宫颈及其周围，这样可避免损伤阴道。

麻醉

患者对冷冻术的可接受程度很高，仅有少数患者诉有与间歇性痉挛类似的不适感。因此，通常不需麻醉或止痛。几乎所有的手术都可在门诊完成。

手术步骤

暴露宫颈

患者取截石位，部分铺巾，可使患者免于羞怯。外阴及阴道的术前准备不是必需的。应当使用患者感觉舒适的最大号 Cusco 窥阴器，从而充分暴露整个宫颈，并从宫颈边缘排开阴道壁。

确定病灶

如果组织学报告提示患者为低级别 CIN，则须行阴道镜检查确定病灶。直到整个病灶范围可见并在可触及范围内，才能施行手术。

冷冻术

应选择能够覆盖整个宫颈病灶的冷冻探头。手术如果不能一次完成，则应将病灶分成几个区段并逐一治疗。冷冻探头应轻压宫颈，开始冷凝。几秒钟后，随着探头背部冰样结晶形成，就会有探头"粘"在宫颈上的感觉。探头应远离阴道壁，以免产生不必要的损伤。

冷冻时间

宫颈良性病变仅需冷冻 60 秒，而 CIN 则需采用已经被证实有效的冷冻或重复冷冻技

术，即冷冻 120 秒，解冻 120 秒，再冷冻 120
秒。冷冻时间应从术者可见冷冻探头周围凝固
组织出现清晰边缘时算起。

术后护理

术后无须特殊的预防措施，应给予患者下
列书面指导。

- 患者会有 2 ～ 3 周持续的阴道大量排液。
- 禁止性生活和使用阴道棉条 3 周。
- 遇到任何突发疼痛或出血应向责任医生
  报告。

影响冷冻术成功的关键

决定对癌前病变治疗是否成功的要素
如下。

- 病灶大小。
- 宫颈表面不规则。
- 冷冻探头的选择。
- 氧化亚氮瓶的压力。

冷凝术

1966 年，Semm 冷凝器首次被应用到妇
科领域。初期主要应用于宫颈良性病变局部治
疗，其后许多学者主张冷凝术可广泛应用于
CIN 的治疗。此设备通过提升宫颈表面上皮温
度至 110℃左右而起作用。

器械

Semm 冷凝器与大号 Cusco 或 Sims 窥阴
器，与冷冻手术所需设备相同。

麻醉

通常无须麻醉，如果患者有不适主诉，可
使用宫颈局部浸润麻醉。与冷冻术相同，根据
病灶大小来选择不同规格的热探头。将热探头
置于病变组织上，大病灶可能需要重复操作。
热探头将组织加热至 110 ～ 120℃，逐步使组
织达到极热程度，迅速杀死细胞。其治疗效果
与电灼术及激光消融术相似。

手术并发症也与冷冻术，激光消融术或电
灼术相同。

宫颈烧灼术

宫颈烧灼术用于治疗柱状上皮外翻可能治
疗深度不够，但对于治疗 CIN 又过度了。利
用针状和球形电极的灼烧术目前已很少用于
治疗 CIN，80 年代它首先被二氧化碳（CO_2）
激光消融术所替代，90 年代又被新兴的环形
电切术取代。使用球形电极对宫颈进行浅表
灼烧来治疗柱状上皮外翻的技术，目前也大
部分被冷冻术、冷凝术取代，因后者无须局
部麻醉，可作为门诊手术操作。然而，如果
患者因为其他操作需要全身麻醉，浅表烧灼
治疗有症状的柱状上皮外翻还是简单有效的，
手术室一般都有该操作所需器械。对于怀疑
CIN 者，烧灼术前必须进行阴道镜指导下点
活检。

手术步骤

术前准备时，不宜使用含乙醇的消毒液，
因这种意外灼伤患者是不可原谅的。将 Sims
窥阴器放入阴道暴露宫颈后，用有双齿的宫颈
钳下拉宫颈，将球形电极头在异位柱状上皮区
域移动，做浅表性烧灼，注意勿触及阴道，并
在术中注意擦净电极上的焦炭物。新一代的
Teflon 涂层电极可减少焦炭物的产生。

激光消融术

20 世纪 80 年代初起，二氧化碳激光就被
广泛用于宫颈、外阴与阴道上皮内病变的局部
治疗。随着 90 年代早期宫颈移行区大环切术
（large loop excision of the transformation zone,
LLETZ）的引入，除了少数几个医疗中心外，
激光消融术已普遍被取代。有关消融术的器械
和技术可在本书的前一版中找到。

局部消融术的常见并发症

疼痛

患者的疼痛感因人而异，很难预料哪些患者会感觉疼痛，哪些则不感觉疼痛。一般而言，使用的治疗温度越高、治疗时间越长，疼痛越甚。因此，使用极其高温的电灼疗法会使患者产生难以忍受的痛苦，故应在全麻或大面积的局部麻醉下进行，而冷冻术和冷凝术则很少需要麻醉，尤其在手术时有个"健谈"的护士陪伴时。一个自信的医生和护士团队往往能产生最好的疗效。

术后愈合期发生的疼痛，通常是由于宫颈或盆腔脏器感染所致。此时应行妇科检查、宫颈探查、阴道深部拭子和中段尿培养。手术可能会导致慢性盆腔炎急性发作，必须积极使用抗生素，必要时采用手术治疗。

阴道排液

任何宫颈的手术操作后都有阴道排液。冷冻术后通常会有大量阴道水样排液，持续2～4周。

出血

冷冻术后很少出血，但冷凝术和烧灼术后可出现阴道点滴出血。

愈合期并发症

鳞柱交界可能移行至宫颈管下部，阴道镜可能难以获得满意图像，因此，CIN 的随访常常有赖于细胞学。术后有时会发生宫颈口狭窄，但很少会影响月经或妊娠。可以用手术刀或电刀，或者小型环切术将外口切开。少数情况下，尤其在术后患者出现宫腔积血或痛经症状时，偶尔需要在全身麻醉下行宫颈扩张术。

月经改变

局部消融术后，月经可能会提早、推迟或暂时闭经，经量可多于或少于往常。在愈合过程中，可能会出现月经间期或性交后出血，但必须先排除其他妇科疾病所引起的出血。几乎所有的局部切除手术都可出现月经改变的并发症，如果患者为了月经周期的显著改变而担心，则应建议其咨询自己的诊治医生或返回门诊咨询。

后续产科问题

接受局部消融治疗的患者并不比正常人群有更多的产科并发症，大范围烧灼术除外。

患者知情

术前将可能发生的手术并发症充分告知患者会有效减少患者的焦虑。诊断过程中使用闭路电视和术后发给患者宣教材料，解释术后潜在并发症可将这点做得更完善。这些宣教材料须警示患者有可能发生的情况，如阴道排液、疼痛或异常出血；在适当情况下，也可建议患者术后短期内不要性生活及使用阴道棉塞和软膏。

切 除 技 术

多年来，切除技术已成为治疗 CIN 和宫颈腺上皮内瘤变（cervical glandular intraepithelial neoplasia, CGIN）的主要治疗方法。在过去，冷刀锥切术联合激光锥切术占主导地位。90 年代早期以来，宫颈移行区大环切术（large loop excision of the transformation zone, LLETZ）已基本取代了其他切除术。

宫颈移行区大环切术

小型电灼线环用于切除宫颈小型病灶已有多年，直到 1989 年 Prendiville 首次提出大环切术（LLETZ）[4]。其不但有宫颈消融手术的优点，还可获得整块的标本用于病理诊断，来确定 CIN 切缘情况和排除浸润癌。因此，LLETZ 同样适合于 CGIN 和 CIN 延伸于宫颈管的病变治疗。此技术联合阴道镜评估目前已成为治疗 CIN 和 CGIN 最常用的方法。

术前准备

患者的准备与其他局部消融术大致相同。LLETZ 多在门诊及局麻下进行。患者常规先接受阴道镜检查。如果患者细胞学为高度病变，且阴道镜可明确宫颈上的某块病变与细胞学一致时，环形电切技术可进行"即诊即治"。这种情况，诊断和治疗在一次诊疗中完成，可减少复诊的压力。LLETZ 也用于治疗已直接病理确诊为高级别 CIN 的妇女。

设备

此系统提供混切模式，可灵活调整进行止血。尽管电环的形状与大小各种各样，但其标准电灼手柄中都置有绝缘棒的电切与电凝按钮，供术者使用。不锈钢线有细韧型与较硬的类型。后者使用容易，但产热多，易破坏标本。优良的细韧电环加上轻柔的动作，以及对不锈钢线的柔顺性的掌握，才能获得满意的环切标本。

手术步骤

与其他保守型手术一样，术前应保证患者知情同意。患者取截石位，躺在阴道镜检查台上，插入接有吸烟装置的 Cusco 窥阴器。暴露宫颈后，按常规行阴道镜检查，醋酸染色确定病变范围，必要时 Lugol 碘染色来界定病变范围。同时，将局部麻醉剂与血管收缩剂联合注射于宫颈，止痛并减少出血。用细小的牙科注射器于宫颈 3、6、9、12 点处注射，应浅表注射，并使上皮变白，当进行宫颈环切时可合并较深的浸润性注射。

选择适当大小的电环，以便能圈住整个病灶，从而整块切下标本组织。根据编者的经验，很少需要电环补切。在编者过去 10 多年所进行的 4 944 例环形电切术中，80% 的病例只需 1 次环切即将病变切除，15% 需环切 2 次，只有 5% 需要环切 2 次以上。

将电环置于移行带上，使其很好地包绕病灶。若使用细线的电环，应轻压环，使之弧形地贴在宫颈上。按下手柄的"切割"按钮，数秒钟后电环开始切入宫颈（图 9-11）。术者应轻柔地随着电环切割宫颈，直至切出所需深度的漏斗状组织，对于宫颈阴道部的病变切除深度应在 7 ～ 10 mm 之间，对于颈管内的病变深度应在 10 ～ 15 mm 之间（图 9-12）。操作应该由后唇到前唇，或者由一侧到另外一侧。应避免从前唇开始切割，因为当操作者开始切后唇的时候，重力可能会导致前唇的标本掉落而挡住操作者的对切除残存病灶的视野。对于环形锥切活检，操作者可将电环沿宫颈长轴直接深入切割而更深地切割宫颈，然后轻轻地回抽电环，即可切下较深的漏斗状组织。

组织块常嵌在宫颈里，切割到最后时取下。常有少量出血，可用球形电极电灼环切区

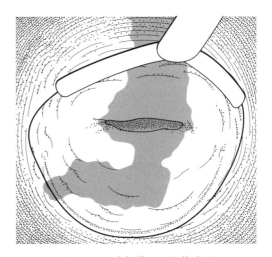

图 9-11 电环置于移行带上，包绕病灶

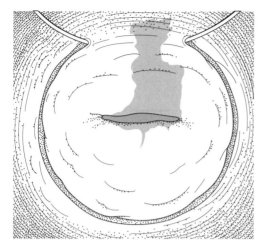

图 9-12 环线切割宫颈组织

域的基底部和边缘止血。术后患者被书面告知注意事项后，即可返家。

并发症

并发症发生很少，类型与局部消融术相似。最常见的并发症有出血、阴道排液及偶发感染。有时可发生宫颈管狭窄，尤其绝经后患者易发生。

初学者在电环快速切割的操作和保证获得足够的宫颈组织时一定要谨慎。阴道侧壁撕裂导致疼痛和活跃性出血是初学者易犯的并发症。作为国家筛查项目，大量的 LLETZ 导致了一系列不常见的并发症，如膀胱、直肠和子宫动脉的损伤。

大量文献显示，CIN 切除性治疗，包括 LLETZ，如果深度超过 10 mm，其后早产风险升高。有妊娠计划的女性应该了解该风险。

激光锥切术

CO_2 激光是一种很好的器械，不仅可作为汽化器械，激光点减小至 1 mm 及以下时还可作为切割设施。通过缩小激光点，可增加光束功率密度，使术者非常精确地切除宫颈病变。对于那些因切除手术史或阴道萎缩使得子宫颈

阴道部与阴道顶部处于同一水平面的女性，在手术刀或环形锥切都不可实施的情况下，利用激光锥切可切下一狭窄的圆筒状活检组织。虽然，激光手术出血量少，但其主要的不足为：手术时间较长，操作不熟练者常使激光产热过高，破坏标本。当 LLETZ 被引入并展现了其环形锥切的能力后，CO_2 激光锥切术已完全被取代。同激光消融术，有关该技术的介绍可在本书的前一版中找到。

冷刀锥切术

自 20 世纪 80 年代晚期起，冷刀锥切术在 Gateshead 已不再出现。最初它被激光锥切术代替，随着 Mor-Yosef 在 1990 年发表的文章显示环形锥切灵活适用后，又被环形锥切术取代。此处介绍的是 20 世纪 80 年代在 Gateshead 开展的冷刀锥切技术。

器械

手术要求器械已在妇科小手术器械章节中描述（参见第 3 章）。手术刀具有尖头的刀刃，以便于椎体成形切除。

麻醉

手术应在全身麻醉下进行，偶尔也可用宫旁或大面积的局部浸润麻醉，但后者不为编者所提倡。

术前准备

患者术前准备同经阴道手术，备皮不是必需的。所有的锥切术都应在阴道镜下进行，以便确定阴道镜下宫颈阴道部异常组织范围。有时可用 Lugol 碘染色代替。锥形活检常用于阴道镜无法看见的颈管内病变，或者怀疑浸润性癌的情况下。

手术步骤

侧缘止血

患者取截石位，将 Auvard 或 Sims 窥阴器

置入阴道内，暴露宫颈并行阴道镜检查。如前所述，也可使用碘染色。用有齿宫颈钳钳夹宫颈阴道部病变的上缘，牵拉宫颈，暴露一侧至另一侧，并行宫颈两侧深部缝扎止血（图9-13）。缝线应结扎沿宫颈侧方走行、深达上皮组织的子宫动脉降支。通常使用微乔线，应残留一长段缝线、不结扎，仅夹于动脉钳上，以便术中侧牵宫颈。

另一个防止出血的替代方案是围绕宫颈环形浸润注射血管收缩剂，可单独使用或者同LLETZ术中操作，联合局部麻醉剂一起注射。

锥形切除

宫颈钳下拉宫颈，尖头手术刀从宫颈后唇开始切开组织，沿圆弧切至前唇组织（图9-14）。环形切开组织后，最好用Littlewood组织钳钳夹待切下组织，这样可以把病灶内折包在里面（图9-15）。然后，可在直视下锥形切开宫颈的深部组织。用组织钳钳夹标本可保护

宫颈阴道上皮，并可为病理科医生提供完整的标本。这对于处理高级别CIN尤其重要，因为可减少真皮层与皮下组织层的粘连。

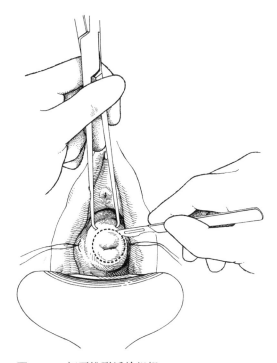

图 9-14　切开锥形活检组织

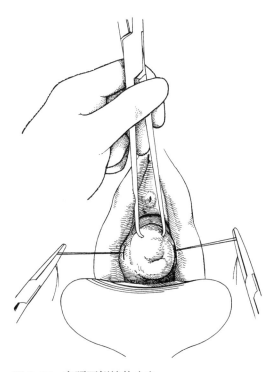

图 9-13　宫颈两侧缝扎止血

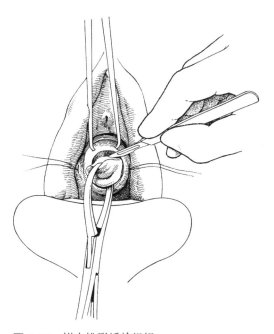

图 9-15　钳夹锥形活检组织

宫颈修复

多年来，锥切术后修复宫颈的标准方法为 Sturmdorf 缝合法，但缝合后宫颈变得很丑，常使宫颈阴道部上皮折叠不可见，或者使上皮细胞被随缝线带入针眼，造成隐藏癌前病变的潜在危险。锥切基底部可用冷冻探头冷凝或球形电极电灼止血。替代方案包括氩气刀烧灼、宫颈侧缘结扎（Johnson & Johnson Inc., New Brunswick, NJ）或凝血酶止血（Gelfoam）（Pfizer Inc., New York, NY）。

给予阴道填塞并留置导尿管，患者返回病房后，偶尔可见阴道持续渗血。有时需要用一些方法例如锥切边缘间断缝合或环形连续缝合来加强止血。以上方法的优点在于鳞柱交界处仍然可见，便于后续细胞学或阴道镜检查评估。

诊刮术

许多手术医生进行锥切术操作时，常规行诊刮术。除非有临床指征，否则不应做诊刮术，更不该在锥切术前进行。锥切术前行诊刮术常导致锥切标本中无上皮细胞，使病理科医生难以做出真实报告。试图通过扩张宫颈减少宫颈狭窄的风险也是没有任何作用的。Sturmdorf 缝合后进行诊刮术只会增加瘢痕和狭窄形成。

宫颈锥切术的并发症

（1）出血：出血是最重要且最常见的并发症。出血可为原发性或继发性，前者通常发生于最初 24 小时内，出血活跃。后者往往发生于术后 10 日，常伴感染。通常所有的出血都需要阴道填塞，但必须先探查宫颈，对局部出血点应分别处理之。时常发生感染，引起出血、阴道排液，偶可发展为盆腔感染，应积极全身应用抗生素治疗。

（2）宫颈口狭窄：可发生宫颈口狭窄，可以单纯宫颈扩张术治疗，极少导致分娩障碍。

（3）妊娠结局：如前所述，许多研究显示因 CIN 行锥切术的妇女，早产的发生率会增加，所以应告知计划怀孕的妇女手术的未来风险。然而，也有报道患有 CIN 但未经治疗的妇女，早产的发生率虽然没有接受手术的那么高，但也呈上升趋势。

宫 颈 缝 合 术

宫颈缝合术的目的是修复宫颈裂伤，在现代妇科操作中所占分量不大。操作包括暴露撕裂伤，切取边缘，将其用可吸收线间断对合。在本书前一版本中有详细阐述。

此手术偶被用于修复分娩导致的宫颈撕裂，特别是产钳助产导致大出血时。此时应用卵圆钳钳夹宫颈，在裂伤顶点上方开始缝合，此处多为出血点处。

宫颈功能不全

宫颈功能不全在产科是一个较难的并容易混淆的诊断，没有完善的诊断标准，且发病率未知。宫颈机能不全的经典诊断是妇女有多次妊娠中期无痛性流产，且每次流产时间比前一次提前。不幸的是，有关宫颈环扎术的研究都包括了有早产史和曾接受宫颈手术如宫颈锥切术的低风险妇女。宫颈环扎术可能可以延长有 3 次或 3 次以上孕中期不明原因流产或早产妇女的正常孕周，但目前还不清楚它是否可以改善新生儿结局，因为即便没有接受环扎术，这些妇女中 70% 以上的孕周也会超过 33 周。

利用超声检测宫颈长度和宫颈漏斗提供了一定的量化标准，但对于如何适当选择环扎对象并没有帮助。有研究报道用超声测量了 47 000 例孕 22 ～ 24 周的妊娠妇女的宫颈长度，发现 1% 的宫颈长度小于 15 mm。随机选择其中一些妇女进行宫颈环扎并没有观察到益处。不过，此手术可能对于那些本身高风险同时筛查发现宫颈缩短的妇女有利。

目前只有有限的观察性数据支持在宫颈已扩张但无宫缩的情况下，应施行紧急的宫颈环扎术。

近些年，在对早期宫颈癌进行根治性切除术时，因大部分宫颈已在术中切除，会加入宫颈环扎术，因此后继获得了许多妊娠成功的案例。

手术步骤

毫无疑问，Shirodkar 的名字总是与此手术相伴。然而，在西方医学实践中，经典的 Shirodkar 手术已广泛被较简单的 McDonald 法所替代，在此将详细介绍后者。

孕妇产前登记时，应做好施行此手术的计划。通常在孕 12 ～ 14 周时行此手术。术前应先行超声检查，以排除胎儿畸形。可使用各种不可吸收线例如 Prolene、Ethibond 或 Mersilen 穿大针进行缝合。单股缝合线相比缝合带而言，具有更易使用、穿过宫颈组织时造成更小损伤和感染风险低的优点，而缺点在于它们要切入宫颈更多从而保证固定。

器械
参见第 3 章所述的妇科小手术包。

术前准备
术前预防性使用抗生素和 β 拟交感神经药很有价值。

麻醉
手术宜在轻度全身麻醉或硬膜外麻醉下进行。

手术步骤

暴露并牵引宫颈
患者取截石位，用 Sims 窥阴器暴露宫颈，用 2 把或多把海绵钳分别钳夹宫颈前唇与后唇。轻轻下拉宫颈，暴露其全长。通过海绵钳牵拉宫颈一侧到另一侧，针可顺利到达宫颈侧面。

缝合
McDonald 缝合本质上是一种荷包缝合。将缝线圆形围绕宫颈阴道部上端，独立间隔缝合 4 针，可根据术者习惯从后方或从前方开始。建议留一 4 ～ 5 cm 线头的以备拆线时所需，在切断缝线前打结，使拆线时利用手指或器械可以勾住线头和线结。将线结打在前方可使妊娠晚期拆除时较方便。环扎张力需凭经验，应以适当的环扎张力正好关闭宫颈内口，但也不可过紧，以免导致宫颈缺乏血供变白。

拆除缝线
拆除缝线无须麻醉。确定分娩前须拆除缝线。暴露宫颈，抓住前面所述的缝线残端，在宫颈表面可见的任何一点剪断缝线，抽出线结即可方便地拆除缝线。

患者一有分娩先兆应尽早入院。若为先兆早产，处理就非常棘手，需做出是拆除缝线还是不拆缝线、继续保胎的决定。潜在的并发症包括胎膜早破，绒毛膜羊膜炎，如果不在分娩发动前拆除缝线可导致宫颈裂伤，以及出血。

残端宫颈切除术

次全子宫切除术是指在切除宫体的同时，原位宫颈未被切除。该术式最先应用的年代是在抗生素和输血普遍使用的时代之前，因为它有较少的发病率和并发症。重新流行起来的原因是芬兰的一项研究表明，该术式相比经腹全子宫切除术，具有较好的性交满意度和性高潮，但此观点已被随后的研究所驳斥。该术式的拥护者重新命名其为子宫颈上全子宫切除术，从而避免使用专业术语"次全"。

很多情况下，会遇到次全子宫切除术已完成后，发现应做全子宫切除术，譬如对切除的次全子宫标本进行组织学检查时发现隐匿性的子宫内膜癌。在这种情况下，建议切除残端宫颈。其他宫颈残端切除术的适应证包括宫颈细胞学检查异常、宫颈癌和持续性阴道出血，而全子宫切除术的适应证是月经过多。

经阴道行残端宫颈切除相对较简单。即使该次全子宫切除术是因为没经验的手术医生遇到很多预料之外的问题而不得不做的，从阴道切除残端宫颈也能避开许多之前遇到的问题。

术前患者准备同经阴道全子宫切除术，硬膜外麻醉或腰麻已可满足手术需要。患者取截石位，消毒会阴部和阴道后，排空膀胱。插入一大号 Sims 窥阴器和辅助的阴道前方拉钩从而良好暴露宫颈残端。两把 Littlewood 钳分别钳夹宫颈前、后唇，将约 20 ml 的 1∶200 000 生理盐水稀释的肾上腺素溶液注射于皮下组织。牵拉宫颈，沿宫颈环状切开。用带齿解剖钳钳夹前方的阴道壁，同时用 Monaghan 剪刀分离宫颈膀胱水平，将膀胱从宫颈前部表面推开。然后前拉宫颈，带齿解剖钳钳夹后方阴道壁，剪刀锐性分离残端宫颈与后方组织，进入道格拉斯窝。用一对子宫切除钳钳夹横行的宫颈韧带和其他残留的宫骶韧带，并切断结扎。根据需要再分别钳夹切断宫颈两侧组织，使残端宫颈与两侧游离，只剩下顶部的粘连和组织。此时应注意不要过度牵拉宫颈，这样可以将残端宫颈与前方的膀胱和周围的瘢痕组织上锐性分离，而不造成损伤。连续扣锁缝合阴道残端，完全止血，必要时留置导尿管。

参 考 文 献

[1] Promsonthi P, Preechapornprasert A, Chanrachakul B. Nitric oxide donors for cervical ripening in first-trimester surgical abortion. Cochrane Database Syst Rev 2015; (2): CD007444.

[2] Zhuo Z, Yu H, Jiang X. A systematic review and meta-analysis of randomized controlled trials on the effectiveness of cervical ripening with misoprostol administration before hysteroscopy. Int J Gynaecol Obstet 2016; 132(3): 272–277.

[3] Lemmers M, Verschoor MA, Hooker AB et al. Dilatation and curettage increases the risk of subsequent preterm birth: a systematic review and meta-analysis. Hum Reprod 2016; 31(1): 34–45.

[4] Prendiville W, Cullimore J, Norman S. Large loop excision of the transformation zone (LLETZ). A new method of management for women with cervical intraepithelial neoplasia. Br J Obstet

Gynaecol 1989; 96: 1054−1056.

延 伸 阅 读

Hooker AB, Lemmers M, Thurkow AL et al. Systematic review and meta-analysis of intrauterine adhesions after miscarriage: prevalence, risk factors and long-term reproductive outcome. Hum Reprod Update 2014; 20: 262−278.

Mor-Yosef S, Lopes A, Pearson S, Monaghan JM. Loop diathermy cone biopsy. Obstet Gynecol 1990; 75: 884−886.

Singer A, Monaghan JM. Lower Genital Tract Precancer: Colposcopy, Pathology and Treatment. 2nd ed. Oxford: Blackwell Science; 2000.

（李燕云　译）

第**10**章 宫腔手术

评估宫腔状况是妇科医生工作内容的重要部分。超过 40 岁的女性如果发生月经改变，通常需要进行检查和评估。绝经后出血应该考虑子宫内膜癌的可能，直到排除该诊断。

对所有绝经后出血的患者，需要根据全面的个人史、月经史和激素使用史进行出血原因的评估。同时，评估患者的宫颈细胞学检查结果，最好是利用细胞病理学记录系统。全面的妇科检查，包括宫颈视诊和盆腔脏器的触诊都是必需的，并记录所有的检查结果。许多患者，尤其是年轻患者的异常出血通常与激素类避孕药的使用有关。年龄大的女性如果存在长期性交后出血的情况，需要做阴道镜检查，而年轻患者要排除衣原体感染或宫颈柱状上皮外翻可能。

快 捷 门 诊

目前，医院为具有特殊情况的门诊患者普遍设置了快捷门诊。快捷门诊设有经阴道超声、子宫内膜取样术和门诊宫腔镜，所以适合月经紊乱和绝经后出血的患者。

在英国，英国国家卫生与临床优化研究所（National Institute for Health and Clinical Excellence, NICE）推荐的指南建议绝经后阴道出血的患者应在 2 周内就诊，警惕癌变可能。快速流程要求将所有快捷门诊需要资料以标准化格式进行传真。许多门诊几乎都是由接受过病史采集、子宫内膜取样和经腹或经阴道超声培训的护士和超声人员进行操作的。

可以想象，如此复杂的门诊服务系统需要精心组织和良好的人员配备。每个医疗点都有一定数量的患者和特殊的设施。设备摆放应该井然有序，随时可得。节假日和其他休息时间门诊开放的维持费用较高，但的确能提供及时的优质服务。

许多医院由于技术和设备的差别，快捷门诊的概念被分解。许多中心提供基础的诊疗服务，如门诊 Pipelle 子宫内膜取样或者宫腔形态、内膜厚度的超声评估。然而，把所有这些技能和设备结合起来可能很困难。

在病史采集、宫颈视诊、妇科检查之后，对子宫内膜厚度进行超声评估。如果内膜厚度 > 4 ~ 5 mm，应该进行子宫内膜取样。如果内膜厚度 > 10 mm，并且提示子宫内膜息肉可能，或患者正在服用他莫昔芬（tamoxifen）时，应该考虑进行门诊手术如宫腔镜检查及活检来获得适当的组织病理学评估。

子宫内膜取样术

门诊进行子宫内膜取样的方式有多种，Pipelle 子宫内膜取样器是最常用的技术之一。该取样器是有一个 3 mm 直径外口的管子，内含紧贴的拉杆，当拉杆被拉出时，通过真空压力吸出一部分内膜组织，足够满足组织学诊断的需要。对大多数患者而言，该装置的大小易于插入宫腔获取满意的样本。但是，对于没有生育史的和绝经后的妇女，有时可能会插管困难，或者取样太少不足以进行组织学诊断。

子宫内膜取样刷（Tao brush）是另一种内膜采集器械，具有采集更高的样本获得率和更好的患者耐受性。

当门诊取样失败或取样标本不合格时，应采用内膜评估的金标准技术——宫腔镜检查和刮宫术。

门 诊 宫 腔 镜

皇家妇产科学院建议所有的妇科科室应该为异常子宫出血的患者提供技术娴熟的门诊宫腔镜技术[1]。门诊宫腔镜检查使用低黏度的液体或气体（CO_2）膨宫法，器械包括硬性宫腔镜装置（鞘的直径 4 mm）和软性宫腔镜装置（直径 3.1 ~ 4.9 mm），尽管软性宫腔镜对患者痛苦更小，但是刚性的内镜具有卓越的光学性能，相比之下手术成功率更高。对于绝经前的妇女，应选择在月经周期的前 10 天进行宫腔镜检查，避免子宫内膜增厚影响判断。鉴于宫腔镜操作的主要不适主诉为疼痛，虽然大部分患者可耐受在没有局部麻醉下进行，也可适当放宽指征进行宫颈局部注射麻醉。

与阴道镜检查一样，手术室应配备舒适的沙发，可以使患者自动地保持一种半倾斜位。

Bettocchi 报道了一种经阴道"不接触"的方法，使用流动液体来灌洗阴道，使得无须使用阴道窥器或宫颈钳钳夹宫颈即可固定、探查宫颈和进入颈管。持续流动的液体（生理盐水）帮助打开颈管，进入宫腔。30 ~ 40 mmHg 的恒压帮助宫腔适度膨宫。该技术比使用阴道扩张器和宫颈钳具有明显减少不适感的优势。在一些宫腔镜设备中，可将尖剪刀、活检钳或双极热透装置，如 Versapoint 宫腔镜双极电手术系统通过一个 5F（French）的工作通道置入宫腔，进行诊断性活检、切除息肉和其他手术操作。应避免对子宫肌层进行操作或电灼，这样会刺激肌肉导致患者不适。

日间宫腔镜

尽管很多患者在门诊接受了宫腔镜检查，但是许多医院还保留着全身麻醉下的宫腔镜操作，特别是涉及大量的宫腔操作手术时。

器械

宫腔镜装置有大小之分，从狭长的诊断性宫腔镜、手术操作的宫腔镜到电切镜。宫腔镜与持续水流加压系统相连，保持对宫腔的持续灌流。操作需在设备完善的日间门诊手术室内进行，需备有全套复苏设备。

如果要进行干预性操作如子宫内膜取样，所需的妇科小手术包见表 3-2。可通过单纯刮宫术或利用内镜下电凝切除设备（电切镜）来切除病灶。

各种操作都需要进行膨宫，CO_2 气体已用于门诊宫腔镜检查术。对于诊断性和简单的治疗性宫腔镜，使用双极电切和生理盐水是廉价和安全的。然而，如果要利用单极电切来进行宫腔操作，就必须使用非导电介质，必须保证高流量的清洁液体注入，污染液体排出。两种最常用的液体是 1.5% 体积比的甘氨酸和 5% 山梨（糖）醇溶液，如果这两种液体吸收过多会导致低钠血症和溶血。任何手术过程中都必须仔细记录液体的出、入量。

手术步骤

绝经前妇女的宫腔镜手术应在月经前半周期进行。嘱患者进手术室前立即排空膀胱。

患者被带入手术室，取膀胱截石位，以无水乙醇消毒液消毒外阴和阴道，大腿以及下腹部铺巾。

行双合诊了解患者宫颈、子宫和附件的形态、大小、质地和位置。

可以使用前面描述的"无接触"方法，或者传统地沿阴道后壁放入 Sims 阴道窥器，以多齿 Vulsellum 抓钳夹持宫颈前唇，向下前方轻拉宫颈和宫体，使宫体保持轻度张力。这样使得当需要宫颈扩张时，可以有效地拉直颈管并提供反牵引。在检查完子宫位置之后，轻轻地测量宫颈管和宫腔的长度，并记录该数值。有些专家不主张探宫腔，然而，编者认为宫腔深度的信息并不会因为潜在的损伤风险而成为不利因素。

对于大多数经产妇，插入宫腔镜前无须扩张宫颈。如果镜头通过有困难，可轻轻扩张宫颈管至 6 mm，注意不要过度扩张宫颈，否则将导致膨宫介质溢出，导致膨宫失败。

沿着术前检查和探针探到的颈管与宫腔线方向轻柔插入镜头，同时打开装置，维持持续的液体流量，帮助打开颈管。在镜头上连接录像机可使操作达到最佳可视化。要么将膨宫液袋高过子宫水平至少 1 ～ 1.5 m，或者在液袋外面包上加压袋，以维持压力不超过 100 mmHg。

一旦镜头进入宫腔，当任何碎屑在较短时间内被清除，宫腔全貌将清楚地呈现在眼前。

系统性地记录检查中的所有发现，从宫颈管开始延续至宫腔，终止于输卵管开口，阳性和阴性发现都要记录。通过画图或拍照的形式，完整地描述宫腔内部形态，并做好文件归档。

检查结束时，常规进行子宫内膜取样，最好是通过刮宫术获得标本。

刮宫术

该操作仅需一把锐性的小刮匙。在宫腔镜检查后，无须扩张宫颈就能顺利置入小刮匙。应牢记完整的宫腔包括前后壁及两侧宫角和宫底，因此，需要系统地搔刮宫腔。如先用刮匙沿子宫后壁轻柔而稳固地纵向搔刮，然后同法刮取前壁内膜，最后从右向左，再自左向右横刮宫底部，可有效地对整个宫腔内膜进行取样。刮宫动作要轻巧，以右手拇指和其余三指轻握刮匙（图 10-1）。随着经验的积累，医生可形成相当多的"感觉"来鉴别宫腔镜下可见的不规则形态、柔软区域、宫腔隔或粘连。将刮下的标本拖出宫颈口，置于宫颈后唇下方后穹窿内放置的纱布上。然后取出纱布，去除多余的血液和黏液，迅速将刮出物置入保存液中固定。

术毕擦净阴道，常规清点纱布敷料和手术器械并作记录。

子宫内膜息肉

常在宫腔镜下发现，仅需用小息肉钳

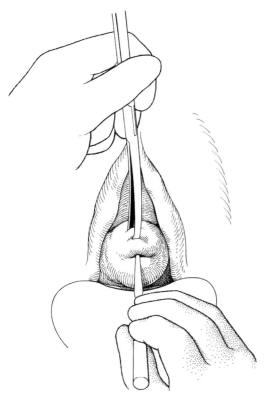

图 10-1　搔刮宫腔

伸入宫腔内，抓住息肉并将其钳出。如果息肉较大或没有明显蒂部，可能需要用到电切镜。

分段诊刮

尽管该技术大多已被宫腔镜检查术所取代，当怀疑宫颈管有局部癌变时，单独搔刮颈管也可能有一定价值。刮取不同部位所获得的标本分别置于不同的瓶子中，标记清楚后送组织病理学诊断。

清除妊娠残留物

在清除妊娠残留物时，由于宫颈和宫体组织的柔软度，请保证所有动作都做到尽可能的轻柔。用一到两把 Vulsellum 钳钳夹宫颈，不要过度牵拉以免撕裂宫颈。使用大号钝性刮匙

搔刮宫腔，偶尔可能需要负压吸取。

如果存在任何感染迹象，必须做细菌学检查。所有刮出物应送病理学检查，否则可能漏诊葡萄胎。

所有与妊娠相关的刮宫术都要预防性使用抗生素。

并发症和风险

宫颈和子宫壁损伤是最常见的并发症，细致轻柔的操作可避免损伤产生。感染是妊娠相关性操作的严重危害。

子宫内膜去除术

子宫切除术一度是处理药物治疗无效的月经过多的标准治疗方案。直到 19 世纪 80 年代以来，微创手术去除子宫内膜已成为一种替代方案。所有内膜去除术力求破坏子宫内膜的再生能力，要求去除至少 4 mm 的内膜厚度。术前利用激素减少内膜厚度一直被用来提高手术疗效。

第一代内膜去除术

第一代子宫内膜去除技术基本使用 Nd：YAG 激光、电切环以及电切滚珠（热球）。所有技术都需在宫腔镜指导下进行。第一代技术的疗效不错，但仍有一些不足：该技术需要有经验的宫腔镜医生来实施，病率比传统全子宫切除术低，但子宫穿孔的发生率为 0.6% ～ 2.5%，液体进出量差别超过 2 L 的发生率为 1% ～ 5%。

随着更保守的技术如曼月乐环和第二代子宫内膜去除术的引入，宫腔镜下电切或激光治

疗的使用已基本绝迹，它们主要用于治疗子宫黏膜下肌瘤。

第二代内膜去除术

针对功能失调性子宫出血，二代技术已经更加微创，与切除技术相比，第二代技术没有液体灌注过多的风险，操作具有快速、简便、学习曲线短的优点，适合在门诊局部麻醉下进行。该技术无须在宫腔镜可视下进行，可以盲操作。目前的方法包括：

- 冷冻消融术。
- 热球消融术。
- 水热能消融术。
- 微波子宫内膜去除术（MEA）。
- 双极能量消融术。

短期有效性数据表明，第二代消融术和第一代消融术具有相同的疗效，且子宫穿孔发生罕见，但令人担忧的是，由于操作时宫腔不可见，可能发生了穿孔而未察觉。这种情况下，一旦激发，穿孔的设备可能损伤肠管，导致严重的后果。

绝对禁忌证
- 未来有妊娠的需求。
- 活动性盆腔炎症性疾病。
- 已知或怀疑子宫内膜癌。

相对禁忌证
- 子宫手术史或创伤史导致任意一点子宫壁的厚度小于 10 mm。
- 曾有经典剖宫产史或透壁子宫肌瘤剥除术史。
- 既往子宫内膜消融术史。
- 子宫肌瘤导致宫腔变形，使操作无法到达整个宫腔。

术前准备
- 已完成生育，愿意选择除了宫内节育器

以外的有效避孕手段。
- 经阴道超声。
- 6 个月以内的子宫内膜活检以排除子宫内膜癌。
- 最近的宫颈涂片结果。
- 术前内膜准备：术前 4 ~ 6 周使用 GnRH 类似物、口服孕激素或达那唑。

宫腔镜下子宫肌瘤剥除术

黏膜下肌瘤是育龄期妇女月经过多最常见的器质性原因。与经腹子宫肌瘤剥除术相比，宫腔镜手术具有去除病灶、并发症明显降低的优势。可用的器械包括电切镜，常用单极，也可以用双极电切或"冷刀"以及 Nd：YAG 激光。激光的缺点在于汽化肌瘤的时间较长、缺乏组织学诊断需要的标本以及设备成本较大。由于 Nd：YAG 激光使用所需的成本和专业训练，除了在一些专业部门外，现在已很少使用。

治疗的难易程度、所应选用的技术以及成功率都取决于肌瘤的种类（表 10-1）。完全凸向宫腔的子宫肌瘤（0 型）可以很轻松地被一次性切除，肌瘤大小是主要的限制性因素。

电切镜比激光术价廉，操作起来快速，因此，电切镜是切除这类肌瘤的标准技术。小的 0 型和 1 型肌瘤（肌壁间嵌入部分很少）可用 Versapoint 双极电切系统在门诊处理。

切除肌壁间肌瘤比较困难且有较高的并发症风险，必须由专家来操作。有一些技术已经可以完全剥除肌壁间肌瘤，所有这些技术的目的都在于将肌壁间肌瘤转化为完全的黏膜下肌瘤，从而避免对子宫肌层进行深部切割。

表 10-1　黏膜下肌瘤的分类

类　型	定　义
0	宫腔内肌瘤通过窄蒂连于宫壁
1	肌瘤＜ 50% 位于肌层内
2	肌瘤＞ 50% 位于肌层内

并发症

膨宫液入血和电解质紊乱

宫腔镜下子宫肌瘤剔除术最危险的并发症就是膨宫液大量入血。严重的液体超负荷会导致肺水肿、低钠血症、心脏衰竭、脑水肿甚至死亡。如果膨宫液入血大于 750 ml，应该终止手术。因此，精确地记录液体出入量至关重要。

用生理盐水结合双极能源可以降低低钠血症的风险，但膨宫液入血超过 1 500 ml，仍可导致心脏负荷过重的危害。

宫腔粘连

这是主要的长期并发症，可发生在 1%～13% 的患者，应避免损伤正常内膜或瘤旁的子宫肌层。其他的并发症包括子宫穿孔和妊娠时子宫破裂。

参 考 文 献

[1] Royal College of Obstetricians and Gynaecologists, British Society of Gynaecological Endoscopists. Best Practice in Outpatient Hysteroscopy. Green-top Guideline No. 59. London: RCOG; 2011.

延 伸 阅 读

Emanuel MH. Hysteroscopy and the treatment of uterine fibroids. Best Pract Res Clin Obstet Gynaecol 2015; 29(7): 920-929.

Lethaby A, Penninx J, Hickey M, Garry R, Marjoribanks J. Endometrial resection and ablation techniques for heavy menstrual bleeding. Cochrane Database Syst Rev 2013; (8): CD001501. doi: 10.1002/14651858. CD001501.pub4.

Munro M, Christianson LA. Complications of hysteroscopic and uterine resectoscopic surgery. Clin Obstet Gynecol 2015; 58(4): 765-797.

（王超　译）

第**11**章 子宫手术

随着对功能失调性子宫出血的治疗趋向保守，发达国家中全子宫切除手术的数量已显著降低。1995—2004 年这 9 年间，英国公立（NHS）医院的全子宫切除术数量下降了 46%，2008—2012 年英国的子宫切除术数量也有 7% 的降幅。在美国，全子宫切除术的数量从 2003 年到 2010 年下降了 39%；与此同时腹腔镜下的子宫切除术数量从 11% 增加到 29%。

一旦决定要做全子宫切除术，手术医生应向患者建议最适合的手术路径，目前可供选择的包括经腹、经阴道、腹腔镜辅助阴式、全腹腔镜下、机器人和次全子宫切除术。影响选择的因素有病理、手术医生的能力和偏好、患者的个人因素如肥胖或并发症，以及在与手术医生讨论后患者的选择。

一项 2015 年的 Cochrane 系统评价总结到，在行全子宫切除术的良性病例中，经阴道全子宫切除术似乎优于腹腔镜下或经腹全子宫切除术[1]。在不能行经阴道手术时，腹腔镜下全子宫切除术比经腹全子宫切除术更有优势。编者还总结认为无证据显示在这些人群中机器人全子宫切除术有益处。

经腹全子宫切除术

有趣的是，Berkeley 和 Bonney 曾使用更正确的词汇命名该手术"腹部全子宫切除术（abdominal total hysterectomy）"。但由于"TAH"的简称已经被公认，故前一版的编辑还是使用了"total abdominal hysterectomy"来保持一致性。该术式是传统的子宫切除术式，在治疗复杂的良性疾病如大的子宫肌瘤、子宫内膜异位症，以及妇科恶性肿瘤中应用。如其他方式无法切除子宫，该术式也是最终的选择。

除了以前的版本外，编者还受其他多方面影响，尤其是这本书以前的版本。故本章所述的手术技巧必然是这些影响的集中体现。

器械

第 3 章所介绍的普通妇科手术包。

术前准备

患者一般尽可能在临近手术时再入院，这样可以减少手术前的紧张。手术前一晚的良好睡眠对患者的手术有帮助，最好是能睡在患者自己的床上。在英国，随着术前评估门诊的常规开展，手术当日入院日趋普及。在美国，除经腹全子宫切除术以外的子宫切除术通常是在门诊进行的。

患者应充分理解拟行手术的范围，尤其关于卵巢的去留，有时还牵涉到宫颈的去留问题。

尽管大多数子宫切除术不需要输血，患者仍应抽血作全血细胞计数、血型检测及手术备血。术前麻醉师访视患者，签署麻醉知情同意书，并告知患者可供选择的术中麻醉和术后镇痛方式，如硬膜外麻醉和患者自控镇痛。

只需去除阴阜部看得见部位的阴毛。重要的是，应尽量在临近手术前完成备皮，研究证明选用修剪的方式比刮除的方式好，可降低感染率。不必要用杀菌剂过度清洁腹壁，因为增加毒性更强的细菌术前移居至腹壁的潜在危险。

有些患者术前需服镇静剂，有些患者不需要。

手术步骤

全身麻醉成功后，清洁外阴和阴道，留置导尿管排空膀胱。阴道内涂染料或阴道填塞是多余的。对宫体癌患者事先缝合或堵塞宫颈也是不必要的。

编者喜欢使用含酒精的洗必泰（氯己定）消毒皮肤。如第 2 章所述，酒精制剂易燃，因此，在使用电刀前，备皮区域必须完全干燥。皮肤消毒剂建议自然干，用棉签或海绵擦干会降低抗菌溶液的功效。

预防性抗生素

预防性抗生素是常规操作，最好是在麻醉诱导和切开皮肤前使用。识别各种过敏症状很

重要。如果手术时间超过 3 小时，有必要重复使用抗生素。

手术切口

手术切口的选择、探查盆腹腔的重要性以及肠管的排垫方法见第 4 章。

钳夹、切断圆韧带和骨盆漏斗韧带

术者将左手置入道格拉斯窝抬起宫体，绷紧子宫骶韧带，用中号直血管钳钳夹两侧宫角，包括输卵管的起始部以及距宫体约 1 cm 的圆韧带。两钳柄并拢置于术者左手，操纵子宫的位置。上提子宫时，圆韧带呈带状突出，在腹膜后向前侧方向行走至腹股沟韧带。用中号钳钳夹圆韧带近中点处，于其内侧断开（图 11-1）。将此钳交给助手，打开阔韧带前叶。圆韧带是进入盆腔侧壁的"门户"，分离后可暴露出阔韧带内的网状疏松组织。

编者建议在这时候通过简单的操作打开腹膜后区域向下直至暴露输尿管走行是重要的操作，一旦掌握可适用于几乎被所有盆腔手术。这一技巧可暴露出输尿管在上盆腔的行径，此处输尿管靠近骨盆漏斗韧带，经常被钳夹损伤。如果鉴别输尿管有困难，总可以在髂总动脉分叉处找到横跨其上的输尿管，沿此处追踪输尿管进入盆腔。

一旦认清输尿管走向，术者就可用左手示指上抬骨盆漏斗韧带，根据卵巢的去留情况，决定钳夹的位置是在卵巢内侧还是外侧（图 11-2）。如果切除卵巢就可将其向内移到示指上，直接钳夹骨盆漏斗韧带内的血管。如果保留卵巢，过去是在卵巢内侧钳夹、切断输卵管和卵巢固有韧带。但是随着越来越多的证据表明，输卵管可能是卵巢高级别浆液性癌的来源，在保留卵巢的全子宫切除术中，预防性输卵管切除的手术数量正逐渐增加。在这种情

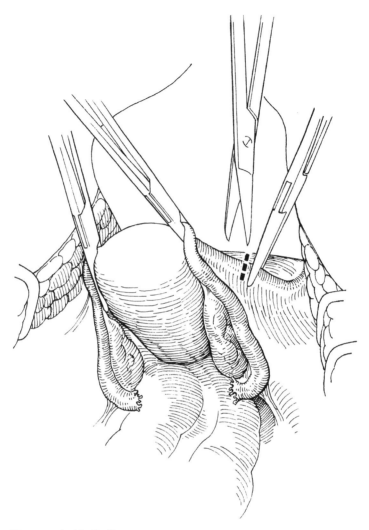

图 11-1 切断圆韧带

形下，可以使用电灼或者钳夹结扎的方式切开输卵管系膜直至宫角。游离输卵管，钳夹卵巢内侧和游离输卵管外侧组织，切断并结扎卵巢固有韧带，保留卵巢。

结扎圆韧带和卵巢 / 骨盆漏斗韧带

手术开始后尽早结扎圆韧带和卵巢 / 骨盆漏斗韧带可使术野更清晰。残端可缝扎或单纯结扎，编者常如此操作。圆韧带的结扎线可以留长点，并用小号 Spencer Wells 钳夹住，以保持侧腹膜的张力，便于打开外侧的阔韧带，有助于处理宫旁组织。需要注意永远不要在结扎血管残端的缝线上用夹子牵引，如骨盆漏斗韧带。

下推膀胱

断开圆韧带的同时就可沿着子宫膀胱腹膜反折剪开覆于膀胱上的腹膜。术者右手持剪刀，让助手用有齿钳向上提拉覆盖膀胱的腹膜，很容易用剪刀在有张力的腹膜下分离膀胱，于子宫前方弧形剪开腹膜达对侧圆韧带断端处（图 11-3）。如果切口的位置太高，则不能分开子宫前方的腹膜；若太低，则可导致膀胱表面小血管丛出血。

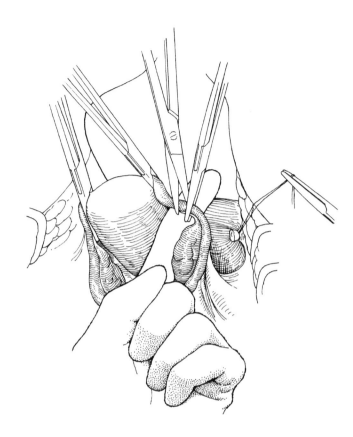

图 11-2　切断骨盆漏斗韧带

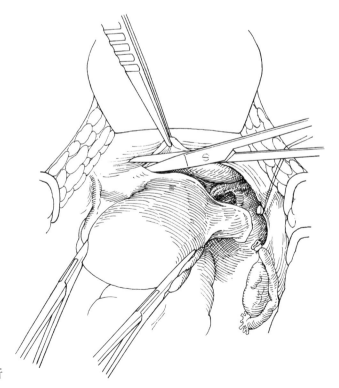

图 11-3　剪开子宫膀胱腹膜反折

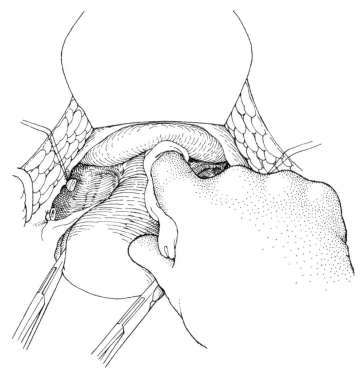

图 11-4　分离膀胱

切开腹膜后，就能轻柔地将膀胱从子宫和宫颈前壁分离。关于这一步骤有多种技巧，编者喜欢用相对钝头的 Monaghan 剪刀，先闭合剪刀，用其钝头轻轻下推膀胱，有时也剪开膀胱子宫间组织。术者从中线开始轻柔分离，贴近子宫和宫颈，就能看到清晰的界限。也可用细纱布裹住手指，将膀胱角推离宫颈（图 11-4）。在整个过程中，术者应轻柔地上提钳夹宫角的钳子，保持子宫张力。

当观察到阴道纵向纤维时，就说明已至宫颈下缘，下面是阴道前穹窿了，可以以此识别宫颈阴道交界处。此处输尿管非常靠近阴道上段，所以一定要确保充分下推膀胱侧部。如果患者既往有子宫下段剖宫产史，分离会比较困难，需要锐性分离瘢痕组织。实际上，锐性分离比钝性分离更安全，不易造成损伤。仔细分辨子宫下段和宫颈表面的组织间隙，从该间隙进行锐性分离最合适、最安全。应从两侧向中间瘢痕组织方向进行分离，如果发生膀胱损伤，损伤的范围局限且易修复。

如果子宫不易活动，术者可将左手放在道格拉斯窝内，拇指绕过宫体置于宫体和宫颈交界区子宫前壁。左手手指按压后穹窿，使宫颈突向前方，使得前穹窿的位置更为明确。这样可以更容易地钳夹宫旁和宫颈旁组织，同时将膀胱推至宫颈水平以下。

钳夹子宫血管和阴道侧角

子宫动脉起自髂内动脉在盆腔侧壁深处闭孔窝水平发出的前支，然后，向内跨过输尿管到达宫颈侧方。在宫颈内口水平紧贴子宫分出上行支和下行支。上行支较粗，紧贴子宫侧方由下向上走行，呈蜷曲状发出小分支至宫体部。于子宫峡部水平垂直于子宫纵轴钳夹子宫动脉，钳尖紧贴子宫肌层（图 11-

5）。尽量贴紧血管钳切断组织。同法处理对侧。再用一把血管钳，最好是有纵嵴的，比如子宫切除钳，沿宫颈平行钳夹、在宫颈侧离断宫颈旁组织。最好先沿钳子的内侧离断组织，然后再在对侧放置钳子，这样可降低组织张力，使下一把钳夹更易贴近宫颈，并可减少组织滑脱的危险。当宫颈粗大而操作空间有限时，这一点尤为重要。血管钳可以是弯钳，也可以是直钳（编者喜欢用带一定弯度的钳子，这样更适合宫颈的形状）。使用相同的方法，逐步钳夹直至刚到阴道侧角，但不能钳夹阴道上皮组织（图 11-6）。用有力道的剪刀，如 Bonney 剪或用手术刀精准切断钳子内侧的组织。

另一种方法是先打开阴道前壁，延伸切口至阴道侧角，然后向阴道内插入钳子的前叶，关闭钳子，将阴道侧角和宫骶韧带用同一把钳子钳夹，省去用下面提到的第三把钳子来钳夹宫骶韧带。

钳夹宫骶韧带

编者不常规钳夹和离断宫骶韧带。但是如果因为既往有子宫内膜异位症或炎症造成瘢痕，导致韧带挛缩从而使子宫活动度受限和固定，用子宫切除弯钳或类似的钳子钳夹、离断宫骶韧带，可以明显改善子宫的活动度。

打开阴道并切除子宫

术者的左手上提子宫，按上述方法确认阴道，确保已完全下推膀胱。用手术刀切入阴道前穹窿（图 11-7），以最下方的血管钳尖做侧方指示点，分别向左、向右切开。此时，钳夹子宫骶韧带。通过将子宫切除弯钳向后移至阴道后穹窿两侧方，起到钳夹靠近宫颈后方的子宫骶韧带的作用。切断最后钳夹的两把钳子之间的组织，从盆腔移走子宫，整个阴道横断面的周长显露出来。

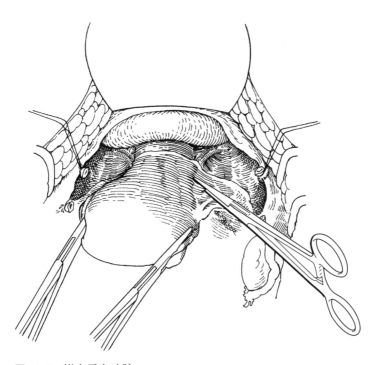

图 11-5 钳夹子宫动脉

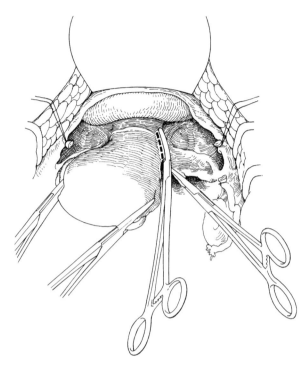

图 11-6　钳夹宫旁组织

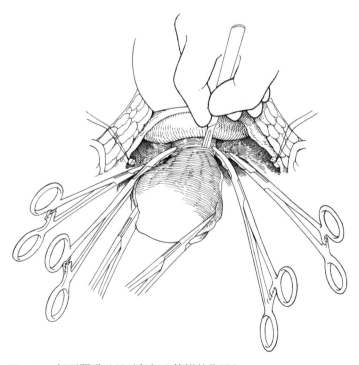

图 11-7　切开阴道（显示每把血管钳的位置）

结扎宫旁组织和宫颈根部

子宫两侧各有 2 个或 3 个断端，用 1 号薇乔线（1 Vicryl）缝扎。务必确保两个残端之间没有"死腔"，否则会引起术中或术后出血，处理起来很棘手。准确选择缝合的位置，可采取重叠缝合的方法来确保消除任何空缺。

处理阴道断端

为便于定位和操作，多数推荐用组织钳钳夹阴道顶。编者建议废弃这一技术，而只是简单地在阴道后壁切缘缝一针作为牵拉，这根线后面可以用来缝合阴道残端。用钳子在阴道切口上缘夹住这根线长的游离端（图 11-8），使阴道切缘保持轻度张力，使进针位置准确，将阴道壁连续环形缝合。不论开放或闭合阴道，该操作都简单易行，用最简易的器械达到最大的可操控性。用下面介绍的缝合技巧可使术者获得更佳术野。

保持阴道后壁的针距约 5 mm 并进行锁边缝合。缝至阴道两角时，先仔细确认清楚后再进行缝合操作，采用"旋转"的缝合方式，使

阴道切缘外翻，可以清楚暴露并处理阴道壁内切缘。

这部分操作无须助手帮助就可完成。尽管至今尚无大量"开放"或"关闭"阴道顶的证据，编者选择"开放"阴道顶，优点在于任何意料之外的出血可在早期通过阴道出血而被发现，并且可通过将示指轻柔伸入到阴道穹窿顶部而引流盆腔积液。编者在常规全子宫切除术后从未遇到肠道脱出的潜在风险，但曾有报道机器人腹腔镜下全子宫切除术后出现肠道脱出。

关闭盆腔腹膜

最后检查盆腔。目前发现不必关闭盆腔腹膜，实际上这么做有明显的缺陷。如果松开腹壁拉钩，可见腹膜边缘横向跨越骨盆靠拢到一起。只需拿掉腹腔纱布垫，乙状结肠就会滑入盆腔。许多术者常规下拉大网膜，其实是多余的。

全子宫切除术后极少需要引流，除非考虑到有出血的可能。

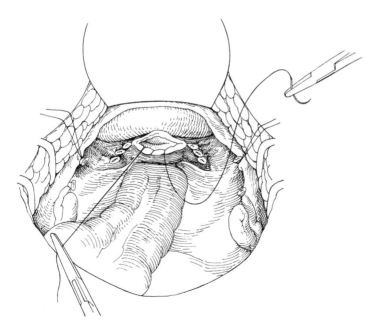

图 11-8　缝合阴道顶

关腹

详见第 4 章。

不同的技巧

这一手术已有多种改良的做法。每位术者都应首先从他们的前辈那里学习掌握一种标准的术式，经过仔细分析和改良，再形成自己的"风格"。这种分析过程包括反复质疑手术的每一步，斟酌是否可以删除或改进以提高效率。改良的目标必须是减少组织创伤，和缩短患者的康复时间。

当子宫肌瘤导致子宫明显增大，进行经腹全子宫切除术时，可能需要改良技术，特别是瘤体位于侧方或累及子宫颈时。在这些情况下可能出现盆腔入路有限、输尿管移位、血管扩张和蜷曲。清楚了解盆腔后腹膜解剖对于避免任何问题是必需的，详见第 12 章。

双子宫切除术

双子宫的全子宫切除术除了某些细节外，其他步骤与单个全子宫切除术相似。两个独立的子宫（双子宫）的患者具有一条明显的腹膜褶皱（中缝），与膀胱及直肠的中线相连，将子宫直肠陷凹隔成两个独立的侧室。该褶皱应该沿膀胱腹膜反折用同一个切口打开。术者进行全子宫切除术前，应确保膀胱和直肠已被很充分地向前和向后下推（图 11-9）。

此腹膜褶皱在双宫体单宫颈子宫（单颈双角子宫）中不一定存在。在双子宫中，虽然两个宫颈自身完整，但被一整块组织相连，延伸下来成为阴道中隔。双子宫的每一个子宫只有

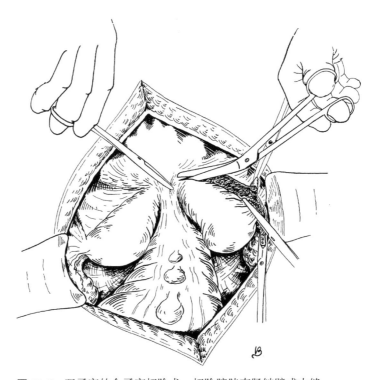

图 11-9　双子宫的全子宫切除术：切除膀胱直肠皱襞或中缝

一条子宫动脉输入。

牢记子宫畸形常合并泌尿道畸形，这一点很重要，常会发现一侧有两根输尿管或输尿管缺失的现象。建议术前常规做静脉肾盂造影。

子宫次全切除术

最初子宫次全切除术受到欢迎是因为错误地认为子宫次全切除术可以减少全子宫切除术后脱垂的风险，并有助于达到性高潮，但这种理论缺乏依据。这就使得经腹腔镜单极环切，以及最近采用粉碎器处理有肌瘤的子宫再次流行。在这种情况下，除非少数患者坚持保留宫颈，目前没有选择性保留宫颈的明确指征。

阴式全子宫切除术

尽管阴式全子宫切除术的主要适应证是生殖器官脱垂，某些情况下也常替代经腹全子宫切除术。由于其术野受限，故在非脱垂的情况下应用该术式尚有争议，但如果手术技巧高超，则可克服这一不足。其更为实际的相对禁忌证如下。

- 子宫超过孕 12 周大小。
- 子宫内膜异位症或盆腔炎病史。
- 耻骨弓狭窄。
- 阴道狭长。
- 需要切除卵巢，例如治疗宫体癌时（尽管阴式全子宫切除术不失为过度肥胖患者的治疗选择）。

虽然大子宫可采用对半劈开或粉碎的方法从阴道拿出，但经腹切除更为简便。很重要的是经阴式行全子宫切除术应简单易行，无相当大的创伤，或者无须用猛力。在阴式手术过程中，有时会遇到子宫内膜异位症和盆腔炎，通常也能处理好。但如果术前已确诊，一般提示适合经腹手术。这两类相对禁忌证（子宫内膜异位症与盆腔炎）限制了术野，增加了经阴道手术的潜在困难和危险性。

除了盆腔脏器脱垂外，良性疾病，例如功能失调性子宫出血或子宫小肌瘤，也是阴式全子宫切除术的适应证。宫颈癌前病变较少需要行全子宫切除术，当具有子宫切除术指征时，适合采用经阴道途径。尤其重要的是，如果宫颈异常移行带宽泛，尤其是病变累及阴道穹窿，经腹手术困难，增加癌前病变组织残留的风险，适合采用阴式全子宫切除。宫颈恶性疾病行手术治疗时，可采用更广泛的阴式手术。但是，阴式全子宫切除术最适合腹部过度肥胖的患者，因为经腹手术可能增加术后恢复的难度。

阴式全子宫切除术的优越性如下。

- 无腹部切口。
- 未进腹腔操作。
- 对肠道无显著干扰。
- 术后不适少，活动早，出院通常较早。
- 无腹部切口感染的风险。
- 减少住院时间和降低住院的花费。

手术步骤的原则

与经腹全子宫切除术类似。子宫两侧各有 3 个主要的断端需要确保安全。

（1）主韧带与子宫骶骨韧带。

（2）子宫血管。

（3）输卵管-卵巢，包括圆韧带。

打开盆腔腹膜，向前达子宫前方，向后达道格拉斯窝。过去的做法是，切除子宫后复原盆腔腹膜并努力将各个断端都置于腹膜外，但现在通常无须这样处理。与腹式全子宫切除术一样，术中须谨慎处理膀胱。

手术器械

有两位助手协助阴式手术，操作更简便，但这通常不能实现。有一位助手和一位偶尔协助手术的器械护士也足够了。

虽然过去使用窄叶阴道拉钩，但编者更喜欢宽的 Sims 窥阴器，还可用直角阴道拉钩（Landon 拉钩）进一步辅助暴露术野。这些拉钩操作简单，强调的是要指导助手勿将拉钩推得太深，否则会将术野推得离术者更远。

对缝合材料的选择个体差异很大。大多数医生喜欢薇乔线（Vicryl）或德胜线（Dexon）。有些医生采用简单的圆针，有些则偏好先钳夹组织再缝扎。编者喜欢术中全部采用三角针，有些专家可能会讨厌这种做法。不论采用何种缝针，进针准确到位比缝线材料本身或缝合装置更为重要。

术前准备

按照妇科手术的常规术前准备进行。患者在完善术前评估后，临近手术前入院。目前，术中应用抗生素已成为规范。在整个手术过程中，维持使用广谱抗生素。一般由麻醉师在诱导麻醉时通过静脉给药。患者进入手术室前不必行阴道和宫颈冲洗。

麻醉

单用硬膜外麻醉或骶尾麻醉，或者联合全身浅麻醉，有助于减少渗血和缓解术后早期疼痛。更简单的方法如术后直肠内置镇痛栓剂，可免除术后留置硬膜外导管的需要。阴式全子宫切除术非常适合在区域麻醉下完成，对于过度肥胖或有严重肺功能损伤的患者，再次体现阴式手术的优势。

体位

患者采用常规截石位，确保患者臀部恰好在手术台末端，不要有悬挂的情况，否则会明显增加手术操作的难度。最近 Shirith Sheth 的专著中[2]，提倡使用"超屈"位置对患者行窥器检查。他的观点是，"超屈"体位尤其适合肥胖患者和合作欠佳的患者，可以更好地评估盆腔器官的情况。

手术步骤

患者进入手术室前需排空膀胱，以至于手术开始时免去导尿管的放置。重要的是需对宫颈和阴道进行检查，通过双合诊检查，确保膀胱已排空，了解子宫的大小和活动度，同时，这也是一个发现出乎意料的病变的理想机会，一旦发生，可以取消手术。

大多数术者都做皮下浸润注射。编者选用布比卡因联合 1∶200 000 的肾上腺素，注射约20 ml。手术医生必须核对正在使用的药物，减少用药错误的可能性。使用浸润注射的方法有利于确定组织平面，减少渗血。为便于操作，可用两把 Vulsellum 钳或两把小 Littlewoods 钳钳夹宫颈。向下牵拉宫颈，使得阴道穹窿保持一定张力，在距宫颈外口上方 2～3 cm 处黏膜下注射局麻稀释液到阴道前壁和膀胱之间的疏松组织，然后围绕宫颈进行环形注射，将稀释液注射到达后穹窿的疏松组织内（图 11-10）。

切口

沿着浸润麻醉的区域将宫颈呈环形切开（图 11-11）。如果有阴道前壁膨出且需矫正，切口可以向前延伸呈"泪滴"状切开。当切口做好后，前面注射的局麻稀释液将皮下组织的界限变得清晰，术者左手持一把有齿钳可轻松提起阴道上皮组织，利用带有角度的剪刀，垂直于宫颈前唇剪开皮下组织。很重要的是，在分离宫颈表面时不能将剪刀的弯头朝上，以免损伤膀胱底。

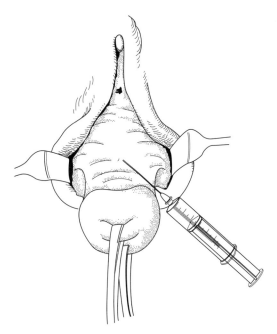

图 11-10　皮下组织浸润麻醉

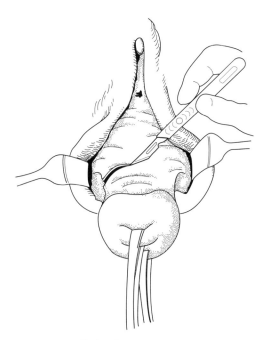

图 11-11　环绕宫颈切口

打开子宫膀胱腹膜反折

一个助手使用夹持宫颈组织的钳子下拉宫颈，用剪刀（编者更喜欢）轻轻抬起膀胱，平稳地将其推离宫颈表面。通常能看见子宫膀胱反折处腹膜，有时需术者伸入示指确认子宫膀胱陷凹后再剪开腹膜。Sheth 明确了位于正中膀胱宫颈组织两侧的子宫颈阔韧带间隙[2]。JMM 将其命名为 Sheth 间隙。该间隙继续向侧方延伸到阔韧带，利用此间隙，手术医生可以游刃有余地处理剖宫产后可能发生的任何增厚或粘连。经腹和腹腔镜下进行子宫切除时，也可在分离膀胱时方便地进入该间隙。平缓地将膀胱角度上抬，将输尿管安全地推向外上方。

打开道格拉斯窝

上提宫颈，将牵拉宫颈的钳子交与助手，术者左手再次持组织钳向下牵拉后穹窿的表皮组织，使宫颈后方的组织保持一定张力。然后，大胆地在宫颈背面向上剪开，打开道格拉斯窝（图 11-12）。

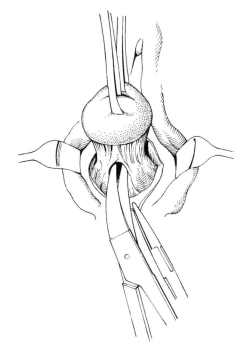

图 11-12　打开道格拉斯窝

切断主韧带和宫骶韧带

向下牵拉宫颈并拉至一侧，术者左手示指置入道格拉斯窝开口。其手指前方向下可勾到的是宫骶韧带，向前方可触及主韧带。术者左手可将这些韧带绷直，并一把结实的钳子放置到韧带根部（图 11-13）。第一把钳子应夹住子宫骶骨韧带以及大部分主韧带，在钳子的内侧切断组织。注意不要一次钳夹太多组织，要考虑到组织可能发生滑脱，引发术后一系列的问题。使用缝合技术缝扎断端（图 11-14）。同法处理对侧。如果前腹膜尚未打开，则此时可轻而易举地打开前腹膜（图 11-15）。

有时需要再上一把钳子，夹住主韧带剩余部分，此时可将子宫轻轻下拉至阴道口。

切断子宫血管

子宫血管位于最后的一把钳子钳夹的根部之上。如果子宫小，则子宫动脉降支可能已被

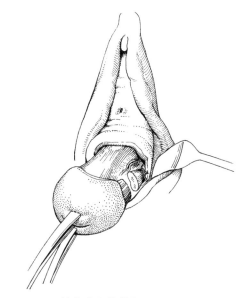

图 11-14　结扎分离的蒂部

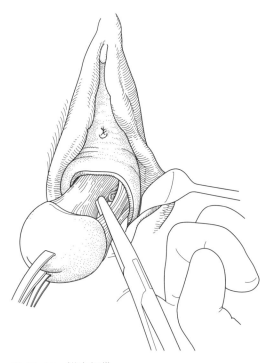

图 11-13　钳夹韧带

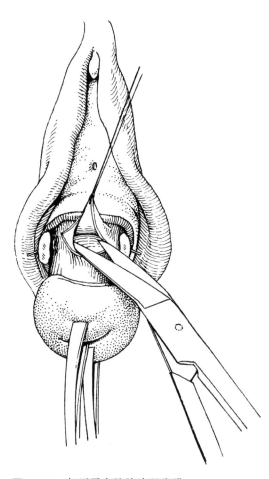

图 11-15　打开子宫膀胱陷凹腹膜

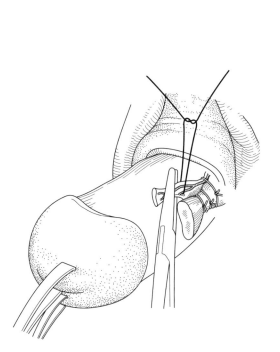

图 11-16 结扎子宫血管

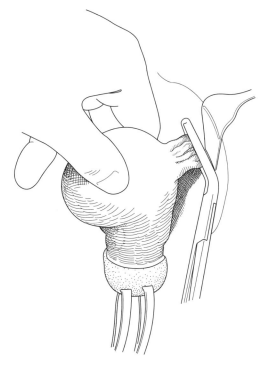

图 11-17 钳夹输卵管-卵巢蒂部

最后的一把钳子钳夹住。子宫血管垂直于子宫走行，发出分支沿宫体上行，应确保这一把钳紧贴宫体，夹住子宫血管（图 11-16）。有时需将左手手指置于钳夹蒂部后侧，来确定已钳夹住子宫血管，并且阔韧带内的疏松组织位于钳夹钳之上。

如前所述，如果子宫呈正常大小，则可用一把钳子钳夹子宫骶骨韧带与主韧带，再用另一把钳子钳夹子宫血管。尽管这不是编者的习惯，但切断子宫血管后，可将其与宫骶韧带与主韧带断端缝扎一起。

切断输卵管-卵巢蒂部

此时，腹腔内支撑子宫的组织就剩下阔韧带与输卵管-卵巢蒂部，其中包含圆韧带以及骨盆漏斗韧带。此时，可将子宫前面部分递送出阴道，暴露蒂部，称为 Doderlein 手法。用一把结实的带纵向凹槽的钳子钳夹输卵管-卵巢蒂部（图 11-17）。一旦在钳子的子宫侧离断组织后，对侧的钳子可在直视下轻松放置。在有阴道狭窄等其他情况下，则只有当各个蒂部都完全切断后才有可能将宫体移出。一旦切断各个蒂部，就可从阴道取出完整的子宫，只剩下长钳（Zeppelin）还夹着卵巢固有韧带与圆韧带的外侧端，通常予以结扎。有的术者在此处采用贯穿缝扎，但这样很可能会损伤小静脉，编者推荐用薇乔线（Vicryl）做单纯结扎。

关闭阴道

在过去，术者总是费力地将各个断端捆成一束置于阴道顶，认为可减少脱垂的危险。但没有证据支持这种说法，腹膜切缘的保守关闭法目前已不再使用。此时，通常用前后连续褥式缝合的方法来关闭阴道顶。也可同腹式全子宫切除术，采用连续周边缝合来保持阴道顶的开放。一般不在后腹膜间隙内置引流。

腹腔镜辅助下阴式全子宫切除术

20 世纪 90 年代初，Gateshead 提出腹腔镜辅助下阴式全子宫切除术（laparoscopic-assisted vaginal hysterectomy, LAVH）。目的是为了建立一种简单的术式，手术时间比经腹全子宫切除术短，同时能保证切除卵巢，而在阴式全子宫切除术中，不总能切除卵巢。手术最初用于治疗良性疾病，随后越来越多地被应用于治疗妇科恶性肿瘤，尤其针对子宫内膜癌，这类患者常常因为肥胖而不适用于开腹手术。在最初的 300 例手术，从开始充气到手术结束的平均时间为 60 分钟，四分位数区间范围从 50 ~ 75 分钟，总跨度为 33 ~ 190 分钟[3]。

手术路径

患者取截石位，留置导尿，待手术结束后拔除导尿管，在患有良性疾病的患者中，放置举宫器。插入气腹针（Veres 针）开始充气，维持 20 ~ 25 mmHg 的腹腔压力。将一直径为 12 mm 的一次性套管针插入脐部切口，并装上镜头。观察肝表面、盆腔器官、了解腹壁是否有肿瘤扩散，盆腔是否存在粘连后，在脐部切口两侧 8 cm，往下 2 cm 处各插入一根 12 mm 套管针。插入套管针前应了解并避开腹壁下动脉的走向。如果准备做盆腔淋巴结清扫，则应在耻骨联合上方中线处再插入一根 5 mm 的套管针。当所有通道置入后，降低腹内压至 14 ~ 15 mmHg。

腹腔镜下操作步骤

如果需要盆腔冲洗，用 20 ml 的针筒注入 20 ml 生理盐水至盆腔，然后再吸出。

LAVH 手术使用内镜下电凝闭合装置来进行。大多数情况下，配合抓钳将卵巢和输卵管向内侧牵拉，每侧需要两次闭合。首先闭合卵巢外侧的阔韧带组织，包括圆韧带。

用剪刀在膀胱上界以上水平横向切开子宫膀胱腹膜。通过钝锐分离的方法，从宫颈表面下推膀胱。接着第一次闭合断端，沿宫体侧方进行第二次闭合，通常不闭合子宫动脉。

经阴道操作步骤

子宫切除完全经阴道操作，操作方法与阴式全子宫切除术一致。用两把 Vulsellum 镊钳夹宫颈，将 20 ml 利多卡因与 1 : 200 000 肾上腺素混合，浸润注射于宫颈组织。沿着宫颈做环形切口。锐钝分离下推膀胱直至暴露腹腔。膀胱腹膜反折在腹腔镜下已被打开，向前方牵拉宫颈，进入道格拉斯窝。钳夹、分离并结扎主韧带和骶韧带。借助手指的触诊，使用直角钳钳夹残存的子宫蒂部直至之前闭合的边缘。切除子宫、输卵管和卵巢后，将阴道顶连续扣锁缝合，或者同腹式全子宫切除术那样，采用连续缝合开放阴道顶。留置导尿，如果担心有渗血，可用浸泡过原黄素（proflavine）的阴道纱布填塞阴道。

腹腔镜下检查

手术结束前，最后应进行腹腔镜下检查，从而确保手术区域已妥善止血。

腹腔镜全子宫切除术

随着外科腹腔镜技术的拓展，也就产生了

学习和开展腹腔镜下全子宫切除术的需求。该技术的应用使手术者可以从根本上扩大微创技术在妇科领域的应用。严重的子宫内膜异位症、大的子宫肌瘤或盆腔炎性疾病都可通过微创技术来治疗。

腹腔镜全子宫切除术与 LAVH 的关键不同点如下。

- 在来自髂内动脉的子宫动脉近端或者在跨越输尿管后的子宫动脉上行支截断子宫血供。
- 游离输尿管。
- 横断子宫骶韧带和主韧带。
- 阴道穹窿做环形切口。
- 闭合阴道断端。

掌握腹膜后的解剖是成功完成该手术操作的关键。首先，用剪刀或电刀切开腰大肌上方的腹膜。切口从圆韧带起，小心延伸至略高于骨盆边缘。用探针或氩气刀可容易地分离直肠周围间隙和膀胱周围间隙。关键点在于利用器械从右到左，垂直于血管而不是平行于血管分离间隙，这种移动方式可帮助术者从髂血管到中线结构之间识别闭孔，也可使输尿管更易被识别。

一旦确认输尿管，将其拨至卵巢血管后方，随后切断卵巢血管。抓住腹膜内侧叶，将输尿管向侧面解剖，向下直至其穿过宫骶韧带处。这样可快速找到输尿管穿越子宫动脉的位置，在此钳夹子宫动脉和（或）腹下部的动脉，近端截断盆腔血管。一旦完成血管钳夹，发生大失血的可能性大幅减少。

用氩气刀或其他能源切开膀胱腹膜反折，阴道内置入 Gyne 管（Paragon Imex Co., Menlo Park, CA；图 21-12）。该设备具有多种用途，如撑开阴道、提供一道嵴，使膀胱易被游离（此处编者倾向于用水分离术和氩气束凝固）

以及在切开阴道前穹窿后仍保持气腹状态。用氩气刀打开阴道，单齿挟钩置于左下象限距离 5 mm 处抓住宫颈。反向牵拉宫颈，从而暴露阴道宫颈交界处，用氩气刀沿着宫骶韧带和主韧带近端开始做环形切割。此处，子宫动脉的上行支与输尿管在侧方和后方延伸相交。可用 Endo-GIA 缝合器或其他能源，包括 Gyrus PK 装置（Gyrus Inc., Southborough, MA）来切断子宫血供。用单齿挟钩抓住标本，通过 Gyne 管装置从阴道拉出。用内镜缝合器和 0 号 Polysorb 线（Covidien Inc., Boulder, CO）来缝合阴道。将缝线从阴道后壁穿入，再从后壁穿到前壁，由前壁再穿到后壁做双层缝合。通过这种缝合，编者从未遇到阴道顶裂开的情况。但有报道认为，阴道残端裂开与内镜下缝合技术，尤其是与利用机器人缝合相关的技术有关。

也可采用另一种简单的方法进行腹腔镜下全子宫加或不加附件切除。但这种方法不能在生殖器官的血管起始段截断血供，严重子宫内膜异位症行全子宫切除时也不安全，因为输尿管没有被很好地游离到宫骶韧带侧方。

此手术的不同点在于不打开后腹膜，事实上，通过腹膜内侧叶可见输尿管跨越骨盆边缘。打开 Graves 间隙后，可用闭合器或双极电凝卵巢血管。如前所述切断圆韧带，推离膀胱。此时，插入 Gyne 管，切开阴道前壁，用 Gyrus PK 刀或者超声刀（Ethicon Endosurgery Inc., Cincinnati, OH）将阴道环形切开。完成这些后，电凝或烧灼并切断子宫血管，如前所述，取出标本并缝合阴道残端。

要注意的是，如果并未像上文提到的那样预先游离输尿管，平行子宫或宫颈放置任何内镜闭合器试图阻断血供的方法是错误的，闭合器宽度过大必将损伤输尿管。如果用这种方式阻断血供，则应该选用直径较小的双极器械，它具有最小的横向热扩散范围。超声刀（Harmonic Scalpel）和 Gyrus PK 刀可用于这类操作。

术后置入导尿管的管理

编者偏向于术后立即拔除导尿管或者子宫顺利切除术后 6～12 小时内取出导尿管，无论什么路径的手术。2015 年一项包含所有手术路径的系统评价表明，子宫顺利切除术后延迟拔除导尿管（12～36 小时）会增加术后菌尿和症状性尿路感染的发生率，但与术后即刻拔除相比，可降低再次导尿的风险[4]。导尿管延迟拔除导致首次下床活动的时间也更长。但没有进行各手术方法的亚组分析[4]。

系统评价中有一项临床试验特别观察了 TAH 术后 6 小时后拔除导尿管组这一中间 1/3 组。发现即刻拔除导尿管组的尿潴留发作次数显著增加，延迟拔除组（24 小时）的尿路感染发生率较高[5]。因此，他们建议在无并发症的经腹子宫切除术后 6 小时取出留置导尿管。

子宫全切术的并发症

如果手术技术谨慎，并发症并不常见。最常见的并发症是感染、阴道残端裂开、静脉血栓栓塞（临床上有 1%）、泌尿生殖系统（0.13%～1.7%）和胃肠道的损伤（0.1%～1%）以及出血。

感染

总结一系列研究的结果，共计 13 822 名女性，发现表浅手术部位的感染占 1.6%，深部和脏器间隙手术部位的感染占 1.1%，子宫切除术后尿路感染占 2.7%[6]。

生殖道损伤

在英国，2000 年至 2008 年期间，子宫切除术后膀胱阴道瘘和尿道阴道瘘的发生率为 1/788（0.13%）；经腹根治性子宫切除术后发生率最高（1/87），因脱垂行阴式子宫切除术后发生率最低（1/3 861），因良性疾病行 TAH 术后发生率为 1/540[7]。在这 10 年中，治疗良性疾病发生输尿管损伤的概率通常低于 1%，因子宫内膜异位症行全子宫切除术，发生输尿管损伤的风险最高（1.7%），因恶性疾病发生输尿管损伤的风险在 1.9%～15.1% 之间[8]。

令人担忧的是在研究期间发现，瘘管和输尿管损伤的发生率均增加。

阴道残端裂开

子宫切除术后发生阴道残端裂开和相关的肠梗阻虽然罕见，但确实是潜在的严重并发症。发生率从阴式全子宫切除术的 0.15% 到机器人辅助腹腔镜下全子宫切除术的 2.33% 不等[9]。

参 考 文 献

[1] Aarts JWM, Nieboer TE, Johnson N, et al. Surgical approach to hysterectomy for benign gynaecological disease. Cochrane Database Syst Rev 2015; (8): CD003677. doi: 10.1002/14651858.CD003677.pub5.

[2] Sheth SS. Observations from a FIGO Past President on vaginal hysterectomy and related surgery by the vaginal route. Int J Gynaecol Obstet 2016; 135: 1-4.

［3］Bolger BS, Lopes T, Monaghan J. Laparoscopically assisted vaginal hysterectomy: a report of the rst 300 completed procedures. Gynaecol Endosc 1997; 6: 77−81.

［4］Zhang P, Hu WL, Cheng B et al. A systematic review and meta-analysis comparing immediate and delayed catheter removal following uncomplicated hysterectomy. Int Urogynecol J 2015; 26: 665−674.

［5］Ahmed MR, Sayed Ahmed WA, Atwa KA, Metwally L. Timing of urinary catheter removal after uncomplicated total abdominal hysterectomy: a prospective randomized trial. Eur J Obstet Gynecol Reprod Biol 2014; 176: 60−63.

［6］Lake AG, McPencow AM, Dick-Biascoechea MA, et al. Surgical site infection after hysterectomy. Am J Obstet Gynecol 2013; 209: 490.e1−e9.

［7］Hilton P, Cromwell D. The risk of vesicovaginal and urethrovaginal fistula after hysterectomy performed in the English National Health Service: a retrospective cohort study examining patterns of care between 2000 and 2008. BJOG 2012; 119: 1447−1454.

［8］Kiran A, Hilton P, Cromwell DA. The risk of ureteric injury associated with hysterectomy: a 10−year retrospective cohort study. BJOG 2016; 123: 1184−1191.

［9］Hur HC, Lightfoot M, McMillin MG, Kho KA. Vaginal cuff dehiscence and evisceration: a review of the literature. Curr Opin Obstet Gynecol 2016; 28(4): 297−303.

延 伸 阅 读

许多教科书和论文都介绍了不同途径全子宫切除术的各种技巧。如果要推荐一个名字给所有的新手和妇科手术医生的话，编者愿意推荐 Joel-Cohen。他的文章总是充满激情，字里行间都洋溢着热情。

教材

Joel-Cohen SJ. Abdominal and Vaginal Hysterectomy. New Techniques Based on Time and Motion Studies. London: William Heinemann; 1972.

Lee J, Jennings K, Borahay M.A, et al. Trends in the national distribution of laparoscopic hysterectomies from 2003 to 2010, J Minim Invasive Gynecol 2014; 21: 656−661.

Royal College of Obstetricians and Gynaecologists. The Distal Fallopian Tube as the Origin of Non-uterine Pelvic High-grade Serous Carcinomas. Scientific Impact Paper No. 44. London: RCOG; 2014.

（王超　译）

第**12**章 子宫肌瘤

Victor Bonney 没有孩子，婚后不久他的妻子因为子宫肌瘤做了全子宫切除术。虽然他以擅长宫颈癌根治术闻名，但他却是保留功能手术的倡导者，是子宫肌瘤剥除术的老前辈，一生之中共实施了 700 多例肌瘤剥除术。他的原版著作，可以从网上下载，其中有几个章节是关于子宫肌瘤剥除术的。在新版中，编者认为与其长篇累牍地描写各种解剖部位子宫肌瘤的手术细节，不如详述子宫肌瘤手术过程的基本原则，想了解更多手术细节的医生可以查阅旧版。

子宫肌瘤是妇女最常见的肿瘤，由于绝大多数患者并无症状，故其确切发病率尚不清楚。两项随机超声筛查研究发现，瑞典 33 ~ 40 岁女性中子宫肌瘤发生率约为 8%[1]，而美国白人妇女发病率约为 26%，黑人妇女发病率约为 53%[2]。

子宫肌瘤可以单发，更多的是多发。多数发生于子宫体，也有部分发生于宫颈、阔韧带等处，甚至有极少肌瘤会出现其他部位的良性转移，如肺、心脏、下腔静脉、后腹膜淋巴结和肌肉。

分 类

异常子宫出血的医学术语和定义存在混淆，FIGO 将异常子宫出血的可能原因归纳为 PALM-COIEN 分类系统（L 代表子宫肌瘤）。该系统 9 类原因中某些还需要进一步分亚类，有一个亚类是为子宫肌瘤建立的，基于 Spaarne 医院（Haarlem, Netherlands）黏膜下肌瘤分类系统进行了扩展，见表 12-1[3]。

表 12-1　子宫肌瘤分类系统

	级别	定　义
黏膜下（SM）	0	位于宫腔内，带蒂
	1	位于肌层内部分 < 50%
	2	> 50% 位于肌层内
其他（O）	3	100% 位于肌层内，靠近子宫内膜
	4	位于肌层内
	5	位于浆膜下，> 50% 瘤体位于肌层内
	6	位于浆膜下，< 50% 瘤体位于肌层内
	7	浆膜下带蒂肌瘤
	8	其他（需注明，如宫颈肌瘤、寄生肌瘤）

症 状

大部分子宫肌瘤较小，无明显症状。临床表现包括经量增多、痛经、盆腔痛、尿频和便秘，这些症状在不孕患者发生率更高。浆膜下肌瘤对妊娠似无影响，肌壁间肌瘤影响不明。肌壁间肌瘤对妊娠影响似乎很小，如果不影响子宫内膜的话影响更小。患者有不明原因不孕时，建议切除黏膜下肌瘤[4]。

影像学检查

超声对于筛查和评估子宫肌瘤都是很有效的。磁共振（MRI）对于明确肌瘤的解剖位置用于肌瘤剥除的手术计划，尤其是监测肌瘤变性，识别肉瘤变方面有更大的作用。

治　疗

无症状的子宫肌瘤多无须治疗，观察随访即可。药物治疗及介入治疗的应用有上升趋势。药物治疗包括 GnRH-a、选择性雌激素受体调节剂、选择性孕激素受体调节剂（SPRMs）及孕激素拮抗剂。介入治疗包括子宫动脉栓塞和 MRI 指导下超声聚焦。对希望保留生育功能的患者，这两种治疗方案应用越来越多，结果也是满意的。

手术是子宫肌瘤的主要治疗方案，尤其是药物治疗及介入治疗失败患者。越来越多的宫腔镜用于黏膜下肌瘤剥除，腹腔镜下子宫肌瘤剥除和全子宫切除术比例逐步增加，虽然最近已关注到组织粉碎器可能导致未预料到的子宫肉瘤的播散。最近有关射频消融治疗有症状的子宫肌瘤（包括腹腔镜超声引导的或经宫颈宫腔内超声引导）的临床试验显示，射频消融可改善肌瘤症状[5]。但必须再次强调谨慎选择病例，以免漏诊肉瘤。

手 术 治 疗

对无须保留生育功能的有症状的子宫肌瘤患者，全子宫切除仍是目前最常用的手术方式。有生育要求的患者，首选肌瘤剥除术。带蒂及浆膜下肌瘤可选择腹腔镜手术，黏膜下肌瘤可选择宫腔镜手术。

子宫肌瘤行全子宫切除术

途径

小于孕 12 周的子宫可行阴式子宫切除术，对于有经验的医生，可以扩展到孕 14～16 周大小的子宫。对大于孕 12 周的子宫，腹腔镜手术或经腹手术会更合适一些，但大子宫腹腔镜手术可能需要肌瘤粉碎器，若怀疑肉瘤，建议经腹手术。

术前准备

编者不常规在经腹全子宫切除术前使用 GnRH-a 进行预处理。然而，短期使用 GnRH-a 或 SPRMs 可使子宫明显缩小，而这增加了腹腔镜下的子宫切除术的可行性。

经腹全子宫切除术

切口

对于大的子宫肌瘤，术者应放松使用纵切口的标准。手术要保持安全、直观，对此，纵切口能使盆腔内的术野充分暴露至关重要。

恢复正常解剖结构

肌瘤可使子宫发生严重的扭转，因此识别解剖结构对恢复正常解剖结构非常重要。应定位圆韧带、输卵管和卵巢，虽然理论上很容易识别，但有时识别这些结构的难度是令人惊讶的。

健侧优先

对于困难的子宫切除术，应先处理较易进入的一侧盆壁。对于阔韧带肌瘤影响一侧时尤其要遵循上述原则。

关键解剖结构

尽管有肌瘤存在，全子宫切除可以如第11章中所述按部就班进行。然而，对于宫颈肌瘤和阔韧带肌瘤而言，这是不太可能的，术中极易损伤输尿管、子宫动脉甚至膀胱。术中应该尽一切努力去辨认这些结构。

（1）圆韧带：需辨别、切断圆韧带，经此进入盆腔侧壁。

（2）子宫膀胱反折：如果能够操作，应在此时切开子宫膀胱反折腹膜，下推膀胱。

（3）输尿管：输尿管必须可见，必要时使之远离所有的肌瘤。万一无法找到输尿管，须小心谨慎，直到找到输尿管。输尿管有时穿行于阔韧带肌瘤中，而不是位于肌瘤外侧。

（4）卵巢血管：现在应钳夹切断卵巢血管，这样可以在需要剥肌瘤时减少出血，同时也有利于在输尿管走形最固定的部位辨识输尿管，几乎所有的输尿管均跨过髂总动脉分叉处。

（5）子宫／髂内动脉：下一步是贴着子宫切断子宫动脉，但常因为无法暴露而操作困难。这种情况下，结扎子宫动脉自髂内动脉的起始处或结扎髂内动脉可能会更容易些。理想情况下，在剥除肌瘤前应用任何这些手段结扎子宫动脉能有效减少出血。有些医生会在术前

行髂内动脉栓塞。

（6）宫骶韧带：将直肠推离阴道后壁后（暴露直肠阴道隔），钳夹、切断并结扎宫骶韧带，有助于将大子宫托出盆腔。

缩减手术

对于大子宫，可通过剥除瘤核、对剖子宫或先行次全子宫切除术来缩小子宫体积。最好在做这些事情前先结扎子宫和卵巢血管，但实际操作中常没法结扎子宫血管。缩减子宫体积的主要目的是便于进入盆腔侧壁。因此，在开腹前宫颈注射血管加压素（20 U/25 ml 溶于 100 ml 中）或术中同样剂量注射于大肌瘤周围或宫颈宫体交界处对手术是有帮助的。

（1）剥除瘤核：剥除瘤核时，应首先剥除最大、最易接近的肌瘤，这样可以最大限度地暴露盆腔侧壁。这种肌瘤常位于当中，沿肌瘤突出部位纵行切开肌瘤假包膜，辨识子宫肌层与肌瘤的界限。肌瘤钻（一个大的螺旋形的工具）有利于操纵肌瘤。如果还没有足够的空间，还要剥除第二大的肌瘤。

如果未结扎子宫动脉，术者必须做好失血的准备。因此，一旦决定剥除肌瘤，过程应精细迅速。一旦可能的话，应迅速结扎子宫动脉。

此时，如果之前无法辨认输尿管的话，在有效暴露和控制出血的前提下，在剥除任何阔韧带肌瘤和切下子宫之前都必须辨认输尿管走向。

（2）对剖子宫：该方法更常用于阴式全子宫切除术，但也可用于处理子宫下段或宫颈部位较大的肌壁间肌瘤。

（3）次全子宫切除术：宫体有大肌瘤时，可先连带肌瘤切除宫体，这样切除宫颈会更容易。

腹腔镜全子宫切除术

对大肌瘤，尤其是子宫大于孕 20 周的患者实施全子宫切除时，最重要的步骤是辨识子宫动脉起始端，并分离、切断，如第 11 章所述。子宫血供阻断后，可游离、闭合、切断卵巢血管，切断宫骶韧带及主韧带。在子宫前方推离膀胱，切开阴道穹窿。此时，子宫完全游离，可碎成几块后取出。

多数情况下使用组织粉碎器（Gynecare Inc.）切开子宫，经阴道或腹腔镜下取出。需特别注意所有子宫碎块应彻底取出，将感染、肠梗阻以及罕见的多发性播散性平滑肌瘤病的发生率降到最低。将肌瘤碎片置入 McCartney 管或 Gyne 管装置，可降低组织粉碎器进出腹壁的次数。

近年来，有一系列微创手术下子宫切除或肌瘤剥除时使用组织粉碎器，造成子宫肉瘤广泛播散，最常见的是平滑肌肉瘤。子宫肉瘤罕见，全子宫切除患者中约有 1/250 ～ 1/500 的发生率，但恶性程度高，可短期内迅速播散，预后差。普遍认为肿瘤粉碎时未被发现的碎片种植是导致这些现象的原因。

2013 年和 2014 年美国 FDA 连续 2 年发布官方警告，利用微创技术进行肌瘤剥除和全子宫切除时，使用组织粉碎器可能会引起既往未经诊断的肉瘤播散，最终导致患者死亡。组织粉碎器制造商必须对这些设备加设黑框警告，说明该设备禁用于已知或怀疑恶性肿瘤患者。FDA 预计这将会影响 1/450 术前诊断为良性子宫肌瘤的患者。建议用组织粉碎器时使用特制的口袋或通过阴道或经腹小切口取出，这样可减少在腹腔内使用组织粉碎器。

尽管妇科肿瘤协会（Society of Gynecologic Oncology, SGO）发现术前诊断为良性子宫肌瘤最终为肉瘤的发生率与 FDA 不尽相同（分别为 1/1 000 和 1/450），但也对患者和医生提出了相同的建议。某些制造商已将组织粉碎机撤出市场，但某些厂商仍然生产，而 FDA 同意在警告下继续使用。

编者建议，在目前形势下，应禁止电动组织粉碎器在腹腔内使用。可疑标本可经阴道或经腹小切口取出，减少腹腔内播散风险，这样与经腹子宫切除相比尽可能降低额外的手术并发症发生率。

子宫肌瘤剥除术

Victor Bonney 的名字将永远与开展子宫肌瘤剥除术从而保留子宫功能联系在一起。他证明了子宫肌瘤是可以被剔除，从而保留子宫继而妊娠的。肌瘤剥除术的唯一目的是保留子宫、改善生育能力。永远不应该将其用于"练手"，也不能错误地认为保留子宫能维持女性特征或性能力。

黏膜下肌瘤适合宫腔镜下剥除。浆膜下或带蒂的肌瘤可行腹腔镜手术剥除，但肌壁间肌瘤需开腹手术。

经腹子宫肌瘤剥除术

术前准备

与全子宫切除一样，术前可行 GnRH-a 辅助治疗以缩小肌瘤体积。

切口

术者需根据子宫的大小、肌瘤的位置和大小选择合适的切口。

止血

已经有很多方法来减少术中出血，有时出血可能很多。

器械

（1）子宫及卵巢止血带：近来，使用临时

止血带阻断卵巢血管及结扎子宫血管的上行支均有描述。

（2）临时无创血管夹：编者使用的简单技术是进入盆腔后，在髂内动脉及卵巢血管的中段使用无创血管夹。术毕取下血管夹，对子宫的血液供应无影响。

（3）Bonney 肌瘤剥除夹：Bonney 设计了一个宫颈旁的夹子，可以短暂阻断子宫血供（图 12-1）。它放置于宫体与宫颈的交界处，轻柔地阻断沿子宫侧方上行的子宫动脉。

（4）垂体后叶素及其他药物：带蒂肌瘤根部或浆膜下肌瘤基底部注射稀释的垂体后叶素

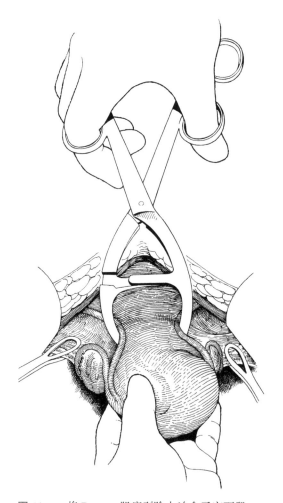

图 12-1 将 Bonney 肌瘤剥除夹治愈子宫下段

（20 U 溶入 50 ～ 100 ml 生理盐水中），可以进一步减少肌瘤剥除术中出血。也可将少量垂体后叶素稀释液注射于靠近子宫动脉上行支起源处附近（注意不要注射入血管），也可如前所述术前于宫颈注射。

2014 年 Cochrane 回顾总结认为：中等质量证据显示肌瘤剥除术中米索前列醇或垂体后叶素可减少出血，低质量证据证明布比卡因＋肾上腺素、氨甲环酸、明胶-凝血酶基质、抗坏血酸、地诺前列酮、环扎、纤维蛋白密封胶贴、宫颈止血带或围绕宫颈及骨盆漏斗韧带的止血带可减少肌瘤剥除术中出血。无证据显示催产素、碎瘤术和临时夹闭子宫动脉可减少出血[6]。

子宫切口

子宫的切口越低，以后的瘢痕则越牢固。尽可能地使用一个单一的中线切口，但单发肌瘤的最佳切口一定是该肌瘤最突起的地方。

剥除肌瘤

需辨别"假包膜"，即肌瘤和正常肌层的结合处，经过钝性结合锐性分离，肌瘤可被完整剥除。当剥除多发肌瘤时，术者应尽量避免多个切口，并避免进入宫腔。

关闭瘤腔

薇乔线分层间断缝合、关闭瘤腔。间断缝合浆膜面。

腹腔镜下子宫肌瘤剥除

放置镜体穿刺器的位置须高于肌瘤的最高位置。可以先在左上腹 5 mm 穿刺套管放入镜头，同时助手将子宫提至最高位置，从而帮助决定放置镜体的穿刺器位置。有必要在距离子宫最高位置 6 cm 处置入 10 mm 镜体套管。耻骨联合上正中或略外偏部位可放置 12 mm 穿刺器；两侧适当的位置可置入 5 mm 的穿刺器以利术者抓取或操纵标本。我们建议术前将

5 U 垂体后叶素稀释至 20 ml 生理盐水中，沿宫颈一圈注射于宫颈间质。置入穿刺器和器械后，在肌瘤基底部一周或拟切开的肌层处缓慢注射垂体后叶素稀释液。可用 18 号脊髓穿刺针直接穿过腹壁注射于目标的部位。完成上述工作后，还可以利用血管钳夹闭子宫动脉近端，进一步减少失血。为了完成此操作，需先切开腰大肌表面腹膜，打开直肠和膀胱周围间隙。确定将输尿管向中线推离后，可以很容易地采用水分离法辨认并游离子宫动脉，然后采用标准腔镜夹闭设备夹闭子宫动脉。完成这些操作后，就没有什么其他方法可做以减少出血了。

腹腔镜下肌瘤剥除的原则与前面描述的开腹手术一致。电凝设备切开子宫，避免进宫腔，尽量在一个切口剥除多个肌瘤。可沿切口注射垂体后叶素，但需严密监测低血压、心肌梗死或肺水肿征象，这些情况被证实偶有发生。可使用单齿钳逐一抓取肌瘤并剔除。肌瘤可被逐一剔除，或采用不同的技巧一并剔除。在取出肌瘤前，医生应先采用自己最喜欢的技术逐层关闭瘤腔。

取出肌瘤

（1）小肌瘤可装入腹腔镜取物袋中，通过扩大的耻骨联合上切口容易地取出。耻骨联合上切口可以被方便地扩大到 4 ～ 5 cm，需要时可以更大。

（2）也可将肌瘤装入取物袋中，在袋中使用组织粉碎器取出，这样可消除肉瘤播散的风险。

（3）更大肌瘤可在直视下切块取出，同样可以消除粉碎肌瘤造成肉瘤播散的风险。

（4）还有一个并不常用的方法是将直肠向后推离阴道，暴露直肠阴道陷凹，然后打开后穹窿，可将直径大于 8 ～ 9 cm 的肌瘤自后穹

窿切口顺利取出。更大的肌瘤也仍可以通过切除最大部分，经阴道后穹窿钳夹取出，避免肌瘤粉碎器造成的播散风险。2-0 可吸收缝线关闭后穹窿切口，再次探查腹腔，确保所有肌瘤均已取出。

若需进行次全子宫切除，可采用同样方法连带肌瘤取出次全子宫。

参 考 文 献

[1] Borgfeldt C, Andolf E. Transvaginal ultrasonographic findings in the uterus and the endometrium: low prevalence of leiomyoma in a random sample of women age 25-40 years. Acta Obstet Gynecol Scand 2000; 79: 202-207.

[2] Baird DD, Dunson DB, Hill MC, Cousins D, Schectman JM. High cumulative incidence of uterine leiomyoma in black and white women: ultrasound evidence. Am J Obstet Gynecol 2003; 188: 100-107.

[3] Munro MG, Critchley HOD, Broder MS, et al. FIGO classification system (PALM-COEIN) for causes of abnormal uterine bleeding in nongravid women of reproductive age. Int J Gynecol Obstet 2011; 113: 3-13.

[4] Carranza-Mamane B, Havelock J, Hemmings R, et al. The management of uterine fibroids in women with otherwise unexplained infertility. J Obstet Gynaecol Can 2015; 37(3): 277-288.

[5] Lee BB, Yu SP. Radiofrequency ablation of uterine fibroids: a review. Curr Obstet Gynecol Rep 2016; 5(4): 318-324.

[6] Kongnyuy EJ, Wiysonge CS. Interventions to reduce haemorrhage during myomectomy for fibroids. Cochrane Database Syst Rev 2014(8): CD005355. doi: 10.1002/14651858.CD005355.pub5.

延 伸 阅 读

Berkeley C, Bonney V. A Text-book of Gynaecological Surgery. London: Cassell; 1912. Available online at: www. archive.org/details/textbookofgynaec00berkuoft (accessed 29 September 2017).

Bonney V. The fruits of conservation. J Obstet Gynaecol Br Emp 1937; 44: 1–12.

Chamberlain G. The master of myomectomy. J R Soc Med 2003; 96: 302–304.

Metwally M, Cheong YC, Horne AW. Surgical treatment of fibroids for subfertility. Cochrane Database Syst Rev 2012; (11): CD003857. doi: 10.1002/14651858. CD003857.pub3.

Munro MG, Critchley HOD, Fraser IS. Research and clinical management for women with abnormal uterine bleeding in the reproductive years: more than PALM-COEIN. BJOG 2017; 124: 185–189.

US Food and Drug Administration. Updated Laparoscopic Uterine Power Morcellation in Hysterectomy and Myomectomy: FDA Safety Communication. Silver Spring, MD: 2014. Available at http: //wayback. archive-it.org/7993/20170722215727/https: //www. fda.gov/MedicalDevices/Safety/AlertsandNotices/ ucm424443. htm (accessed 12 October 2017).

（罗雪珍　译）

第**13**章 输卵管手术

宫 外 孕

异位妊娠发病率为 11/1 000，这意味着全英国每年有近 12 000 例患者诊断为异位妊娠。2009—2014 年的 6 年时间里，有 9 位妇女直接因异位妊娠死亡，其中 8 例出现失血性休克。因此，对于急诊的育龄期女性，一旦出现休克、急性盆 / 腹腔痛、胃肠道症状尤其是腹泻、呕吐、晕厥等症状，即使尚未确诊妊娠，也应考虑到异位妊娠的可能。必须对这些妇女进行床旁妊娠试验。

对异位妊娠破裂导致失血性休克患者的处理必须争分夺秒，尽早剖腹探查，这有赖于一个包括了妇产科医生、麻醉师、血液科医生在内的富有经验的团队。然而，对大多数病例而言，敏感的尿和血清人绒毛膜促性腺激素（β-hCG）检测以及经阴道超声检查使得她们可被早期诊断，有机会选择期待治疗、药物治疗或腹腔镜手术治疗。

病因

异位妊娠并非单一的发病因素所致。下列女性为高危人群。

- 既往有异位妊娠病史。
- 既往有盆腔感染病史。
- 既往有输卵管手术史，尤其是输卵管绝育术和再通术后。
- 进行辅助生殖技术。
- 有宫内节育器。
- 服用孕激素时怀孕，如单含孕激素的药物或紧急避孕药（Levonelle）。
- 先天性输卵管或子宫畸形。

症状

30% 左右患者无明显停经史。下腹痛常为首发症状，可发生于髂窝或正中部位。如有阴道流血，通常出血量较少。可有停经及妊娠体征。应记住腹泻和呕吐是非典型症状。若发生破裂，出血可能是大量的，伴随休克症状。

体征

可有下腹部轻压痛，如有出血，可能有腹膜刺激征。阴道检查可能有宫颈举痛或附件区轻压痛。然而，如果能进行经阴道超声检查，就不应该做阴道检查，因为有人认为这种情形下阴道检查并不能提供更多信息，却可能导致出血更为严重。

鉴别诊断

早期应与先兆流产、阑尾炎、输卵管和卵巢囊肿的并发症鉴别。

辅助检查

最有用的辅助检查是经阴道超声结合血清 hCG 定量评价。

治疗

临床选择包括保守期待治疗、药物治疗（主要是甲氨蝶呤）及手术治疗。根据临床症状、体征、联合血清 hCG 及超声检查的综合评估进行治疗决策。各诊疗中心和不同指南采用的标准并不一致，本章最后列出这些资源的详细信息。

手术治疗

其手术指征如下。

- 血流动力学不稳定：需急诊手术止住腹腔内出血。
- 剧烈腹痛：怀疑输卵管破裂。
- 输卵管妊娠活胎：破裂风险高。
- 附件区较大的混合块：合并显著的盆腔积液及中至重度腹痛。
- 异位妊娠，血清 hCG ≥ 5 000 U/L。
- 不适合甲氨蝶呤治疗的患者：肝肾功能及电解质异常，肺/肝/肾病的活动期或无随访条件的患者。
- 同侧输卵管重复异位妊娠：虽然不是绝对适应证，但再次妊娠时异位妊娠风险增加。
- 患者选择：如完成生育要求的家庭。
- 已知的输卵管严重破坏：再次发生异位妊娠风险高。

休克患者需急诊手术控制出血，根据术者经验选择经腹或腹腔镜手术，静脉复苏应同时进行但不要耽误手术。

对于血流动力学稳定的患者，相对于经腹手术，更倾向于选择腹腔镜手术。两种手术方式在以后异位妊娠或成功妊娠方面并无显著性差异，但腹腔镜手术可减少术中出血、麻醉药物的使用、缩短住院时间、加速康复，减少花费。间质部或非输卵管异位妊娠根据术者经验选择开腹或是腹腔镜手术。

若对侧输卵管正常，与输卵管切开取胚术相比，建议患侧输卵管切除。若对侧输卵管异常且有再次生育要求的，输卵管切开取胚术应考虑作为第一选择。

进行保留输卵管手术后（输卵管切开取胚术或输卵管挤压术），有较低的滋养细胞活性持续存在的风险（3%～20%），应每周随访血清 β-HCG 直至 < 25 U/L。

急诊经腹手术

开腹

患者迅速被麻醉后，消毒腹部，铺巾，脐下做纵切口。由于腹腔大出血，腹膜常呈蓝紫色。进入腹腔，血液和积血块可能喷涌而出，不要把时间浪费在清理血块上。

止血

迅速进腹，左手抓持子宫，可能的话托出至切口外面。挤压同侧的靠近宫旁的阔韧带，压迫子宫动脉的上行支，以减少血流。

辨认出血点

托出子宫后，一般很容易找到出血点。若整根输卵管受累，要考虑行输卵管切除术。很少有流产型的输卵管妊娠发生大出血，如果出现这种情况，当输卵管内容物已被挤压出来后，可能可以保留整条输卵管。大出血若来自输卵管近子宫部位，可能需要褥式缝合子宫肌层来阻止出血。

手术步骤

下面对不同的手术步骤进行描述。

清理盆腹腔

输卵管手术完成后，清除腹腔内的积血很重要，尤其是一些积在髂窝里面的积血。使患者头高位，上腹部的血就可以流到盆腔后被吸除。

关腹

如第 4 章所述的关腹，无须引流管。

输卵管切除

找到出血灶后，提起输卵管及其内容物，使之与卵巢分开。组织钳贴近输卵管侧钳夹系膜，如图 13-1。Monaghan 剪沿着组织钳分段剪切输卵管系膜，输卵管逐步被切除。每一把组织钳钳夹部分均缝扎止血。应行全输卵管切除以降低残留输卵管再次发生异位妊娠的风险，这种风险虽然不高，但一旦发生后果严重。

腹腔镜下输卵管切除术可使用各种技术来分离输卵管系膜，如单极、双极电凝、其他能源系统、内镜下闭合器或其他套圈等。内镜下闭合器虽然较贵，但可以快速切除，控制异位妊娠出血。

输卵管切开取胚术

充分游离输卵管，术者左手固定输卵管，在输卵管隆起段输卵管系膜对侧纵向切开输卵管（图 13-2）。挤压出输卵管内容物，或用刀柄或生理盐水冲洗，轻轻调出输卵管内容物。出血点要仔细结扎，因电凝可能会损伤输卵管。在进行该操作前在输卵管系膜注射血管加压素可减少出血。没有证据表明一期缝合输卵管有益，因此留待其自行愈合。仔细吸尽盆腹腔积血，然后关腹。

腹腔镜下可选用剪刀、针状电凝或其他能源系统切开输卵管背侧（系膜对侧）切口。

输卵管伞端挤压术

输卵管挤压术仅适用于妊娠物已从输卵管伞端流产的患者。但术后持续性异位妊娠和复发性异位妊娠发生率增加。

腹腔内异位妊娠的手术处理

腹腔妊娠极其罕见的，一旦发生急性状况，应在患者及手术室准备妥当的前提下尽早行剖腹手术。应备血和准备术中自体血回输、

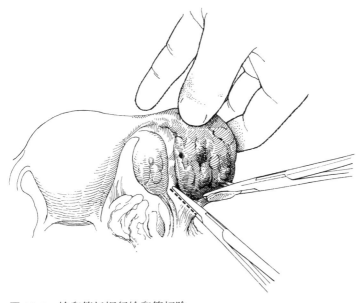

图 13-1 输卵管妊娠行输卵管切除

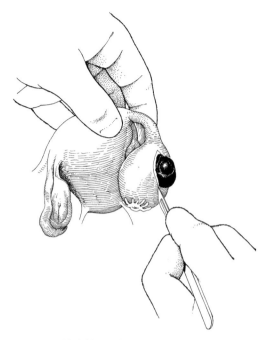

图 13-2 输卵管壶腹部切开取胚术

对患者进行最高水平的麻醉，如果有娩出活婴的可能，需配备新生儿科医生。

手术

需极其小心地打开腹腔，因胎盘可能种植于腹腔内任何结构。大网膜粘连也很常见。切口要足够大以便操作，推荐脐下正中切口。当胎盘种植在前腹壁时，应结扎大血管，寻找相对无血管区进入腹腔。

胎儿娩出后，尽量靠近胎盘处结扎切断脐带。切忌将胎盘从周围结构上分离的冲动，这可能会造成灾难性的后果，随着时间流逝胎盘将会被慢慢吸收。

输卵管绝育手术

在全球很多地区，当完成期望生育数后，男方或女方常选择一种永久的避孕方式。术前

咨询极为重要，与患者的讨论、对重点问题的强调等证据均应在病史中明确记录。同时，知情同意书还必须详述手术的原则和缺陷。编者还推荐病史中留存术中输卵管情况的照片，以备不时之需。尽管有这些建议，绝育术仍然是医疗诉讼的主要原因。

对于女性而言，输卵管阻塞的术式最为常见。可采用小切口经腹手术、腹腔镜手术或近来比较多的宫腔镜手术完成。最常见的手术方式是腹腔镜下采用金属或硅胶钳/硅胶环夹闭输卵管，可选方法如下。

- 全输卵管切除术。
- 输卵管结扎术。
- 腹腔镜下的输卵管凝切术。
- 腹腔镜下金属或硅胶夹法和硅胶环法。
- 宫腔镜下输卵管置入金属弹簧圈。

切除输卵管

很少采用此法，除非有单侧输卵管炎症或异位妊娠证据。不建议以此作为绝育术。

输卵管结扎

该法简单易行，钳夹输卵管中段，提起，环扎输卵管及系膜（图 13-3）。该术式的变异是切除结扎线间的这段输卵管，需注意不能离结扎线太近。这个术式是在 Pomeroy 术式基础上的改良，主要的缺陷是它有令人难以接受的高失败率，当结扎线被吸收后，输卵管很可能复通。

腹腔镜手术

腹腔镜技术在第 5 章描述。腹腔镜下可

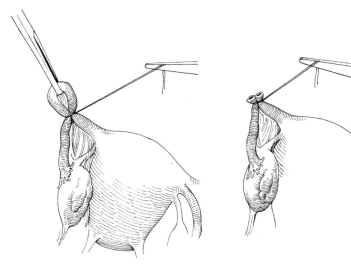

图 13-3　结扎切除输卵管

直视和处理输卵管，几乎已取代经腹输卵管结扎术。

　　置入腹腔镜镜头和另一个穿刺套管后，很多器械可应用于输卵管阻塞术上。刚开始使用腹腔镜时，电凝并切除电凝部分输卵管的方法曾风行一时。尽管该术式成功地为成千上万名妇女完成了绝育，但因存在潜在风险，目前已被使用特别设计的输卵管阻塞器阻塞输卵管的方法所替代。阻塞器材包括 Falope 环，这是一个小的硅胶环，术中将输卵管拉入中空的放置器中，然后从其末端释放硅胶环，使之紧套在输卵管祥上。这些技术均有 Pomeroy 式的缺陷。

　　Hulka 和 Fishie 夹子是小的锁定装置，可用专用放置器夹住输卵管，如果使用正确，可以完全闭合输卵管。不建议在一根输卵管上成对地使用夹子，因为两个夹子间有可能出现输卵管积水。

　　所有这些器具的材料都是惰性物质，这些器具会伴随患者余生。然而，偶然地，随着周围组织的纤维化，它们也有可能脱离输卵管，掉在道格拉斯窝里。

　　据说这些阻塞输卵管器具的优点是它们只破坏了一小部分的输卵管，因此相对而言，将来输卵管再通而妊娠的希望较大。编者强调任何医生都不应该以输卵管绝育术后有可能要再通作为术式选择的原则，所有考虑输卵管绝育术的患者，都该知道此方法是永久性的。

宫腔镜方法

　　宫腔镜绝育可通过输卵管插管在输卵管腔内置入阻塞物完成，常在门诊局麻下实施，加或不加静脉麻醉。宫腔镜下将有弹性的导丝插入输卵管腔，理想的是延伸到近子宫浆膜面的子宫输卵管连接处。这会诱导组织瘢痕形成，从而阻塞输卵管。若 3 个月后超声影像提示或改良子宫输卵管造影证实植入物在位，才不需要使用其他避孕方法。然而，2016 年 FDA 要求新的销售后市场研究验证该装置的安全性及有效性，自 2017 年 9 月起该设备已在欧洲暂停使用[1]。

不孕症输卵管矫正术

25%～35% 的女性不孕由输卵管疾病所致。体外授精（in vitro fertilization, IVF）技术的显著优势已很大程度上将输卵管的重建术放进了历史书。然而，由于 IVF 的花费和风险，输卵管复通术再次受到欢迎。不幸的是，并没有随机试验比较输卵管性不孕患者输卵管复通术相较于期待治疗和 IVF 的活产率。输卵管手术适应证包括输卵管末端及伞端微小粘连的粘连松解术，既往实施如上文所述保留大部分输卵管的输卵管绝育术（如 Fishie 或 Hulka 夹子）的输卵管再通术。输卵管吻合再通术可达到与 IVF 相比更高的累积妊娠率。

根据病情的严重程度，往往可以使用腹腔镜下粘连松解术。然而，适当的耻骨上横切口能让显微手术的优点发挥得淋漓尽致，输卵管积水患者计划 IVF 时，目前建议患者先行输卵管切除术，更倾向于腹腔镜手术。另外，也可以考虑近端输卵管栓塞术。

由于 IVF 的广泛开展，输卵管手术不再是每个妇科医生必会的术式，而限于一些输卵管手术的专家，需配备适当的器械来进行有效的手术。详尽的患者评估、选择标准和所涉及的手术及术后处理可看旧版。

参 考 文 献

[1] US Food and Drug Administration. 522 Postmarket Surveillance Studies. Available at https: //www.accessdata.fda.gov/scripts/cdrh/cfdocs/cfPMA/pss.cfm?t_id=356&c_id=3854 (accessed 18 October 2017).

延 伸 阅 读

Chua SJ, Akande VA, Mol BWJ. Surgery for tubal infertility. Cochrane Database Syst Rev 2017; (1): CD006415. doi: 10.1002/14651858.CD006415.pub3.

Elson CJ, Salim R, Potdar N, et al. on behalf of the Royal College of Obstetricians and Gynaecologists. Diagnosis and management of ectopic pregnancy. BJOG 2016; 123: e15–e55.

Knight M, Nair M, Tuffnell D, et al., eds. on behalf of MBRRACE-UK. Saving Lives, Improving Mothers' Care: Surveillance of Maternal Deaths in the UK 2012–14 and Lessons Learned to Inform Maternity Care from the UK and Ireland Confidential Enquiries into Maternal Deaths and Morbidity 2009–14. Oxford: National Perinatal Epidemiology Unit; 2016.

Practice Committee of the American Society for Reproductive Medicine. Role of tubal surgery in the era of assisted reproductive technology: a committee opinion. Fertil Steril 2015; 103: e37–e43.

（罗雪珍　译）

第**14**章 卵巢手术

超声技术的快速发展及其在临床诊疗中的广泛应用大大提高了各年龄组卵巢囊肿的诊断率。阴道超声可以发现大多数绝经前妇女以及约5%～17%绝经后妇女的单纯卵巢囊肿。卵巢肿物大致可分为以下几类。

- 生理性或功能性囊肿。
- 子宫内膜异位囊肿。
- 肿瘤。
  - 良性
  - 交界性
  - 恶性——原发或转移性

卵巢肿物的比例因年龄而异，但大致如下。

- 25% 功能性囊肿。
- 40% 良性囊腺瘤。
- 15% 皮样囊肿（良性）。
- 10% 子宫内膜样囊肿。
- 10% 恶性囊腺癌。

卵巢肿物的诊断

绝经前女性的正常卵巢通常可通过妇科检查扪及，而绝经后妇女的卵巢几乎无法触及。因此，几乎所有增大的卵巢都应予重视并进一步检查。经阴道超声不仅可作为发现卵巢囊肿的检查手段，还可用于对潜在卵巢恶性肿瘤的初始评估。多个小囊腔、实质区域、乳头状突起、间隔增厚、双侧病变等特征常提示潜在的恶性肿瘤可能，就如多普勒检查有血流丰富的表现一样。这些病例还应接受腹部超声检查，以评估上腹部（肝脏、大网膜和腹主动脉旁淋巴结）有无恶性肿瘤播散的证据。

测定血清肿瘤标志物 CA125 水平有助于鉴别良恶性卵巢囊肿，特别是对绝经后的妇女。编者所使用的恶性肿瘤风险指数（risk of malignancy index, RMI）仍然是试图鉴别良恶性病变的金标准。超声联合血清 CA125 水平、绝经状态计算出 RMI 评分。RMI > 200 的患者其恶性肿瘤的风险增加（70% 为恶性），需转诊至妇科肿瘤医生处理。而 RMI ≤ 200 的患者可由妇科医生负责诊治[1]。超过 90% 的原发性卵巢恶性肿瘤可以通过这个简单的方法来识别。其他的评分系统，包括 OVAR（Aspira 实验室）多变量指数分析，以及卵巢恶性肿瘤风险算法（ROMA™）因需要特定分析，故目前无法常规应用。基于特定超声技术的国际卵巢肿瘤分析组织（IOTA）分类，与 RMI 的敏感性和特异性相当，对于熟练掌握这项技术的人可成为另一个选择。

处　理

对于绝经前女性，大部分卵巢肿物为良性的功能性囊肿，通常经过 2～3 个月经周期后可消失，故可以保守治疗。2014 年的一篇 Cochrane 综述总结到复方口服避孕药在治疗卵巢囊肿方面并无益处[2]。经过几个月经周期仍然持续存在或增大的卵巢囊肿不太可能是功能性的，通常需要手术切除。

卵巢内膜样囊肿可以通过阴道超声来诊断，尽管有漏诊掉小囊肿的可能性。镇痛治疗以及激素治疗在减轻内异症相关的性交困难、痛经以及非经期疼痛方面具有一定效果。在进行卵巢内膜样囊肿手术时，应行卵巢囊肿剥除术而非引流和电凝，因囊肿剥除术可以减轻内异症相关疼痛。囊肿剥除术后的复发率在 6%～67% 之间，并且复发后再次手术与更高的卵巢组织以及卵巢储备丢失相关，后者可通过窦卵泡计数和卵巢体积来评估[3]。因此，近年来，人们对囊内放置激素或非激素类药物治疗子宫内膜异位症的兴趣逐渐增加。

对于绝经后女性的无症状、简单、单房囊肿，如直径小于 5 cm 且血清 CA125 水平正常者可以保守处理，每 4～6 个月评估一次，如 12 个月无进展，可以终止随访。如有手术指征且明显为良性，则应进行双侧输卵管卵巢切除术，而非卵巢囊肿剥除术。

卵巢肿物疑为恶性，应仔细评估并转诊至妇科肿瘤专家。

手　术

高达 10% 的女性在一生中因为卵巢肿物的存在而接受过某种方式的手术。卵巢囊肿手术的作用在于去除囊肿及明确组织学诊断。如果卵巢囊肿的性质可疑，术中应行冰冻切片检查。让患者及其亲属完全理解术中存在计划性或非计划性切除患侧卵巢的可能性，这一点极其重要。应基于患者个人意愿以及其临床特点与其讨论选择性切除患侧卵巢的利弊。

腹腔镜手术在许多医疗中心已成为治疗卵巢良性肿物的金标准，而开腹手术则用于体积较大的实性卵巢肿块以及晚期恶性卵巢肿瘤的治疗。对于腹腔镜手术后意外发现的卵巢癌，应由专业的妇科肿瘤医师在 2～3 周内进行明确的手术病理分期，因可能有潜在的穿刺部位种植，应将穿刺部位切除作为分期手术的一部分。通过仔细的术前评估和适当的病例筛选，此种情况将会很少发生。

卵巢囊肿腹腔镜手术的原则和开腹手术相似，但手术方法及技巧有所不同（已在第 5 章中描述）。

卵巢囊肿剥除术

Victor Bonney 把去除囊肿且不影响卵巢功能的手术命名为卵巢囊肿剥除术。要成功实施卵巢囊肿剥除术，拟剔除的肿块须有包膜，这也正是大多数良性肿瘤的特征。对于强烈要求保留卵巢功能的年轻女性，尤其是双侧卵巢囊肿者，完全失去卵巢将会导致更年期提前，故应始终考虑该种手术方式。

手术步骤（剖腹手术）

打开腹腔

该部分在第 4 章中已做描述。选用横切口还是纵切口取决于卵巢囊肿的大小和肿瘤恶性的概率。如果有任何恶性的可能，应选纵切口。

探查腹腔

按第 4 章所述仔细探查腹腔及收集腹腔冲洗液。腹腔中只要发现游离液体都应记录在案并送细胞学检查。冲洗的最佳做法是沿结肠旁沟向盆腔缓慢注入 50 ml 生理盐水然后使用大号注射器收集冲洗液。良性病变腹腔内出现少量的液体（20 ～ 50 ml）也不罕见。

提出增大的卵巢

如果囊肿体积大，则容易由切口提出；如果囊肿比较小，或由于输卵管、骨盆漏斗韧带的牵拉对抗，则该步骤可以在腹腔进行，使用自动拉钩提供足够的空间，并需小心排垫肠管以避免囊肿破裂时受污染。

切开囊肿表面的卵巢组织

通常可以在卵巢的较低部位辨识出正常卵巢组织的边界。如果是这样的话，用刀沿着该部位轻轻地划开（图 14-1）。这时可以清晰看见囊肿边界，使用手术刀柄钝性分离，但编者更喜欢使用 Monaghan 剪刀的平头钝性分离不断扩大间隙。

进一步剥除卵巢囊肿周围组织

将囊肿轻轻地从正常卵巢组织剥除（图 14-2），直到只剩一层菲薄的卵巢组织相连，用剪刀将其剪断。

修复剩余的卵巢组织

通常应将剩下正常卵巢组织边缘菲薄的多余假包膜切除直至正常较厚的卵巢间质部分。使用单股缝合线间断缝合对合卵巢切缘。

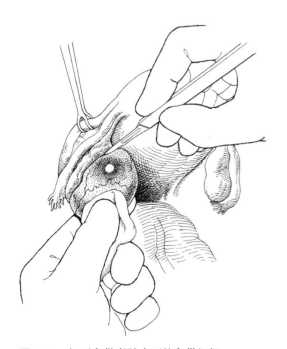

图 14-1 切开卵巢囊肿表面的卵巢组织

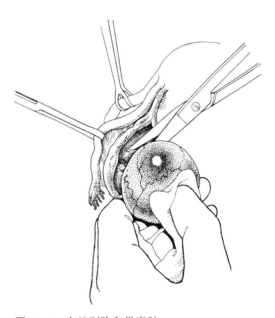

图 14-2 完整剥除卵巢囊肿

使用防粘连剂

防粘连剂的使用见第 3 章所述。

关腹

将卵巢还纳于腹腔，关腹步骤如第 4 章所述。

手术步骤（腹腔镜）

放置套管

除非有手术禁忌，可选用气腹针或开放式方法于脐部置入 12 mm 套管。置入镜体后检查盆腔及上腹部。如可行腹腔镜手术，于两侧下腹部进一步置入 2 个 5 mm 穿刺套管作为操作孔，偶尔需要在耻骨上增加一个操作孔。使用 5 mm 的腹腔镜可增加手术灵活性，因为它可以插入到任何穿刺套管里。

探查腹腔

和开腹手术相同，腹腔冲洗液也应送细胞学检查。如肿瘤可疑恶性，术中应行活检，并行术中冰冻检查。如肿块为良性，则继续手术；如为恶性或没有术中冰冻，则终止手术并转诊给妇科肿瘤医生。

切开囊肿表面的卵巢组织

使用腹腔镜剪刀和钳子寻找能完整剥除囊肿的界限。大囊肿如寻找界限有困难，术中可先穿刺并吸出囊液，此种情况下为避免囊液泄漏污染腹腔，应经脐孔置入内镜取物袋，在取物袋内进行操作。检查囊肿内壁有无可疑或恶变区域，如无异常将囊壁切除。止血彻底后常无须修复卵巢。

取出卵巢囊肿

将卵巢囊肿放入取物袋中从脐孔一同取出，必要时需扩大脐部切口，或者取出囊肿前先在取物袋中吸出囊液。

关闭穿刺孔

逐层关闭穿刺孔。

输卵管卵巢切除术

多年来，这项操作通常是在经腹全子宫切除时伴随进行的。近年来，随着对肿瘤遗传特性的深入理解，输卵管卵巢切除术作为独立的手术在具有家族性肿瘤易感基因的人群中开展。输卵管卵巢切除术主要被推荐用于具有 *BRAC1* 基因突变的患者，因其患卵巢癌的风险高。在这种情况下，卵巢切除术就成为降低肿瘤风险而进行的预防性手术的标准部分。这项操作通过如上所述的腹腔镜手术来实施。

腹膜后囊肿的切除

大多数腹膜后（或阔韧带）囊肿是向腹膜后生长的卵巢囊肿。这种情况更容易发生在保留卵巢的子宫切除术后，因此时卵巢常会变成腹膜后器官。偶尔会遇到没有包膜的假性囊肿。处理左侧病变时可能特别棘手，因保留的卵巢及囊肿会被埋在乙状结肠下面。

输尿管的确切位置会随着囊肿大小及囊肿在腹膜后扩张的程度而有所不同，尤其全子宫术后输尿管可能粘连于卵巢。因此，在手术开始时辨认输尿管至关重要，并追踪其走行直至跨过囊肿。清晰识别及游离输尿管将消除手术过程中最大的风险。

手术步骤

如卵巢囊肿剥除术一样，腹膜后囊肿剥除术可以经腹腔镜手术或开腹手术（这里所述即

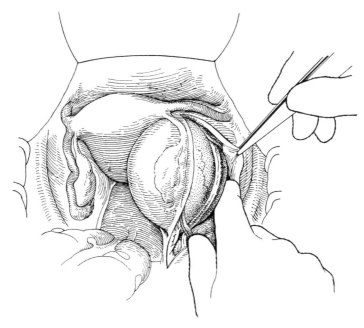

图 14-3 打开腹膜并确认输尿管位置

为开腹手术）实施。腹腔镜手术术者应熟练掌握腹膜后操作方法及熟悉盆壁解剖以避免损伤输尿管及血管。

识别囊肿

按第 4 章所述打开腹腔，触摸并确定囊肿边界。

打开腹膜并确认输尿管位置

打开腹膜最安全的位置是在骨盆漏斗韧带和圆韧带之间。轻轻切开腹膜并提起切缘（图 14-3），然后通过手指钝性分离囊肿与盆腔侧壁，扩大切口以便游离附着于囊肿表面腹膜的输尿管。解剖层次通常易于辨别，而囊肿也能迅速被游离。

剥除囊肿

如果囊肿不是卵巢来源，剥除它通常没有很大的困难，但是如果囊肿向子宫动脉下方潜行生长，则可将同一位置的小静脉一并切除。如果出现渗血，不应盲目钳夹组织，最好的方法是用纱布轻轻地压迫等待 2 分钟，切记告知

洗手护士塞过纱布并做好标记。移开纱布时，手术视野会变得清晰，寻找并结扎或电凝小出血点。如果囊肿来源于卵巢，则可行囊肿剥除术或卵巢切除术。

切除多余的腹膜

完成囊肿或卵巢切除并彻底止血后，无须修复盆腔腹膜。

关腹

关腹步骤如第 4 章所述。

参 考 文 献

［1］Jacobs I, Oram D, Fairbanks J, et al. A risk of malignancy index incorporating CA 125, ultrasound and menopausal status for the accurate preoperative diagnosis of ovarian cancer. Br J Obstet Gynaecol 1990; 97: 922–929.

［2］Grimes DA, Jones LB, Lopez LM, Schulz KF.

Oral contraceptives for functional ovarian cysts. Cochrane Database Syst Rev 2014; (4): CD006134. doi: 10.1002/14651858.CD006134.pub5.

[3] Muzii L, Achilli C, Bergamini V, et al. Comparison between the stripping technique and the combined excisional/ablative technique for the treatment of bilateral ovarian endometriomas: a multicentre RCT. Hum Reprod 2016; 31(2): 339−344.

延 伸 阅 读

Benagiano G, Petraglia F, Gordts S, Brosens I. A new approach to the management of ovarian endometrioma to prevent tissue damage and recurrence. Reprod Biomed 2016; 32(6): 556−562.

Brown J, Farquhar C. Endometriosis: an overview of Cochrane reviews. Cochrane Database Syst Rev 2014; (3): CD009590. doi: 10.1002/14651858. CD009590.pub2.

Royal College of Obstetricians and Gynaecologists. Management of Suspected Ovarian Masses in Premenopausal Women. Green-top Guideline No. 62. London: RCOG; 2011 (reviewed 2014).

Royal College of Obstetricians and Gynaecologists. Ovarian Cysts in Postmenopausal Women. RCOG Green-top Guideline no. 34. London: RCOG, 2016 (minor amendments 2017).

（于海林　译）

第**15**章　剖宫产手术

　　尽管与阴道分娩相比有更多的风险，但近年来剖宫产率急剧升高，根据最近的估算，全球平均剖宫产率是 18.6%，波动在 6.0% ~ 55.6%[1]。在 2015 到 2016 年，英国的剖宫产率为 27.1%，较前略有上升，而在美国剖宫产率连续 3 年呈下降趋势，最低至 32.0%[2]。尽管在人群水平，剖宫产率上升，但剖宫产率高于 10% 并不与孕产妇及新生儿死亡率下降相关。剖宫产率上升对母体及围产期的术后并发症发生率以及儿科结局的影响尚不明确。

　　剖宫产是全球范围内女性接受的最常见的外科手术。2014 年，剖宫产是英国第三位常见的外科手术，仅次于白内障和肠镜手术。将近 1/5 的分娩是通过剖宫产完成的，因此所有的产科医生仔细学习这项手术的每一个细节非常重要，尤其是那些提高手术安全性的细节，因为剖宫产仍然是导致孕产妇并发症发生率和死亡的重要原因。

子宫下段剖宫产术

　　子宫下段剖宫产术是通过外科手术从子宫中娩出胎儿的标准术式。子宫下段是指子宫前壁较低的部分，覆盖疏松的子宫膀胱腹膜反折。

　　子宫下段切口已被认为是标准做法，因为其相对古典式剖宫产而言具有独特的优势。

- 子宫下段血供较子宫上段少。
- 再次妊娠子宫破裂的风险大为降低。
- 术后并发症，如肠梗阻和腹膜炎大大降低。
- 极大降低了术后粘连、梗阻的风险。
- 由于切口是在子宫活动度相对较小的部分，因此更容易止血，切口愈合也更快。

　　在术前已存在感染的病例中，子宫下段切口显著降低了感染扩散至盆腹腔其他器官的风险。

术前准备

　　对于选择性剖宫产，助产士评估和麻醉评估应在术前一周进行。在知情同意的情况下，应取阴道拭子行耐甲氧西林金黄色葡萄球菌（MRSA）检测，同时抽血行全血细胞计数。如术中术后出血风险高，应行交叉配血试验并安排自体血回输。术前一晚可给予 H_2 受体拮抗剂例如雷尼替丁 150 mg 口服。对于急诊剖宫产，术前知情同意和抽血检查如上所述。对于存在产前出血、胎盘早剥、前置胎盘、可疑胎盘植入、既往有宫缩乏力病史以及口服抗凝药物或存在已知出血性疾病的孕妇，应行交叉配血试验，并行自体血回输。

麻醉

全身麻醉对于剖宫产来说是有一定风险的，尤其误吸以及气管插管失败。因此大部分剖宫产都是在区域麻醉下实施的，通常是腰麻，因区域麻醉与硬膜外麻醉相比，具有方便实施、所需时间短以及更加可靠的优势。

降低吸入性肺炎和呕吐风险的干预措施

为降低吸入性肺炎风险，国家卫生与保健研究所（NICE）推荐剖宫产术前应给予抗酸药（例如 H_2 受体拮抗剂或质子泵抑制剂）以减少胃容量及胃酸。应向接受剖宫产的孕妇提供止吐处理（药物或穴位按压）以减少术中恶心呕吐的发生。

手术室准备

手术安全核查表

在英国，使用世界卫生组织产科安全核查表进行核查。

抗生素

在切皮前应给予预防性抗生素，因为与切皮后使用相比，切皮前预防性使用抗生素大大降低了母体感染风险。

孕妇体位

剖宫产术使用的手术台应当向一侧倾斜15°，这样可以降低孕妇低血压的发生。

阴道准备与留置导尿管

剖宫产术前应立即用聚维酮碘溶液冲洗阴道，因这可以降低术后子宫内膜炎的风险，尤其是对已经临产或胎膜已破的孕妇[3]。膀胱内应留置导尿管，因对于区域麻醉的孕妇，麻醉阻滞会干扰膀胱的正常功能，所以留置导尿管可以防止膀胱过度膨胀。

皮肤准备

与碘酒相比，氯己定-酒精用于术前皮肤杀菌明显降低了手术部位感染的风险[4]。

手术

手术器械

除了第 3 章中提到的妇科手术通用器械外，还需要一个 Doyen 弯拉钩和 4 把大号 Green Armytage 组织钳以及一把 Wrigley 产钳，在胎头娩出困难时使用。

手术步骤

剖宫产的方法有许多种，基本都以医生或医院的名字命名，包括 Pfannenstiel-Kerr、Joel-Cohen、Misgav Ladach、改良的 Misgav Ladach 和 Pelosi 法等。这些剖宫产方法的不同之处在于对切开皮肤、皮下脂肪、筋膜、进子宫、取胎盘以及关闭子宫切口、腹膜、筋膜、皮肤方法的改进。与其描述每一种剖宫产方法，不如讨论一下手术的不同之处以及剖宫产手术的 3 个主要阶段：进腹、切开子宫及子宫修补、关腹。产科医生应遵循现有的证据改进手术的每一个步骤；或没有证据时，依据个人偏好改进手术步骤。

进腹

绝大多数剖宫产皮肤切口选取低位横切口，脐下正中切口已经很少使用。横切口基本是 Pfannenstiel 或 Joel-Cohen 方法的改良版（参见第 4 章）。皮肤切口取耻骨联合上 3 ~ 4 cm（两横指宽度），长度 10 ~ 12 cm，可做成直线形或略有弧度的切口。

不论皮肤切口如何，皮下组织是通过锐性或手指钝性分离的。且这项操作应在中线处的腹直肌腱鞘切开前后进行。

腹直肌腱鞘也是以锐性或钝性的方式横向分离的。另一个进腹方法的不同之处在于横向

（Joel-Cohen 方法）还是纵向（Pfannenstiel 方法）扩大腹膜破口，不论该破口是用锐性还是钝性的方式所做。最流行的方法似乎是钝性进腹后用手指横向扩大腹膜破口。然而对于有剖宫产史或盆腔手术史的孕妇，应避免钝性扩大腹膜破口，因为有可能损伤粘连至腹膜的肠管。

2013 年，一项 Cochrane 系统评价（包括 4 个临床试验、666 名孕妇）显示，与 Pfannenstiel 剖宫产相比，Joel-Cohen 剖宫产出血更少、手术时间更短，术后发热、疼痛、镇痛剂应用更少，住院时间更短[5]。然而，同年，一项多中心、析因设计的 CORONIS 试验（包括 15 935 名孕妇），将 9 381 名孕妇随机分为钝性进腹组和锐性进腹组，结果显示两组在输血超过 1 U、手术时间、母体感染率、术后疼痛以及住院时间等许多结局方面并无显著统计学差异[6]。

脐下正中切口虽很少应用，但也不应完全摒弃。与横切口相比，脐下正中切口出血少、进腹速度快。注意切口不应延伸至阴毛附着区，因这对手术无益，反而可导致不必要的出血以及切口愈合时的不适感。切口的长度取决于手术指征以及计划的子宫切口情况。

放置纱垫

随着硬膜外麻醉的广泛使用，在子宫周围放置纱垫由于会导致患者不适已被淘汰。当胎儿娩出、子宫收缩后，进入盆腹腔较容易，任何液体都可以被吸尽或纱布轻拭掉。如使用纱垫，那么必须在纱垫的尾带上钳夹大号血管钳标记。在纱布计数板上记录塞入腹腔的敷料数目。

切开子宫

打开子宫下段腹膜

传统的做法是切开膀胱腹膜反折暴露子宫下段，这项技术会在下面介绍。也有许多作者描述了在子宫膀胱反折上方 1 cm 切开子宫，而避免了打开膀胱腹膜反折这一步骤。一项包含 4 个临床试验共 581 名选择性剖宫产孕妇的 meta 分析报道，后者除将切皮到胎儿娩出时间减少了 87 秒外，在其他方面无明显差异，包括膀胱损伤的发生率[7]。然而，从解剖学的概念上来说，这不能算做子宫下段剖宫产，因子宫切口是在膀胱子宫反折腹膜以上，而且至今并无后续妊娠结局的信息。

在切口下缘放入 Doyen 弯拉钩以便暴露子宫下段（图 15-1）。注意打开膀胱腹膜反折时不要太贴近子宫，否则，不仅不易分离腹膜而且容易造成棘手的出血。在正确的水平使用有齿镊钳夹提起腹膜，腹膜会立即从子宫下段分离（图 15-2）。切开膀胱腹膜反折，并向两侧方向延长。双手示指放入显露的间隙钝性分离，使膀胱完全从子宫下段相对无血管处分离（图 15-3）。分离输尿管膀胱三角并向侧下方推移，以便安全切开子宫下段。

切开子宫下段

现在用刀轻轻划开子宫下段约 2 cm。如果羊膜囊没破，羊膜囊通常会像自行车薄轮胎的内胎一样从切口鼓出来，或者会看见胎儿毛发。

术者将双手示指插入切口，示指在中线部位分别向头尾方向用力，扩大切口（图 15-4a）。采用此方法扩大子宫切口与将两手指向两侧方用力相比，可降低产后出血、意外撕裂、子宫血管损伤和进行额外缝合的风险。

娩出先露

完成子宫下段切口后，术者将优势手伸入宫腔，轻柔地在子宫下段和先露间伸入。当先露部位已稳妥地置于术者手掌中时，移开 Doyen 拉钩，娩出先露。助手在宫底部加压帮助娩出胎儿。

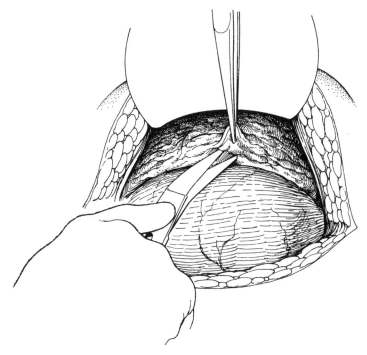

图 15-1 打开子宫下段腹膜

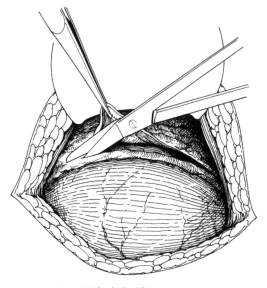

图 15-2 切开子宫膀胱反折

一旦胎儿娩出，即钳夹脐带并切断，麻醉师给予产妇缩宫药物缓慢静脉注入，如 5 U 缩宫素或其类似药物卡贝缩宫素 100 μg。后者可显著减少再次使用缩宫药物的需求。

娩出胎盘

现在娩出胎盘和胎膜。如果注射缩宫药物后子宫正常收缩，那么有节制地牵引脐带配合宫底加压通常可以娩出胎盘。用卵圆钳小心钳夹胎膜并轻轻牵拉，注意不要撕碎胎膜并遗留碎片在宫腔。子宫切口的出血可以用 Green Armytage 钳夹处理。如果胎盘没有很快剥离，必要时需手剥胎盘。

子宫外置修补术

一项临床试验报道，将子宫留置在腹腔内修补，宫缩乏力更少、手术时间更短、肠道功能恢复更快、术后镇痛剂用量更少、术后额外应用镇痛剂概率更低、伤口感染率更低[8]。然而，之前一个 meta 分析以及 CORONIS 临床试验并未发现两者有何区别[6]。NICE 推荐剖宫产时子宫修补术应在腹腔内进行[9]。子宫外置修补术因疼痛发生率较高且并不改善出血、感染等术后结局，故不推荐。

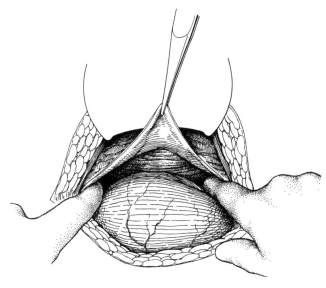

图 15-3　将膀胱从子宫下段分离

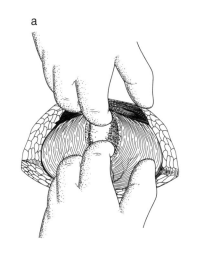

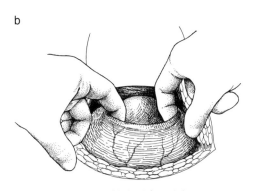

图 15-4　扩张子宫下段切口。
a. 纵向。b. 横向

控制出血

再次放入 Doyen 拉钩，吸尽凝血块和羊水，以便识别子宫下段切口边界。Green Armytage 钳以前后方向钳夹子宫下段切口两侧角，以闭合最常见也是最重要的出血部位（图 15-5）。

缝合子宫切口

轻轻上提 Green Armytage 钳，切口两侧角清晰可见，可吸收线分两层连续缝合子宫下段切口。重要的一点是，第一针在距子宫下段切口顶端稍外侧进针，可达到良好的止血效果。尽管无法分清两个独立的层次，术者应按照图（图 15-6a）缝合子宫下段并连续缝合包埋第一层缝线（图 15-6b）。缝合后切口的少量渗血可予压迫止血几分钟。

目前临床工作中，分为连续单层缝合子宫切口以及连续双侧缝合子宫切口两种做法。CORONIS 试验发现两种方法，无论在短期主要结局和 16 种次要结局方面，以及在 3 年结局方面均无差异。唯一潜在的区别就是两层缝合法手术时间可能略长和增加了第二根缝线的

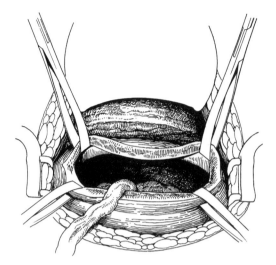

图 15-5 Green Armytage 钳钳夹子宫下段切口两侧角

费用（如果用了第二根缝线）。2016 年 NICE 推荐，因单层缝合子宫切口的安全性不明，除非在临床研究中，子宫切口应缝合两层[8]。

虽然缝合子宫切口常用薇乔线，但在 CORONIS 试验中，薇乔线并不优于铬制肠线，故推荐在适当的情况下，铬制肠线（价格仅为薇乔线一半）应为子宫切口缝线的一种选择[6]。

缝合子宫下段腹膜

缝合子宫下段的腹膜似乎没有意义，因此可待其自然愈合而不缝合。

清理腹腔

检查腹腔以确保已清除所有血块及羊水，并确保盆腹腔器官尤其是卵巢均正常，且盆腹腔内无异常出血。

关腹

关腹前检查子宫状态，确保子宫收缩良好。关腹步骤如第 4 章所述。无证据表明需缝合腹膜及留置引流管。

清理阴道

剖宫产术后清理阴道非常重要，术者必须明确手术结束时阴道是清空状态，以便评估术后出血情况。可用卵圆钳或术者的手指夹持纱布拭净阴道。轻压宫底明确宫缩情况，同时也可排出任何残留在阴道的凝血块。

a

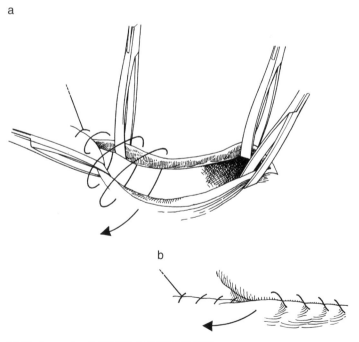

b

图 15-6 a、b. 分两层缝合子宫下段切口

结论

关于进腹、子宫修补及关腹方法，已有的证据显示，术者可以沿用他们当前的方法，但至少需考虑到对短期术后病率的影响。然而，对长期结局的评估，比如在之后妊娠中子宫瘢痕部位的完整性方面，仍有待研究。

子宫下段横切口剖宫产的并发症及风险

膀胱损伤

如果术中发现子宫与膀胱界限不清，那么有相当大的风险进入膀胱。最简单的预防措施是在手术开始前确认膀胱已排空，并依照之前推荐的方法辨清疏松的膀胱子宫反折腹膜。必要时，切口可以做在假定的膀胱子宫反折水平以上部位。

大部分发生在膀胱顶的损伤，可由妇产科医生用双层缝合法成功修补。更严重的损伤，怀疑损伤到输尿管开口时，应由泌尿外科专家或泌尿妇科专家修补。

子宫动静脉损伤

纵向牵拉扩张切口的方法降低了子宫动静脉损伤的风险。经验和练习可使术者判断适合一般胎儿的理想切口长度，偶尔在胎先露非常大时会遇到问题。在这种情况下，术者必须小心地扩大切口至合适的大小。

大量出血

大多数情况下，子宫下段切口剖宫产出血很少。然而，有时候会发生汹涌的出血甚至危及生命。即使少量出血也会影响手术视野，增加损伤周围脏器及胎儿的风险。如果术者的动作流畅、迅速，使用宽头止血钳例如 Green Armytage 钳钳夹出血点，注意避免因技术不熟练损伤大血管，那么出血将能控制在可接受的范围。如出血活跃，游离出血血管，推荐采用褥式缝合，因此法不会切割组织，止血效果较单针缝合或结扎更确切。

处理出血时最危险的区域在切口两侧角，该处盲目的缝合极易损伤输尿管。有鉴于此，编者建议尽早识别切口两侧角并予 Green Armytage 钳钳夹。

如胎盘附着部位持续出血，应予以按摩子宫并考虑静滴缩宫素。

在一些医院，选择性剖宫产时常规进行"自体血回输"，因一次性血液回收装置并不昂贵并且可避免异体输血。

所有产科医院必须拥有处理产科大出血的临床指南与规范。

胎儿损伤

剖宫产时胎儿损伤发生率接近 1%～2%，通常表现为切开子宫下段时意外切到胎儿头部或臀部皮肤。术者必须小心谨慎仅在子宫下段切一小口，然后用手指撕开扩大切口。

古典式剖宫产

古典式剖宫产的适应证较少，包括以下几种。

- 横位胎膜已破，胎儿周围子宫收缩。
- 足月前剖宫产，尤其 28 周以前子宫下段形成不良。
- 作为剖宫产时子宫切除的前驱步骤。
- 作为宫颈癌治疗前的步骤，不论是手术或放疗。
- 前次古典式剖宫产，此次瘢痕极薄需做瘢痕切除及重新缝合。
- 宫颈肌瘤阻碍子宫下段暴露。
- 前置胎盘子宫下段血管怒张而术者经缺乏处理经验。

术前准备、麻醉、宫缩剂、器械及患者体位同子宫下段剖宫产。视情况做好交叉配血是明智之举。

手术步骤

进腹

取脐下正中竖切口，注意避开常向腹壁拉伸的膀胱，在切口上半部分打开腹膜可避免该问题。

切口选择

仔细检查子宫，包括辨认清楚圆韧带，以确定子宫没有旋转，可将大纱布垫排垫在子宫两侧，尾部钳夹标记。子宫体前壁正中做一约 10～12 cm 纵向切口，检查膀胱位置以评估是否需要将切口延伸至子宫下段。切开必需迅速，因为子宫肌层可能有大量出血。该步骤中损伤胎儿的风险较大，所以更应小心细致。

如果胎盘位于切口下方那么出血会进一步增多。需细致地评估失血情况，失血过多时予输血。

娩出胎儿

抓住胎儿腿部娩出，之后娩出胎体及胎头。钳夹脐带，在两把钳子之间切断。

娩出胎盘

如子宫下段剖宫产所述方法，娩出胎盘。

缝合子宫切口

胎儿娩出后在缩宫素及其类似物的作用下，子宫开始收缩，出血将会减少。用 Dexon 或薇乔线连续缝合两层，关闭子宫切口。有时即使是使用无损伤缝合针，针眼也会渗血，这种情况下最好压迫止血几分钟。

清理腹腔

移走纱布并将子宫放回腹腔，仔细清除盆腹腔内血块及羊水，并与子宫下段剖宫产所述一样检查盆腹腔。

关腹

关腹步骤如第 4 章所述。

清空阴道

在手术结束时需细致地清理干净阴道，该部分同子宫下段剖宫产。

剖宫产主要的并发症

感染

任何腹腔操作都有感染的风险，如果手术是急诊情况下进行的那么感染的风险增加。另一个影响因素是产妇所经历的产程长短，一个漫长又紧张的产程以剖宫产终止并不少见。由于组织充血水肿、做过多次阴道检查、留置导尿、胎膜破裂时间长，因此术后感染多发也就不足为奇了。

术中预防性使用抗生素应是所有剖宫产手术的常规。

术者必须牢记在紧急情况下虽然需要快速，但仍不应忽视术前准备和手术操作中严格的无菌技术。

血栓形成

在英国，静脉血栓栓塞症是产妇产后 42 天内死亡的主要原因。在 2009—2013 年，共有 48 例孕期及产后 6 周内因 VTE 死亡的病例。其中，24 例死亡患者（50%）血栓形成发生在产后，后者中又有 50%（9 例急诊剖宫产，3 例选择性剖宫产）是通过剖宫产分娩。

RCOG 推荐所有既往有剖宫产史的孕妇产后应考虑用低分子肝素抗凝治疗 10 天。其他本次分娩为选择性剖产的患者，如存在风险因素，产后应考虑低分子肝素抗凝治疗 10 天。

子宫瘢痕破裂

子宫瘢痕破裂是一种罕见的并发症，常

发生在有剖宫产史的孕妇，但它也可发生在有子宫切开术、宫体整形术或子宫肌瘤剥除史的孕妇。

毫无疑问，古典式剖宫产术后发生子宫破裂的风险更高。当前该术式使用相对较少，因此子宫破裂明显减少。

子宫破裂可能是突发的和灾难性的，表现为一个垂死的孕妇和死亡的胎儿。通常情况下，子宫破裂可能无明显症状，在后续剖宫产时发现前次瘢痕呈"窗户样"，胎膜从缝隙中鼓出。瘢痕处通常无血管，所以出血一般不是问题。

孕期或产程中的腹痛可能是子宫破裂的预兆，因此不应忽视。产程中之前有效的硬膜外麻醉无法控制腹痛是个尤为明显的先兆，应警告产科医生如坚持阴道试产可能有风险。

产后大出血的处理

所有产科医院必须具有精心演练的处理产后大出血这种危及生命急症的抢救流程。RCOG 和美国妇产科学院已经制定了相关的指南规范，此处不再详细讨论。

产后大出血的处理包括 3 个部分：复苏、医疗干预、手术（表 15-1）。

全子宫切除术来控制产后大出血是最后的手段，但是也不应拖延到出现严重弥散性血管内凝血的绝境。除了 B-Lynch 缝合和髂内动脉结扎术，其他止血技术将不在本文中进一步赘述。初学者及专科医师需熟悉这些方法，并在发生该情况时和放射介入医师协同工作。

表 15-1　产后大出血处理的 3 个组成部分

处理方法	组成部分
复苏	气道
	呼吸
	循环
	氧气
	液体平衡
	输血（自体血回输，O 型 RhD 阴性或特定血型）
	血液制品
	保暖
医疗干预（产后）	缩宫素，麦角新碱-缩宫素以及卡贝缩宫素
	前列腺素类
	静脉用氨甲环酸
手术	Bakri 球囊
	阴道填塞
	B-Lynch 缝合
	介入放射
	子宫动脉 / 髂内动脉结扎
	子宫切除

B–Lynch 缝合术

Christopher B-Lynch 在 1997 年描述了 B-Lynch 缝合法，在此将对其做一简单描述，更详细的描述读者可参考其著作[10]。

剖宫产术出现不能控制的出血，应清理宫腔并双手按压宫体以评估背带式缝合成功的可能性。用带有坚固薇乔线的圆针从子宫切口右侧缘 3 ～ 4 cm、下方 3 ～ 4 cm 进针穿入子宫，在距子宫切口上缘、右侧缘 3 ～ 4 cm 处穿出，然后越过宫底，压在距宫角 3 ～ 4 cm 处。缝针从后壁右侧再次穿过宫腔，位置与缝针从前壁穿出的位置对应。缝针再次从宫腔穿出至子宫后壁左侧相应位置，绕过宫底左侧，再次从宫体左侧进针、出针，缝合方式与右侧相同。缝线在子宫前壁切口下方拉紧打结，助手辅以双手压迫子宫防止拉紧缝线时对子宫的切割伤，然后缝合子宫切口。在收紧 B-Lynch 缝线前对宫壁上单独的出血点可予额外的缝合。

髂内动脉结扎术

通过结扎双侧髂内动脉可减少 85% 的盆腔动脉压。分离髂内动脉在本书第 21 章介绍。髂内动脉或最好是其前分支都可以在骨盆侧壁结扎。在分离髂内动脉后方时需格外小心，因髂内静脉与其毗邻。可使用 Monaghan 剪或 Meigs-Navratil 钳做分合动作轻轻推开组织暴露层次。将薇乔线结置于 Meigs 钳开口的下方环绕髂内动脉并结扎。在对侧重复本步骤。该方法很少导致盆腔疼痛和臀部缺血。

参 考 文 献

［1］ Betrán AP, Ye J, Moller A-B, et al. The increasing trend in caesarean section rates: global, regional and national estimates: 1990−2014. PLoS One 2016; 11(2): e0148343.

［2］ Hamilton BE, Martin JA, Osterman MJK. Births: Preliminary Data for 2015. National Vital Statistics Reports vol. 65 no. 3. Hyattsville, MD: National Center for Health Statistics; 2016.

［3］ Haas DM, Morgan S, Contreras K. Vaginal preparation with antiseptic solution before cesarean section for preventing postoperative infections. Cochrane Database Syst Rev 2014; (12): CD007892. doi: 10.1002/14651858. CD007892.pub5.

［4］ Tuuli MG, Liu J, Tout MJ, et al. A randomized trial comparing skin antiseptic agents at cesarean delivery. N Engl J Med 2016; 374: 647−655.

［5］ Mathai M, Hofmeyr GJ, Mathai NE. Abdominal surgical incisions for caesarean section. Cochrane Database Syst Rev 2013; (5): CD004453. doi: 10.1002/14651858. CD004453.pub3.

［6］ The CORONIS Collaborative Group. Caesarean section surgical techniques (CORONIS): a fractional, factorial, unmasked, randomised controlled trial. Lancet 2013; 382: 234−248.

［7］ O' Neill HA, Egan G, Walsh CA, et al. Omission of the bladder flap at caesarean section reduces delivery time without increased morbidity: a meta-analysis of randomised controlled trials. Eur J Obstet Gynecol Reprod Biol 2014; 174: 20−26.

［8］ Doganay M, Tongue EA, Var T. Effects of method of uterine repair on surgical outcome of caesarean delivery. Int J Gynecol Obstet 2010; 111: 175−178.

［9］ National Institute for Health and Clinical Excellence. Caesarean Section. NICE Guideline 132. London: NICE; 2011 (updated August 2012).

［10］ B-Lynch C, Coker A, Lawal AH, et al. The B-Lynch surgical technique for the control of massive postpartum haemorrhage: an alternative to hysterectomy? Five cases reported. Br J Obstet Gynaecol 1997; 104: 372−375.

延 伸 阅 读

The CORONIS Collaborative Group. Caesarean section surgical techniques: 3-year follow-up of the CORONIS fractional, factorial, unmasked, randomised controlled trial. Lancet 2016; 388(10039): 62−72.

Knight M, Tuffnell D, Kenyon S, et al., eds on behalf of MBRRACE-UK. Saving Lives, Improving Mothers' Care: Surveillance of Maternal Deaths in the UK 2011−13 and Lessons Learned to Inform Maternity Care from the UK and Ireland Confidential Enquiries into Maternal Deaths and Morbidity 2009−13. Oxford: National Perinatal Epidemiology Unit; 2015.

Mavrides E, Allard S, Chandraharan E, et al. on behalf of the Royal College of Obstetricians and Gynaecologists. Prevention and management of postpartum haemorrhage: Green-top Guideline No. 52. BJOG 2017; 124(5): e106−e149.

NHS. Hospital Maternity Activity 2015−16, http: // www. content.digital.nhs.uk/catalogue/PUB22384 (accessed 2 October 2017).

World Health Organization. WHO Statement on Caesarean Section Rates. WHO/RHR/15.02. Geneva: WHO; 2015.

Xodo S, Saccone G, Cromi A, et al. Cephalad-caudad versus transverse blunt expansion of the low transverse uterine incision during cesarean delivery. Eur J Obstet Gynecol Reprod Biol 2016; 202: 75−80.

（于海林　译）

第 3 篇

妇科泌尿手术

第16章 盆腔器官脱垂的手术

盆底功能障碍十分常见，50% 的妇女在进入中年时都会出现，其中有 50% 的女性会受其困扰[1]。其病因为多方面的，妊娠、阴道分娩、高龄和肥胖是报道最多的高危因素。据之前估计，大约有 10% 妇女在一生中将会接受一次或多次关于盆腔器官脱垂（pelvic organ prolapse, POP）或尿失禁的手术[2, 3]。随着人口老龄化，老年女性的数量日益庞大。因此，POP 的发病率和手术干预的需求会进一步增加。在英国，21 世纪初的这个数字已经翻了一番[4]。

盆腔的所有组成部分都可能发生脱垂。

- 前部：膀胱膨出，膀胱尿道膨出，阴道旁侧缺陷。
- 中部：子宫、阴道穹窿。
- 后部：肠膨出，直肠膨出，会阴缺陷。

患者可有一个或多个部分的脱垂，同时（即在初诊时）或依次发生（在之前的治疗后再次出现）。根据编者的经验，要求手术治疗的女性中只有 20% 是单一部分脱垂，50% 涉及两个部分，30% 涉及全部 3 个部分。此外，如果需要再次手术，1/3 POP 者发生在之前相同的部分，1/3 发生在不同的部分，另外 1/3 同时涉及相同的和其他的部分（依据为编者未发表统计数据，纳入了 1 713 名接受 20 年以上的手术治疗的女性）。

盆腔器官脱垂目前有几种分级系统，尚未统一，尽管 POP-Q 系统是最常用的评估系统[5]。然而，此系统在研究中使用比常规临床实践中更合适。所有的分级系统简化如下。

- 一级：最主要的脱垂部位（前、中或后部）下降但不到外阴（或处女膜环）。
- 二级（一些系统中也包含了一级）：最主要的脱垂部位下降到外阴。
- 三级（某些系统定义为二级）：最主要的脱垂部位下降超过外阴。
- 四级（某些系统定义为三级）：整个阴道脱出外阴；有子宫的妇女也称为子宫脱垂。

在经产妇中，90% 有一级（或以上），50% 有二级脱垂。这些女性很多都没有相关症状，只有 1/3 或 1/4 患者的脱垂症状变得越来越明显。报道的症状如下。

- 脱垂本身的影响（如肿块、膨隆或者有东西下坠的感觉，阴道、盆腔疼痛或背痛）。
- 泌尿系统症状（如尿频、尿急、急迫或压力性尿失禁、尿意不尽、尿流不畅快或排空不全）。
- 肠道症状（如排便困难，或者需要经阴道或直肠手动帮助肠道排空）。
- 性症状（如性交不适或疼痛，阴道在被插入时有阻塞感，感觉不到松弛。部分或所有的这些症状可能与性欲下降有关）。

传统的妇科脱垂手术是为了恢复正常阴道解剖，而真正的挑战是在此同时保持或改善膀胱功能、肠道功能和性功能。更重要的是，要确定患者对手术的目标和期望值，从而和她确定哪些是可以或无法通过手术达到的[6]。只有通过这样的讨论，她才能在充分知情的情况下选择是否接受手术，以及还有哪些其他选择可以更好地达到她的目标。

在讨论手术之前必须始终向患者强调侵入性治疗不是必需的。再次确定只要可以忍受，他们可以不需要任何治疗——这对于许多妇女来说本身就是一种巨大的解脱。对许多人来说，非手术的处理也可以提供令人满意的效果。无论哪种情况，这些选项都意味着患者可以完全避免手术或至少将干预推迟到更合适的时间。根据个人统计，上述这些非手术方案可以被患者接受的程度是，泌尿妇科门诊 POP 女性只有不到 1/5 接受了手术治疗。

如果要求手术治疗，对手术的选择取决于许多因素，具体如下。

- 所涉及的盆腔部位。
- 脱垂的确切位置。
- 脱垂程度。
- 是否有泌尿、肠道或性功能的症状。
- 患者的总体健康状况，是否可以耐受手术与麻醉。
- 手术医生的培训和经验。
- 其他可利用的手术资源。

麻　醉

如果单独实施，一些较小的手术（如阴道缝合术）仅使用局部麻醉或局部麻醉辅以镇静剂即可。其他手术方案或联合进行的手术方案，涉及盆腔内一个部位以上的，需要全身或区域麻醉。

器　械

第 3 章所展示的一般妇科器械适用于大多数脱垂手术。另外，笔者的做法是用 Gillies 细齿解剖钳（或 DeBakey 钳）还有弯曲的 Metzenbaum 剪刀，以及 Lone Star®Scott 牵开器（可重复或一次性使用）来进行所有阴道重建手术。这个 Lone Star®Scott 牵开器的好处是同时在多个水平拉开，优化用空间和减少对助手的需求。手术头灯最好是重量轻、电池供电的，对许多盆底手术非常有利，特别是在资源配置较低的手术室里，在灯光和（或）电源不足的情况下。

阴道前壁修补术

阴道前壁修补术用于膀胱膨出或膀胱尿道膨出症的修补，也就是说，通过修补盆腔前部的（耻骨宫颈）筋膜缺损来治疗膀胱壁疝。这个过程的主要原则是加强有筋膜缺损的区域，将阴道黏膜从其下方膀胱分离，并找出中间的筋膜层。最典型特点是普遍的筋膜无力，在这种情况下通过加强缝合法折叠筋膜来支撑膀胱（阴道缝合）。如果发现特定的筋膜撕裂，可以简单地修复（定点修复）。拉伸出的多余阴道黏膜通常在缝合前修剪。然而，这对于修复的完整性来说不是必需，应谨慎进行。

尽管历史上阴道前壁缝合术也用于治疗压力性尿失禁，但现在强有力的证据表明远不如其他方法有效[7]。如果尿动力学显示存在压力性尿失禁，另外的压力性尿失禁手术可以同时考虑，也可以作为二期手术。读者应参阅第17章中建议的内容。

术前准备

不需要特殊的术前准备，尽管如果术前24小时未排便的话，有些手术医生依然倾向于给予灌肠或肛门塞药处理。

患者取膀胱截石位，臀部靠近手术台边缘。轻微的头低位可能有助于评估阴道前壁和调整手术灯的最佳方向。在麻醉诱导时静脉注射广谱抗生素是建议的。许多手术医生会进行术前导尿排空膀胱，尽管没有证据支持这种做法。双合诊和 Sim 窥镜检查是为了对脱垂进行分级，并评估盆腔是否有额外的病理学改变。

手术

（1）第一步：切口。虽然不是必要的，但可以将 Allis 或 Littlewood 组织钳钳夹阴道前壁，以划定修复部位，一个在膀胱颈水平，两个在前穹窿的侧面，靠近宫颈。如已切除子宫，这些放置在阴道拱顶的角上。在上皮下间隙注射局部麻醉剂和肾上腺素（1% 利多卡因或 0.5% 布比卡因和肾上腺素 1 : 200 000）有助于分离组织间隙和减少出血。但是，应注意不要因为过度打水垫而破坏筋膜层，编者更倾向于只在计划切缘的上界打水垫。

在阴道前穹窿（或穹窿）处做一个初始的横向切口。然后，用手术刀或使用"隧道成形" Metzenbaum 弯剪刀从前穹窿（或穹窿）处向膀胱颈延伸成 T 形，后者是编者的首选。应注意保持剪刀尖向上（紧贴阴道黏膜），使黏膜和筋膜之间的平面分离（图 16-1）。

（2）第二步：从膀胱和耻骨宫颈筋膜上分离阴道黏膜。Allis 或精细的 Kocher 钳放置在中线"T 形连接处"的两侧和沿着阴道切口边缘的 2 ～ 3 个点处，并通过牵引轻轻地分开。用 Metzenbaum 剪在膀胱膨出的一侧进行锐性分离，形成上皮下间隙。耻骨宫颈筋膜最好留在膀胱上，虽然这并不总是可行的。这个间隙是相对无血管的，出血通常只有当间隙欠准确、被破坏，或者如果患者有既往修复史，或有广泛的静脉曲张时才会发生。一旦辨识清楚，让助手在筋膜上用细齿解剖钳轻轻地牵引，就可以轻松地打开该间隙。事实上，这也许是手术中唯一需要助手的一步（图 16-2）。间隙一直打开至膀胱的侧壁，如果有阴道旁筋膜缺损的可能，间隙需要打开至盆腔侧壁。然后，在另一侧相同操作，间隙需进一步分离至切口的上端，也就是在附着子宫骶骨、主韧带复合体的宫颈或阴道穹窿上（图 16-3）。

（3）第三步：修补。间断缝合耻骨宫颈筋膜以减少膀胱膨出。考虑到结缔组织愈合相对缓慢且脱垂患者不可避免地缺乏可缝组织，编者使用 3-0 聚二氧烷酮（PDS）缝合线，尽管其他可吸收缝合线如聚葡萄糖酸盐（Maxon）、聚多糖（Vicryl）或乙交酯、对二氧环己酮和碳酸三甲烯（Biosyn）也可使用。标准间断缝合是传统的方法，但是编者倾向于使用一系列重叠的箱形缝合线，这样筋膜每一部分都是双折的，并且没有空间会发生疝出（图 16-4）。根据膀胱膨出的大小，所需的间断缝线数目不同。

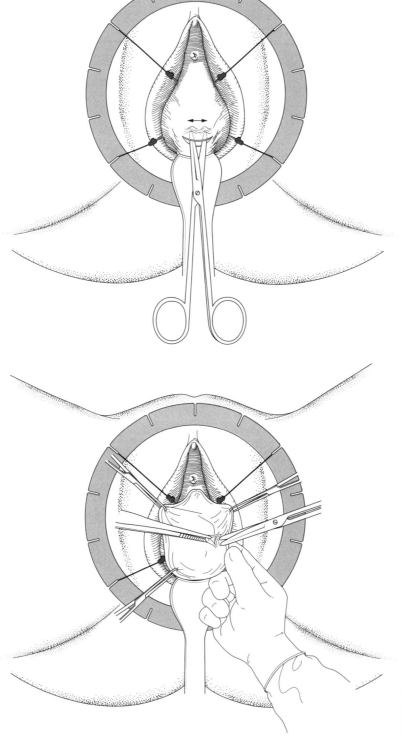

图 16-1 使用隧道技术做阴道切口。注意剪刀尖必须紧靠阴道壁，保持在阴道黏膜和筋膜间的平面进行分离

图 16-2 分离耻骨宫颈筋膜与阴道。注意间隙通过轻柔地牵引筋膜更容易打开

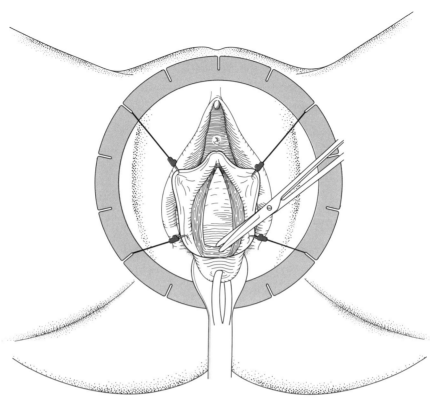

图 16-3 进一步
分离间隙至宫颈
或阴道穹隆

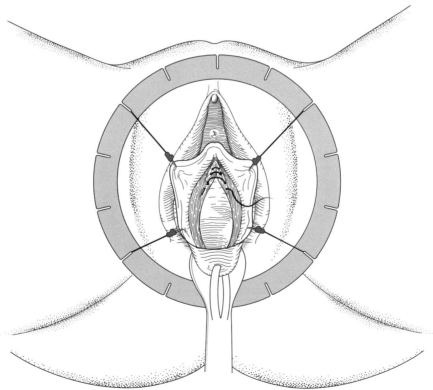

图 16-4 耻骨宫
颈筋膜内进行折
叠缝合。注意使
用一系列重叠的
箱形缝合，没有
空间发生疝出

（4）第四步：关闭。如上所述，切除多余的阴道赘皮对于完整修补来说是不必要的而且需谨慎操作。从近宫颈端开始缝合阴道黏膜边缘，使用 2-0 薇乔线（Vicryl）连续扣锁缝合。编者的技巧在于每一针都带到下面的筋膜，这样黏膜紧贴筋膜缝合，不留死腔，避免血肿形成（图 16-5）。

术后处理

虽然耻骨上导尿管虽然在过去广泛使用于盆腔器官脱垂和压力性尿失禁术后，但编者现在更倾向于术后留置导尿管过夜。之前需间歇性自我导尿的女性也可以继续使用这个方法。

支持常规使用阴道塞的证据并不一致，也许并不需要，许多患者对于去除阴道塞心生恐惧。并无临床证据证明阴道填塞可减少远期阴道粘连。相反，可能会增加感染和阴道粘连的概率。因此，最好在一些罕见的情况下，像是连续缝合无法控制的阴道切缘渗血时，使用阴道塞。

阴道后壁修补术

该术式适用于直肠膨出，也就是说，缓解因后部（直肠前）筋膜缺陷筋膜而导致的直肠前壁疝。由于直肠疝常与会阴缺陷同时发生，所以常与会阴修补术一起实施，有时亦与肠疝修补或中盆腔手术同时进行。

主要原则是加固筋膜薄弱的区域，将阴道从下方的直肠组织分离，辨识直肠前或直肠阴道筋膜层。最典型的是筋膜薄弱，在这种情况

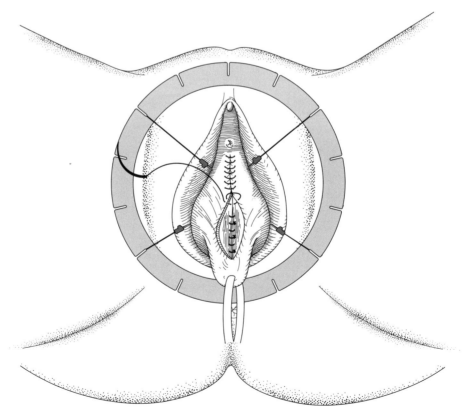

图 16-5 关闭阴道黏膜。注意每一针都带到下面的筋膜，这样不留死腔，避免血肿形成

下直肠疝可以通过重叠的支撑缝合（阴道缝合术）修补。如果发现单个筋膜撕裂，简单修复即可（特定位置的修补）。

如上阴道前壁修补术中所述，多余的阴道赘皮通常于关闭之前先予修剪，然而对于完整修补来说是不必要的而且需谨慎操作。事实上，这一点在后部操作中更为重要，因为此处过度修剪对于随之而来的性交困难的风险更大。所有女性在手术前都应对此知情，对于那些已经性交困难的患者应避免这个区域的手术，除非有其他的相关症状必须这样处理。

术前准备

不需要特殊的术前准备，如果之前 24 小时未排便还是推荐给患者清洁灌肠。

取膀胱截石位，强调正确放置患者臀部于床末端，头低脚高不是必需的。麻醉诱导后予静脉广谱抗生素为宜。尽管没有证据支持这种做法，许多手术医生还是术前导尿排空膀胱。行双合诊和 Sim 阴道窥器检查来评估脱垂分级和骨盆情况，进行直肠检查来排除或明确同时可能发生的肠疝尤其重要。

如果同时进行会阴修补术，手术医生必须在手术前充分评估会阴缺损的程度。需要详细的计划来避免手术完成后阴道狭窄。在处女膜后缘残留处两边放置 Allis 或精细的 Kocher 钳，把它们在中线附近对齐会有助于测量阴道口大小以确保保留足够的阴道开口。

手术

（1）第一步：切口。Allis 或精细的 Kocher 钳可以用来标识直肠膨出的顶端，与之前放置于会阴两侧的器械来确定手术的范围。在皮下间隙下注入局麻药和肾上腺素（1% 利多卡因或 0.5% 布比卡因和肾上腺素

1 : 200 000）有利于分离组织间隙和减少出血。正如前壁修补术中提到的，不要过多注射导致筋膜层受损。事实上，盆腔内筋膜后层在解剖学上比前壁更难分清。编者更倾向于在计划切口的下缘注射（即会阴水平）。

如果计划进行会阴修补术，两侧钳子间用手术刀做一横切口（图 16-6），否则就在中线做一切口。

Allis 或精细的 Kocher 钳现在可以被移至中线两侧。将阴道壁下缘用组织钳向下牵拉，用 Metzenbaum 剪刀打开皮下组织间隙，并于中线做一切口至直肠膨出顶点的上缘（图 16-7）。

（2）第二步：分离阴道与直肠筋膜间隙。术者另外用 Allis 或 Kocher 钳沿切缘两侧的 2～3 个点钳夹，向下牵拉游离阴道边缘。轻柔牵拉切缘一侧组织钳，Metzenbaum 剪打开皮下间隙，向侧方直至直肠膨出的边缘，向头端至直肠膨出最高点。与阴道前壁修补术相同，如间隙正确，直肠与阴道后壁分离容易，尽管较阴道前壁更难分清、更易出血。同样，让助手在筋膜上用细齿解剖钳轻轻地牵拉筋膜可以帮助更好地打开间隙（图 16-8）。同法处理对侧。其中不变的是，直肠前筋膜终止于阴道穹窿处，任何高于这个水平的均为肠疝而非高位直肠疝（需要分开另行处理）。

（3）第三步：修补。如前所述，脱垂患者不可避免地缺乏可缝组织，于是编者倾向于常规用缓慢可吸收缝线和 3-0 聚二氧六环酮（PDS）缝线（W9132 3-0 PDS，31 mm 半圆圆针）。间断缝合直肠前筋膜回纳直肠膨出，可以实现无张力的修补（图 16-9）。整个手术过程中应牢记避免过度缩窄阴道，尽管这更可能发生在使用两侧所谓"肛提肌缝合"或是过度修剪阴道黏膜，而不是发生在无张力筋膜重建中。

有些手术医生认为将非优势手的示指放在

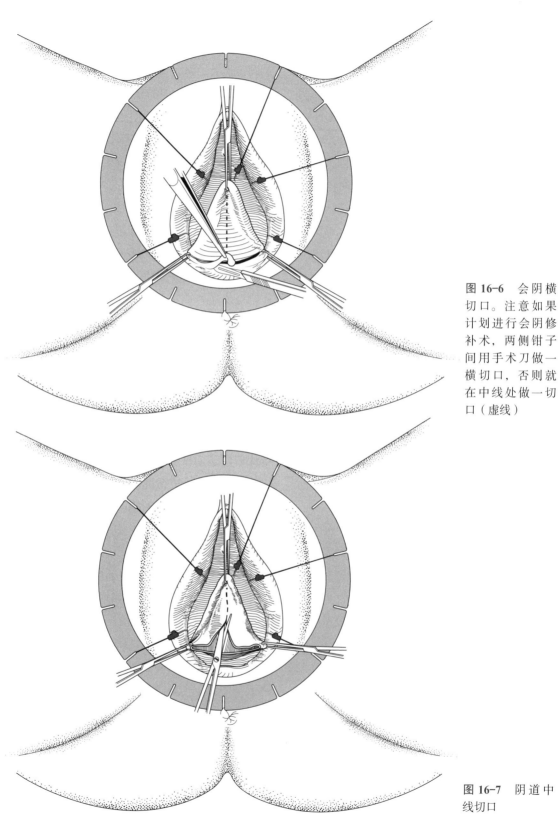

图 16-6　会阴横切口。注意如果计划进行会阴修补术，两侧钳子间用手术刀做一横切口，否则就在中线处做一切口（虚线）

图 16-7　阴道中线切口

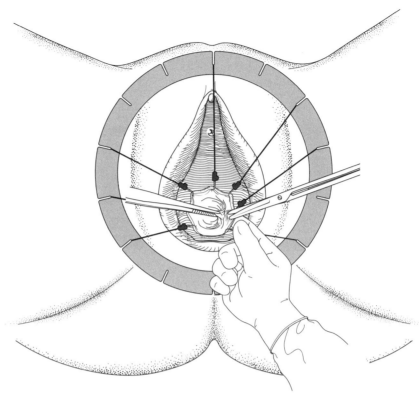

图 16-8　分离阴道与直肠前筋膜间隙，轻轻牵拉筋膜更易打开间隙

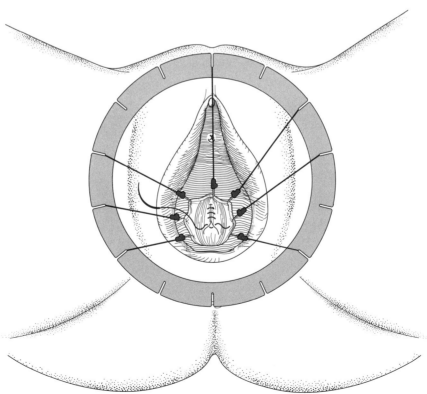

图 16-9　间断缝合直肠前筋膜。注意如需无张力缝合，缝合进针不能太靠边

直肠进行筋膜缝合更简单安全，尽管这并非编者的惯常操作。

（4）第四步：缝合。如上所述，多余的阴道赘皮通常于关闭之前先予修剪，然而这对于完整修补来说是不必要的，需谨慎操作。自阴道切口顶端起用 2-0 薇乔线（W9350 2-0 薇乔线，26 mm 半圆形锥形切口缝合针）连续扣锁缝合阴道后壁。如前所述，编者倾向于每一针都带到下面的筋膜，这样黏膜紧贴筋膜缝合，不留死腔，避免血肿形成（图 16-10）。如果阴道黏膜关到会阴，可以使用快速可吸收的缝线，如 3-0 Vicryl Rapide（W9927 3-0 Vicryl Rapide，22 mm 半圆切割针）缝线就很好。

术后处理

与阴道前壁修补术一样，编者倾向于保留导尿过夜，极少使用阴道纱条填塞。

经肛门直肠脱垂修补术

经肛门入路进行直肠膨出修补受到一些结直肠外科医生的青睐。该操作包括打开直肠前黏膜下间隙，将其下直肠肌肉组织以及直肠前筋膜层一起折叠缝合。这个操作有约 1% 的直肠阴道瘘风险，少数的几个比较研究认为与阴道修复相比有较低的短期和长期的成功率和较高的再次手术率[8]。

会阴修补术

此手术长在阴道后壁修补术时同时进行，

会阴修补术可能增加术后浅表性性交痛风险，因此只用于阴道口裂开且有症状的患者。

手术

（1）第一步：切口。两把 Allis 或精细的 Kocher 钳钳夹双侧位于阴唇后系带的处女膜缘。刀片横行切开 2 把 Littlewood 钳间的组织（图 16-6）。

（2）第二步：分离。如果同时进行阴道后壁修补，那么就要如上述进行间隙分离。否则，就在会阴切口中心做一个小小的中线延伸。将阴道黏膜从球海绵体肌和会阴浅横肌上分离出来（图 16-11）。

（3）第三步：重建会阴体。最多两针间断缝合会阴两侧肌肉，针数多了不但不会帮助症状改善还会增加阴道狭窄的风险。对于活跃收缩的组织，缓慢可吸收缝线可能是有利的，单丝线结在会阴黏膜内移动的风险可以规避，编者偏好使用一种较大直径的中吸收缝线，如 0 或 1 号薇乔线（W9231，1 号薇乔线，40 毫米半弧圆针）。针放置的理想方向对于初学者来说通常不是很直观，图 16-12 进行了描述。

（4）第四步：关闭。关闭会阴可用间断褥式缝合或是连续皮下缝合。无论哪种缝合，编者都喜欢用 3-0 Vicryl Rapide 缝线。

伴肠膨出的阴道后壁修补术

肠膨出常见于阴道后壁上方，位于直肠膨出上方。但是要知道，正如直肠膨出有时可以延伸至很高，肠管膨出亦可以延至会阴水平。在没有 CT、MRI 提供的影像学信息情况下，直肠检查是最好的鉴别直肠膨出和肠膨出的方法。

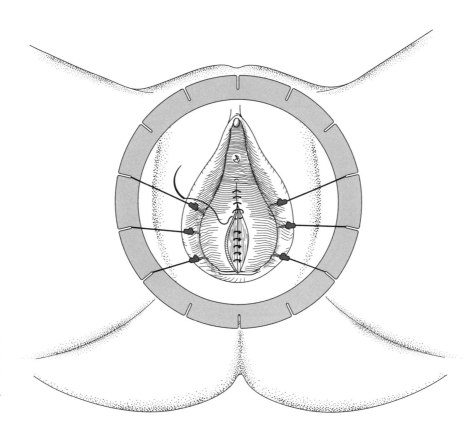

图 16-10 阴道
黏膜缝合。注意
每一针都带到下
面的筋膜，避免
血肿形成

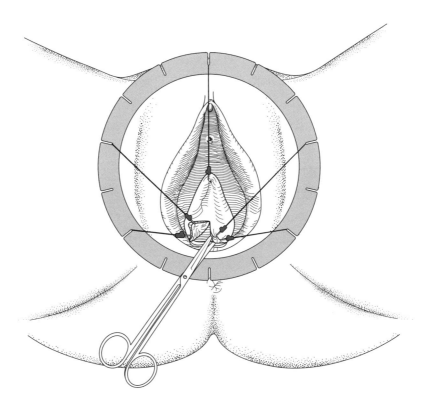

图 16-11 将阴
道皮肤瓣从其下
的球海绵体肌和
会阴浅横肌上分
离出来

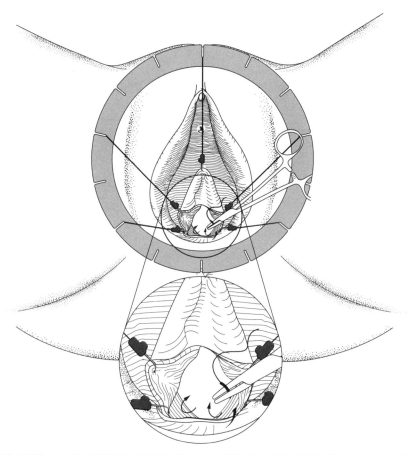

图 16-12 重建会阴体。如放大图所示，注意针的走向确保缝到大部分球海绵体肌和会阴浅横肌

手术步骤同阴道后壁修补术。一旦打开直肠阴道间隙，直肠前筋膜上缘的所有肠腔膨出均可发现。一旦明确，将肠管疝囊钝锐性分离出来，切开腹膜，打开疝囊。这时需注意避免位于疝囊中的小肠损伤。此时稍稍头低位有助于排空疝囊，自疝囊颈用 2-0 薇乔线行一个或多个荷包缝合关闭（图 16-13）。切除多余的腹膜，其余部分同阴道后壁修补术。

中盆腔手术

对于盆底脱垂，我们时常容易忽视中盆腔部分。子宫、阴道脱垂往往漏诊或是未得到有效治疗。正如这章之前所述，脱垂的发生往往不局限在盆腔的一个部分。由于亚专科不同，每个临床医生所见病例范围不同，但根据编者个人手术治疗的脱垂统计，超过 75% 的病例涉及中盆腔。无法有效治疗无疑会增加脱垂手术的不良结局。手术范围过大的缝合不但不能够缓解脱垂，反而会致阴道紧缩，使性交困难，甚至使后续处理脱垂更加困难。因此，当患者要求手术治疗脱垂，常需要同时进行多个操作，这些操作常包括对中盆腔的关注，可以是经阴道子宫切除或阴道穹窿支持。少见情况下，可能需要保留子宫或采用支持操作。

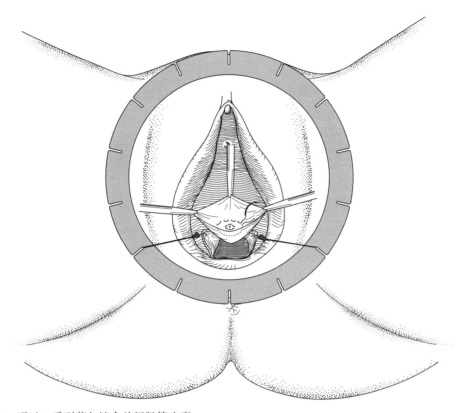

图 16-13 通过一系列荷包缝合关闭肠管疝囊

经阴道全子宫切除联合阴道前（或）后壁修补术

经阴道全子宫切除术的方法详见第 11 章。在针对盆腔脏器脱垂进行时没有区别，但是以下几点需注意。

如果同时实施经阴道全子宫切除术和盆腔脏器脱垂的修补术，编者倾向于先行经阴道全子宫切除术。如果还需要行阴道后壁修补或阴道后壁会阴修补术，应将这些手术放在最后进行。最后做阴道后壁修补的原因在于如果先做后壁修补，就会影响子宫以及阴道前壁及上段的暴露和操作。而且，处理完脱垂的子宫与阴

道前壁后，常无须再修补后壁。尽管有时当患者主诉排便困难时还是需要修补阴道后壁的。

如上所述，作者不推荐阴道内填塞纱条避免阴道前后壁粘连。同样出院前阴道检查也不推荐。

阴式全子宫切除联合 McCall 阴道后穹窿整形术

已经有几种最小化子宫切除术后阴道穹窿脱垂风险的方法被使用，大多数手术医生会充分保留连接阴道穹窿的宫骶韧带，或是在两侧钳夹它们，或是将两侧都缝至中线处以紧缩上提阴道穹窿。正如第 11 章所述，没有临床证据支持这样的操作，只是看上去这么做会有好处。唯一是有效证据的"步骤"（与进行额外的手术操作相比）就是 McCall 阴道后穹窿整

形术了[9]。

这个操作包括用不可吸收缝线（如原著所述）或是可缓慢吸收的缝线（现在更倾向的）缝合宫骶韧带和子宫直肠陷凹的腹膜部分，以去除这个陷窝。可以使用 2-0 PDS（W9133 2-0 PDS，31 mm 半弧圆针；图 16-14）。通常从穹窿边缘往头侧进行缝合（通常为 3 针）。开始不打结，然后从穹窿后的阴道黏膜穿过，关闭后打结（图 16-15）。如果用不可吸收线内缝，还需用可吸收缝线从阴道缝合，将宫骶韧带固定在阴道穹窿上。

阴式子宫切除术后固定骶棘韧带的作用

在大多数情况下，甚至是Ⅲ度和Ⅳ度子宫脱垂，阴式子宫切除结合子宫骶韧带与穹窿的简单缝合或是 McCall 阴道后穹窿成形术就可以取得满意的手术效果。少数情况下，这些步骤还不够，术毕时阴道穹窿掉在甚至掉出阴道口。在这种情况下，可能也只有在这种情况下，需要做进一步阴道支撑。这种情况下骶棘韧带固定是首选方案，阴式子宫切除术后阴道穹窿脱垂的骶棘韧带固定方法如下。

全子宫切除术后发生的阴道穹窿脱垂的手术处理

阴道穹窿脱垂的手术可经阴道或经腹完成。一项 2016 年荟萃分析系统综述表明，经

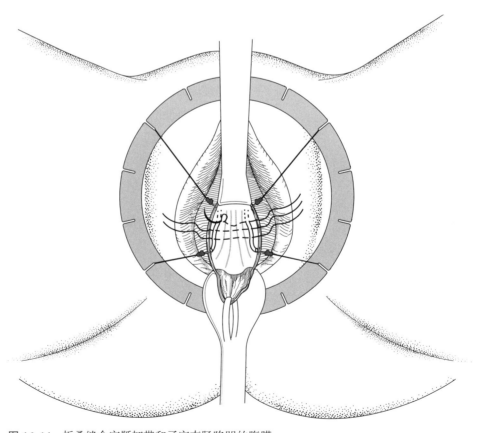

图 16-14　折叠缝合宫骶韧带和子宫直肠陷凹的腹膜

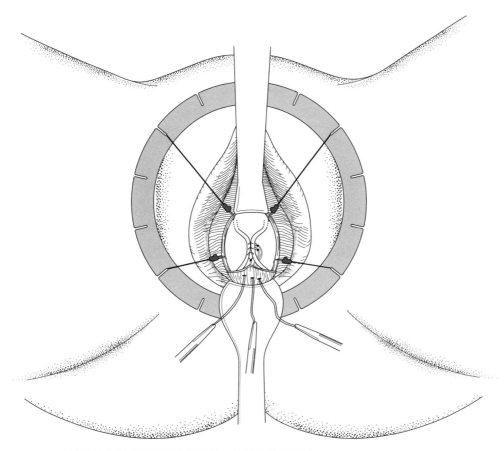

图 16-15　缝线从穹窿后的阴道黏膜穿过，关闭皮肤后打结

腹部骶骨阴道固定术相比经阴道手术，术后脱垂发生和需要再次手术率可能略低[15]。但是，经腹手术时间、住院时间更长，恢复正常活动所需时间也更长，花费也更多。阴式骶棘固定也可以同时施行阴道前后壁修补术，当然，它避免了网片植入所带来的可能并发症。

骶棘韧带固定

　　骶棘韧带固定技术在 Amreich 和 Richter 最初描述的基础上进行了改进[10, 11]，其原理是使用骶棘韧带作为一个锚定位点将穹窿悬吊。常做单侧固定，主要为右侧，但也可行双侧。没有证据表明双侧固定效果更好，考虑双侧固定点在盆腔更靠后的位置，有导致直肠梗阻风险。需在坐骨棘内侧约 2 cm 处悬吊缝合。注意不要缝合过深损伤深部组织，特别是阴部动脉。25% 的患者会有一过性的一侧臀部疼痛，具体原因不详，可由韧带牵拉，局部血肿受压造成。或是骶神经丛周围神经损伤或韧带后阴部神经的主神经干损伤，在韧带内的阴部神经一个的不规则分支（存在于 10% 的患者中），或由小的韧带内神经损伤所致。

　　真正的阴部神经压迫可能表现为坐姿会进一步加重的臀部或生殖器疼痛，站立时减轻和卧位或者坐在马桶上时完全消失。其他症状包括生殖器麻木、大小便失禁。在极少数情况下，需要立即手术拆除缝线或重新进行悬吊缝合来缓解症状[12]。然而，尽管大多数患者都可自行缓解，但不到 1% 的患者疼痛会持续超过 6 周，不能掉以轻心。

器械

本章前述的器械是合适的，通常有这些器械就可以完成手术。然而，打开骶棘韧带可能有困难，一些手术器械可以帮到，包括 Deschamps 结扎载体（动脉瘤针）、关闭缝合打孔系统、自动内缝合器、Laurus needle driver、Boston Scientific Capio 缝合捕获装置和 Miya（Miyazaki）钩，编者更倾向于后者[13]。

为了这个目的而设计的器械包应包括以下器械。

- 两把 Breisky-Navratil 拉钩。
- 一个"凹口"的单叶 Sims 窥器。
- 一把 Miya 钩。
- 一个神经钩。

手术

患者应取膀胱截石位，臀部至手术床边，不要过度头低脚高。

（1）第一步：切口。骶棘韧带固定常同时行阴道后壁修补，使用如前述的切口。切口延至穹窿顶。如单独实施骶棘韧带固定，在阴道穹窿下阴道后壁上做一 4～5 cm 大小的正中或是正中偏右的切口就可以了。

（2）第二步：辨识骶棘韧带。触诊定位右坐骨棘，示指按切口上方 10 点方向钝性分离右侧直肠旁间隙。如果同时行阴道后壁修补，应确保分离在直肠前筋膜上缘以上进行。如果同时行阴式全子宫切除术，小心避免小肠损伤，因为在腹膜没有关好的情况下，小肠会脱

垂进入切口。采用朝直肠方向向中下方横扫的动作，随着直肠以及直肠旁的脂肪被推开，可以更容易地触及骶棘韧带。

一些手术医生，尤其是那些使用一次性缝合器械的手术医生会采用盲缝。然而，编者总是要先暴露韧带，在可视情况下缝合。助手拿两把 Breisky-Navratil 拉钩，一把放在右坐骨棘侧适度的横向牵拉暴露，另一把牵拉直肠向内侧牵拉暴露。最后，术者将凹口的单叶 Sims 窥器置于阴道后壁两把拉钩之间。这可以帮助暴露右侧骶棘韧带，这时候骶棘韧带在手术区域像是在耻骨尾骨肌从 9 点方向到 5 点方向向下向内行走的山嵴（图 16-16）。

（3）第三步：缝合骶棘韧带。如果是使用 Miya 钩缝合，切记是由内向外缝合，否则必须把线拆掉才能把 Miya 钩退掉。编者常使用 1 号 PDS（W9374-1 PDS，40 mm 半弧针）缝合。编者曾经使用过，但其他人仍主张使用不可吸收的缝合线，例如 Ethibond 缝线（聚酯涂层），但请参考"缝合阴道"标题下的评论。通过接近 Miya 钩的手柄并同时抬高整个装置，可将缝线穿过而不是绕过韧带，缝线置于右侧坐骨棘内侧 2 cm 处（图 16-17）。然后将钩的尖端置于 Sims 窥器的凹口中，使用神经钩取回缝线，然后松开 Miya 钩。用力牵引缝线能检验缝线缝合位置的正确性，应该能够在手术台上稍微移动整个骨盆。然后在第 1 根缝线的内侧穿入第 2 根缝线，以加强支持。

如果使用上面列出的任何其他设备放置缝线，则应遵循制造商的缝线放置说明。借助所描述的直接暴露骶棘韧带的方法，将直肠损伤的风险应降至最低。如果使用盲法，则应在缝线打结之前进行直肠检查，以排除损伤。

（4）第四步：缝合阴道。然后在切口的任一侧，将 2 条缝线固定在阴道穹窿下方约

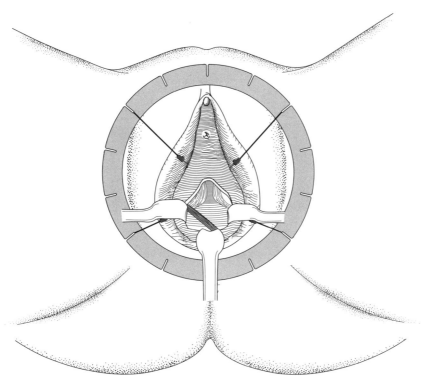

图 16-16　暴露右侧骶棘韧带。注意患者右侧的 Breisky 拉钩必须放在坐骨嵴上（而不是更深），并横向牵引

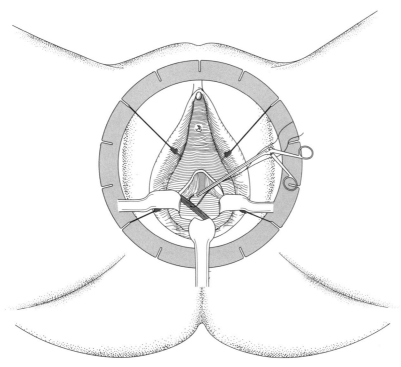

图 16-17　缝合骶棘韧带。注意，缝线应穿过而不是绕过韧带，然后将 Miya 钩置于 Sims 窥器的凹口中，并使用神经钩将缝线取回

2 cm 处的阴道黏膜上。每条缝线各建立一个类似滑轮系统，一端自由穿过黏膜，而另一端则用双结或阿伯丁结固定（图 16-18）。使用可吸收缝线的优势在于它可以在阴道内打结。如果使用不可吸收的缝线，则必须将其在表面以下打结并埋置于阴道黏膜下，以防止发生缝线侵蚀、窦道形成和持续性阴道分泌物的风险。

（5）第五步：关闭并完成阴道后壁修补。如果要同时进行阴道后壁的修补，则如前所述，在此阶段完成修补并关闭阴道后壁。通过使用类似滑轮的系统将悬吊的缝线打结，在自由端施加牵引力，使得固定端将阴道穹窿推向韧带。然后，在保持牵引力的同时打结。缝线应进行修剪，但要在阴道内留出至少 2 cm 长的末端。

术后处理

与其他脱垂手术一样，编者的做法是在术后留置导尿管过夜。阴道填塞不是常规需要的。

术后疼痛控制应与任何其他操作一样进行。如果臀部疼痛是一个特殊的问题，则应按常规使用非甾体类抗炎药定期口服或直肠给药。

建议患者应在术后复查之前避免性交。如果在悬吊缝合中使用了 PDS 缝线，它可以保持长达 8 周的拉伸强度，但在阴道内的异物感可能会持续相当长的时间，这可能是导致患者与伴侣性交困难的原因。

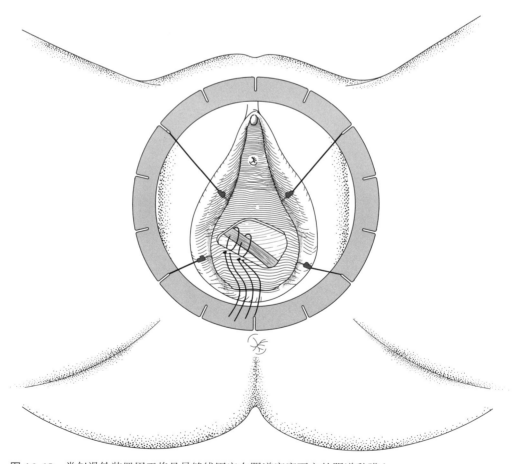

图 16-18 类似滑轮装置用于将悬吊缝线固定在阴道穹窿下方的阴道黏膜上

子宫骶韧带悬吊术

-------------------- ● --------------------

与骶棘韧带固定术一样，子宫骶韧带手术可在经阴道子宫切除术后立即进行，尽管它最常用于子宫切除术后阴道穹窿脱垂的治疗[14]。

（1）第一步：切口。如果要在同一手术中进行阴道前和（或）后壁修补，应首先执行这些程序，从膀胱颈到会阴体的单个中线切口（包括阴道前壁、穹窿和后壁）是首选。在阴道修补完成后，在耻骨宫颈筋膜和直肠前筋膜的上边缘分别用两个 Allis 或 Littlewood 组织钳标记。

（2）第二步：辨别子宫骶韧带。如果先前未打开，则在此阶段切开肠疝囊，并将肠子排垫出手术区域。子宫骶韧带的残余部分可能难以定位，但可能在穹窿瘢痕角表现为表面凹陷。打开腹膜，在位于坐骨棘的后方和内侧 4 点和 8 点的位置，可以更妥善地识别它们。使用 Allis 钳依次向每个韧带施加牵引力，并使用对侧示指向骶骨方向找到坚韧的悬吊组织。使用一把 Breisky-Navratil 拉钩向内回拉直肠，再用另一把 Breisky-Navratil 拉钩或一把弯曲的 Deaver 拉钩向头侧挡住肠子和手术纱垫。

（3）第三步：缝合子宫骶韧带。使用长柄持针器将一根不可吸收的双臂编织 0 号 Ethibond 缝线（聚酯涂层，X524H 0 Ethibond 26 mm 锥形针头）穿过坐骨棘骶骨侧的韧带。为了最大限度地降低输尿管损伤的风险，应使针头从外向内穿过，针头的进入点始终是坐骨棘的后内方向。然后沿韧带向近侧（即在骶骨侧）再缝两针。每条缝线使用一把小血管钳固定，再使用钳子按顺序放在长直形夹具上，或

者在每条缝线上使用带标签的夹具，都可以帮助确保术者不会搞错各缝线的位置（图 16-19）。然后在对侧执行相同的操作。

一旦所有悬吊缝线都放置好了，就将双臂缝线缝合到耻骨宫颈筋膜和直肠前筋膜的上方（图 16-20）。子宫骶韧带最远端的（即最靠近手术医生的）缝线缝合在筋膜的最外侧。越近端的缝线缝合于筋膜的越内侧。

（4）第四步：膀胱镜检查。在缝线打结之前，应进行膀胱镜检查以排除损伤输尿管排尿的可能性。要求麻醉师静脉注射 5 ml 靛蓝胭脂红染料，如果在 10 分钟内未在输尿管口上看到染料，则应除去受影响的一侧的最远端缝线，然后观察，若无流出再除去缝线，以此类推，直到染料流出为止（图 16-21）。一旦看到染料，应在最远侧的缝线上施加牵引力，如果这减慢或停止了染料的流动，则应再移除最下面的缝线。只要保留至少两条悬吊缝线，双侧输尿管外流，就无须采取进一步的措施，否则应沿子宫骶韧带的更远端缝合缝线。

（5）第五步：悬吊缝线打结。一旦手术医生确认输尿管没有受到损伤，便按照缝合顺序将缝线打结，将耻骨宫颈筋膜和直肠前筋膜的上边缘在顶点处打结在一起，靠近阴道穹窿的子宫骶骨韧带处（图 16-22）。

（6）第六步：关闭切口。然后使用 2-0 薇乔线（W9350 2-0 Vicryl，26 mm 半弧锥切粗针）连续扣锁缝合阴道前后壁，从阴道穹窿部位开始，缝合至膀胱颈和会阴体。如前所述，在每一针都带到下面的筋膜，有助于使黏膜紧贴下面的筋膜，减少死腔并限制血肿形成的机会。

另一种方法是先关闭阴道黏膜，然后留下穿过穹窿的缝线，在手术结束时将其打结。这

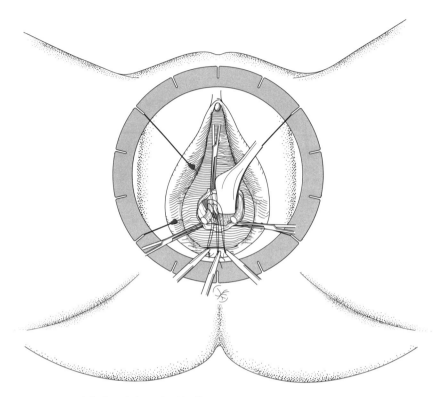

图 16-19 三缝线穿过右侧子宫骶韧带

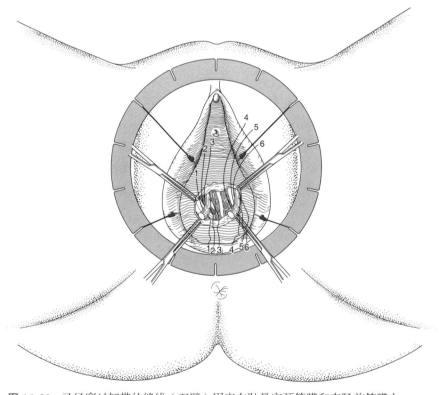

图 16-20 已经穿过韧带的缝线（双臂）固定在耻骨宫颈筋膜和直肠前筋膜中

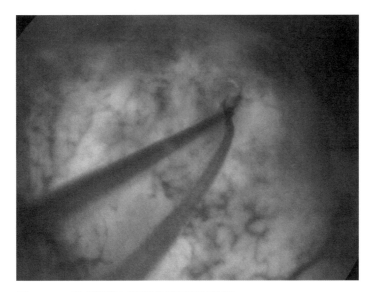

图 16-21　靛蓝胭脂红染料从输尿管口流出

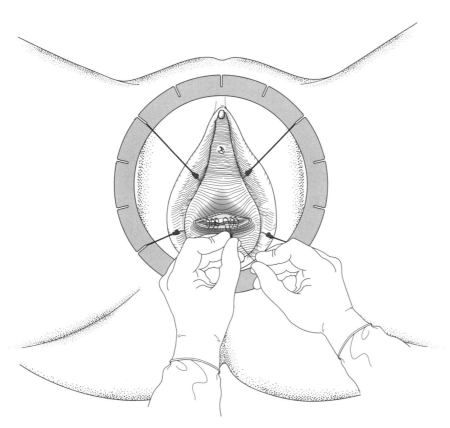

图 16-22　悬吊缝线打结，使耻骨宫颈筋膜和直肠前筋膜的上边缘在顶点处汇聚靠近阴道穹窿的韧带处。注意若缝线在关闭阴道黏膜后打结，则必须修剪短些，以确保末端不通过穹窿切口伸出

使得关闭阴道切口更容易，但是可能增加由不可吸收的缝合材料形成缝合窦的风险。如果选择此技术，则必须将缝线剪短，以确保末端不会通过穹窿切口突出。

术后处理

与其他脱垂手术一样，编者建议在术后留置导尿管过夜。阴道填塞不是常规需要的。

经腹阴道骶骨固定术

经腹阴道骶骨固定的原理是通过在阴道上方和骶前韧带之间放置网片或缝线来支持阴道穹窿和修复阴道轴。

麻醉

区域麻醉或全麻适合腹部手术。

患者准备

患者取改良的 Trendelenburg 截石位，双腿置于腿架上略微分开，臀部和膝盖略微弯曲，并绑住臀部，以便助手可以站在双腿之间。要小心避免产生压力点，尤其是对腓神经的压迫。准备同其他开腹手术。此外，应清洗阴道保留导尿。评估脱垂程度，了解是否需要同时行阴道前或后壁修补。编者偏向使用"直肠压板"置入阴道，以此在术中控制穹窿，并有助于肠管、膀胱自阴道穹窿分离。

器械

使用第 3 章中介绍的妇科手术常规器械。一张黏性的泌尿外科手术洞巾（附有手指套）可在腹部打开时进行阴道无菌操作。直肠压板

也可能有助于控制阴道穹窿。

许多不同的异种和同种异体网片，既可以是预成形的，也可以从薄片上切下来，用于阴道骶骨固定术。编者偏好使用一种从薄片上切下来的为每位患者设计合适尺寸和形状的聚丙烯（Prolene）或 UltraPro（聚卡普龙 / 聚丙烯，Monocryl/Prolene）网片。

手术

（1）第一步：切口。通常选择 Pfannenstiel 切口，尽管阴道骶骨固定术很少需要，但可以将其修改为 Cherney 切口，将腹直肌与耻骨分开来改善入路。

（2）第二步：阴道穹窿的准备。分离来自以往手术的任何腹膜内粘连，并继续解剖以到达阴道穹窿。通过泌尿科手术洞巾施加轻微压力，将倒置的阴道复位，然后可以将直肠压板放入阴道，使其更容易通过腹部触诊。切开覆盖阴道穹窿的腹膜，注意避免损伤膀胱。阴道后壁和直肠之间的平面尽可能向下延伸，这通常会很容易分离，在接近骨盆底时直肠旁静脉的分离可能会很麻烦。膀胱底部也可从阴道前壁的上部分离开。这里可能会更粘连，锐性分离是必要的。

（3）第三步：骶岬的准备。将乙状结肠推向骨盆的左侧暴露骶岬。切开骶岬上方的腹膜，露出岬水平的纵向韧带。应注意避免损伤骶正中血管，如果受伤，特别是静脉可能会很难控制。然后从阴道切口水平向骶骨部打开后腹膜，也可以在骶骨和阴道切口间腹膜下做一隧道。

（4）第四步：网片的放置。测量网片的合适长度和宽度，使网片能够无张力到达骶岬，同时让阴道能在解剖学上靠在骨盆底上，调整网片长度使其能够到达阴道后壁的部分。按照

编者的习惯，不常规将网片延伸至阴道前壁，如果计划进行这种延伸，则应允许增加长度，或者可以使用 2 倍长度的网片。

网片可以从上端或下端开始固定，具体取决于入路方式，通常从较低端开始。从阴道后壁的下部朝着阴道穹窿，使用缓慢吸收的 3-0 PDS 缝线（W9132 3-0 PDS，31 mm 半弧圆针）间断缝合阴道壁和网片（一些手术医生使用不可吸收的缝线，尽管这种缝线有侵蚀和窦道形成的风险）。网片延伸到阴道后壁的程度取决于临床评估。网片固定于阴道穹窿，如果合适，固定于阴道前穹窿（图 16-23）。最好避免将网片过于向下延伸至前壁的下部，因为这会增加下尿路症状和网片侵蚀的风险。

然后将网片拉向骶骨。如前所述对所使用的网片的长度进行测量。使用数根 Ethibond 缝线（聚酯涂层）或手术钉（W975 0 Ethibond，31 mm 半弧圆针）将其间断缝合至骶前韧带（图 16-24）。

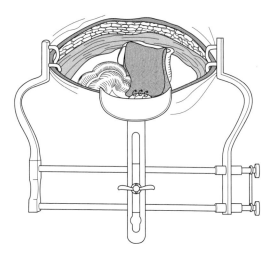

图 16-24　缝合网片至骶岬

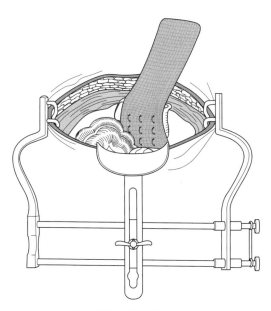

图 16-23　缝合网片至阴道壁

应确认阴道的位置和活动性，如果满意，则剪除多余的网片。如果组织被认为太易移动，则可以用缝线在网片间断缝合出"褶皱"，而不是拆开连接。编者偏向于关闭整个区域的后腹膜，一些手术医生不这样做，但是必须注意确保肠管不能在网片下形成疝。

（5）第五步：关腹。关腹步骤见第 4 章。应当进行阴道检查，评估是否需要进一步的修补，虽然基本不需要。避免同时行后壁修补术，因为可增加网片侵蚀的风险。

腹腔镜阴道骶骨固定术

经腹阴道骶骨固定术也能通过腹腔镜或机器人手术完成，达到微创悬吊穹窿的目的。该过程遵循与开放性经腹阴道骶骨固定术相同的步骤，尽管更常使用手术钉或螺钉将网片固定到骶骨上。腹腔镜手术的好处是可以缩短患者恢复时间和住院时间，并且盆底有更好的视野。但这是以手术时间更长、费用更高为代价的。目前的证据表明，通过开放式和腹腔镜方法进行阴道骶骨固定术是等效的。但是，仅在具备泌尿妇科和腹腔镜手术的高级技能的情况下才应提供后者。

保留子宫的脱垂手术

最近对保留子宫的脱垂手术越来越感兴趣。具体而言，阴道骶骨固定术和骶棘韧带固定术的技术已经修改为可以保留子宫的子宫骶骨固定术和宫颈骶棘韧带固定术。2016年，Cochrane 对阴道顶脱垂手术的综述未就经阴道子宫切除术和保留子宫手术的优劣做出明确结论，尽管编者指出，一项研究发现，子宫切除术后的脱垂概率比经腹子宫骶骨固定术低[15]。然而，女性可能会要求进行这些手术的原因有很多，应对此进行全面探讨。特别是在妇女希望保留子宫以保持生育能力的情况下，应考虑进一步怀孕和分娩影响盆底功能的风险。

经阴道置入网片

盆底功能障碍的外科治疗与高复发风险相关。据报道，再次手术率高达 30%[3]，尽管在上述编者的个人数据中，再次手术率还不到 2%，但高达 10% 也许才是真实情况[16]。在疝的治疗中，使用网片增强手术修复已成为标准方法，网片在盆底功能障碍手术中的应用是显而易见的必然结果。然而，很明显的是，在给定手术范围的情况下，要考虑在阴道中使用网片对性功能、膀胱、肠管功能造成影响的问题，此外，还有对网片侵蚀和感染的担心。所使用的植入材料最常见的是合成材料（异质成形的）或生物材料（同种异体的）。植入物可以从网片薄片上修剪成一定尺寸和形状。另外，也可以使用几种专门设计的"网片套盒"（mesh kits）。植入物可以通过一系列的缝线固定在顶端（在子宫颈或阴道穹窿区域）、在侧方的骨盆壁和骶棘韧带以及在下部（在膀胱颈区域）的筋膜上。借助网片套盒，由多个（由 2 个或 4 个，取决于所使用的设备而定）额外的网片条（limbs）提供了额外的支撑，类似于尿道中段吊带的结构，这些网片条是通过长针穿过闭孔或会阴引入的。根据脱垂的类型和程度，可以插入整个网片或仅插入一部分。

高质量的随机对照研究支持使用网片进行阴道骶骨固定治疗阴道穹窿脱垂，使用尿道下吊带治疗压力性尿失禁。但是，常规使用经阴道放置的网片的证据还很有限。在美国、欧洲和英国，成千上万的法医学索赔和一些国家和国际的综述已经造成了对其不良事件发生的担忧。尽管这些结论和建议并不完全一致，但普遍的看法是，几乎没有证据表明其获益[17]，而对不良事件的关注却日益增加[17, 18]，因此在使用网片治疗盆腔器官脱垂的决策中，必须有强大的管理安排[19-21]能力，在任何情况下都应只限于应用在复杂的案例中[19-21]。

毫无疑问，在这种情况下，来自 PROSPECT 研究的证据是最有力[22]，该研究得出结论，在手术后的开始 2 年内，用网片（合成的）或移植材料（生物的）增强阴道修补并不能改善女性在效果、生活质量、不良反应方面的结局或任何短期内的其他预后结果，且 1/10 以上的女性发生了网片相关并发症[22]。

封 闭 技 术

如前所述，脱垂手术的目的是恢复正常的阴道解剖结构，同时保持或改善正常的膀胱、肠和性功能。必须强调要明确患者的需求和对手术的期望，并使之与可能达到的手术效果相协调。有一些女性需要以最小的风险来最大限度地缓解因脱垂造成的不适和功能障碍，这些超过了性功能丧失的重要性。对于这些女性，采用封闭术而非修复术可能是最合适的。

在编者对 1 713 例先前提到的经手术处理脱垂的女性进行的个人数据统计中，只有 19 例（1%）年龄在 60 ～ 84 岁之间的妇女接受了阴道封闭术治疗，不良事件极少，而且所有人都对手术的结果感到满意。

Latzko 手术是一种部分阴道闭合术，用于治疗膀胱阴道瘘。完全阴道闭合术（用于接受过子宫切除术的女性）[23] 或 Le Fort 手术（适用于仍有子宫的女性）也是脱垂的治疗方法。

完全阴道闭合术

麻醉

尽管最常采用全身麻醉或区域麻醉，但如果对其他形式的麻醉有禁忌证，阴道闭合术也可以在局部麻醉下进行。

术前准备

不需要特殊的术前准备，如果肠道在过去 24 小时内未排空，则最好使用灌肠剂或肛门栓剂。

采用标准的截石位，无须头部向下倾斜。

手术

（1）第一步：切口。整个阴道上皮最终将被切除，有学者描述从前庭到穹窿一步完成。编者偏好于从穹窿到阴道口有序地条状切除上皮，这减少了下方组织出血的可能性。

适于该手术的大多数是老年患者和绝经后的患者，并且通常已有超过外阴的脱垂很多年。因此，很难建立正确的解剖平面。向上皮下间隙注射局部麻醉药和肾上腺素（1% 利多卡因或 0.5% 布比卡因与肾上腺素 1 ∶ 200 000）可有助于分离组织间隙和减少出血。该过程是否成功取决于是否保留最大量的筋膜，并且应注意不要因过度水分离而破坏筋膜层。

首先用手术刀标记要剥离的区域，然后将其去除，尽可能多的保留下方的结缔组织。这通常需要使用锋利的手术刀进行切割和"剥除"，例如使用第 10、12 号或 12D Swann Morton 刀片（图 16-25）。

（2）第二步：关闭筋膜。尽管有些人习惯使用一系列的荷包缝合来关闭筋膜（这无疑节省了时间），但编者偏好于不依靠单结而是使用多行 Lembert 反向缝合间断关闭。与阴道修补术一样，首选 3-0 PDS 缝线（W9132 3-0 PDS，31 mm 半弧圆针）（图 16-26）。

（3）第三步：继续切除和关闭。进一步切除宽度为 3 ～ 4 cm 的条状阴道上皮，然后如前所述将筋膜反转，直到到达膀胱颈区域的下

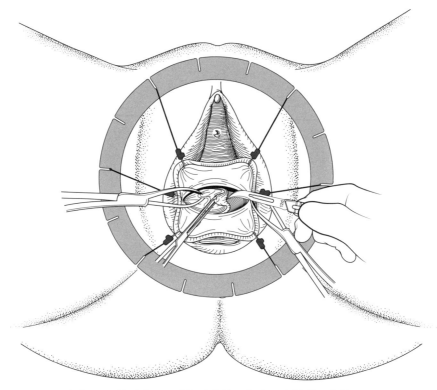

图 16-25　在使用 12 号手术刀刀片切除之前，标出一条阴道上皮带

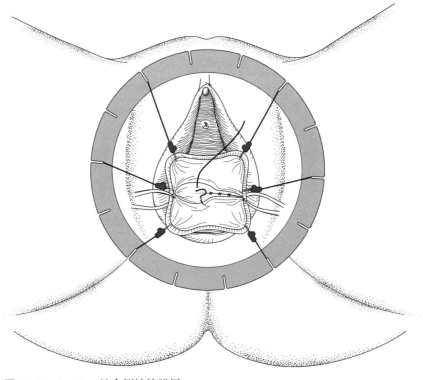

图 16-26　Lembert 缝合倒转筋膜层

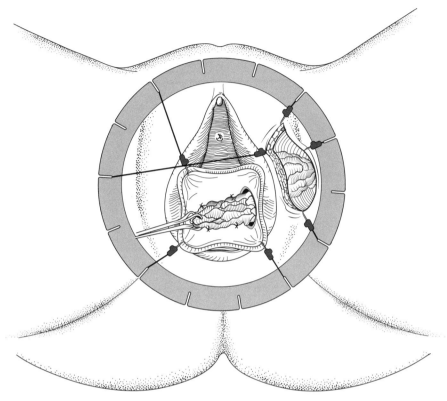

图 16-27　改良的 Martius 阴唇脂肪垫移植片可用于填充下阴道的死腔

阴道区域。在此，重要的是要确保下面的组织不会受到过大的拉力。如果发生这种情况，可能会增加随后出现压力性尿失禁（由于向后张开膀胱颈的拉力所致）或排便困难（由于向前牵拉直肠前壁所致）的风险。如果的确有这样的风险，则可以考虑使用插入式植入物，例如改良的 Martius 阴唇脂肪垫移植片（请参阅第 18 章，图 16-27）。

（4）第四步：皮肤关闭。达到阴道口时，是通过潜行分离形成皮瓣而不是切除最下段阴道上皮。然后用 2-0 薇乔缝线（polyglactin；W9350 2-0 Vicryl，26 mm 半弧锥切粗针）间断缝合，以封闭阴道口。

术后处理

在术后留置导尿管过夜，鼓励患者尽早活

动。患者正常排尿和排便后即可出院。

Le Fort 阴道闭合术

对于仍然保留子宫的女性，可能会有阴道分泌物或出血的风险，Le Fort 阴道闭合术通过在阴道顶部和两侧周围形成引流通道改良了完全阴道闭合术[24]。

手术

（1）第一步：切口。在 Le Fort 阴道闭合术中，不是切除整个阴道上皮，而是从前壁和后壁切除矩形的阴道上皮。然而，重要的是要确保留有足够数量的上皮来塑造通道，而不是测量要切除的部分。可以使用 14 ～ 16Fr Foley 导尿管或抽吸导管（允许缝合），即意味着在阴道的两侧和上方至少留出 3 cm 的条带（图 16-28）。一旦标出，切除的技术就如上文完全阴道闭合术所描述的一样。

（2）第二步：关闭阴道顶部黏膜。Le Fort 阴道闭合术关闭阴道的第一步是缝合阴道顶部的黏膜。这是通过以下方法实现的：潜行分离子宫颈的剩余皮肤，然后将其旋转为包绕引流管的管道，并通过 2-0 薇乔线（W9350 2-0 Vicryl，26 mm 半弧锥切粗针）间断缝合。

（3）第三步：关闭筋膜。同样，使用 3-0 PDS（W9132 3-0 PDS，31 mm 半弧圆针）进行间断反向 Lembert 缝合数行，缝合阴道前后壁筋膜壁（图 16-29）。随着阴道逐渐内翻，使用 2-0 薇乔线间断缝合继续关闭阴道侧方的通道。

（4）第四步：关闭阴道口皮肤。到达阴道口时，通过潜行分离阴道上皮形成皮瓣。然后用褥式 2-0 薇乔缝线（W9350 2-0 Vicryl，26 mm 半弧锥切粗针）间断缝合关闭阴道口。

术后处理

同样地，在术后留置导尿管过夜，鼓励患者尽早活动。患者正常排尿和排便后即可出院，出院前将阴道的引流管拔出。

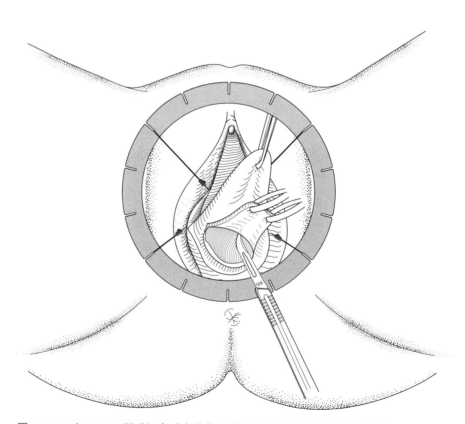

图 16-28 在 Le Fort 阴道闭合手术前将阴道上皮从阴道前壁和后壁上剥离

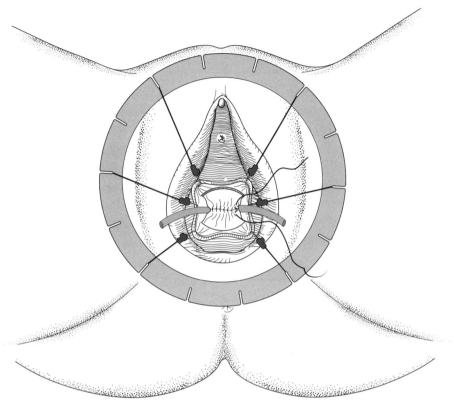

图 16-29 在围绕引流管的阴道穹窿上方闭合阴道黏膜后，使用反向 Lembert 缝合阴道前壁和后壁筋膜

参 考 文 献

[1] Dolan LM, Hilton P. Obstetric risk factors and pelvic floor dysfunction 20 years after first delivery. Int Urogynecol J Pelvic Floor Dysfunct 2010; 21(5): 535−544.

[2] Mant J, Painter R, Vessey M. Epidemiology of genital prolapse: observations from the Oxford Family Planning Association Study. Br J Obstet Gynaecol 1997; 104(5): 579−585.

[3] Olsen AL, Smith VJ, Bergstrom JO, et al. Epidemiology of surgically managed pelvic organ prolapse and urinary incontinence. Obstet Gynecol 1997; 89(4): 501−506.

[4] Hospital Episode Statistics. Department of Health.

2016. Available from: http: //www.hesonline.nhs. uk (accessed 3 October 2017).

[5] Bump RC, Mattiasson A, Bo K, et al. The standardization of terminology of female pelvic organ prolapse and pelvic floor dysfunction. Am J Obstet Gynecol 1996; 175(1): 10−17.

[6] Hilton P, Robinson D. Defining cure. Neurourol Urodyn 2011; 30(5): 741−745.

[7] Glazener CMA, Cooper K. Anterior vaginal repair for urinary incontinence in women (first published 2000; last updated 2009). Cochrane Database Syst Rev 2001; (1): CD001755. doi: 10.1002/14651858.CD001755.

[8] Nieminen K, Hiltunen KM, Laitinen J, et al. Transanal or vaginal approach to rectocele repair: a prospective, randomized pilot study. Dis Colon Rectum 2004; 47(10): 1636−1642.

[9] McCall ML. Posterior culdeplasty; surgical correction of enterocele during vaginal hysterectomy;

a preliminary report. Obstet Gynecol 1957; 10(6): 595−602.

[10] Amreich J. [Etiology and surgery of vaginal stump prolapses]. Wien Klin Wochenschr. 1951; 63(5): 74−77.

[11] Richter K. [The surgical treatment of the prolapsed vaginal fundus after uterine extirpation. A contribution on Amreich's the sacrotuberal vaginal fixation]. Geburtshilfe Frauenheilkd. 1967; 27(10): 941−954.

[12] Alevizon SJ, Finan MA. Sacrospinous colpopexy: management of postoperative pudendal nerve entrapment. Obstet Gynecol 1996; 88(4 II Suppl): 713−715.

[13] Miyazaki FS. Miya hook ligature carrier for sacrospinous ligament suspension. Obstet Gynecol 1987; 70(2): 286−288.

[14] Shull BL, Bachofen C, Coates KW, Kuehl TJ. A transvaginal approach to repair of apical and other associated sites of pelvic organ prolapse with uterosacral ligaments. Am J Obstet Gynecol 2000; 183(6): 1365−1373.

[15] Maher C, Feiner B, Baessler K, et al. Surgery for women with apical vaginal prolapse. Cochrane Database Syst Rev 2016; (10): CD012376. doi: 10.1002/14651858.CD012376.

[16] Clark AL, Gregory T, Smith VJ, Edwards R. Epidemiologic evaluation of reoperation for surgically treated pelvic organ prolapse and urinary incontinence. Am J Obstet Gynecol 2003; 189(5): 1261−1267.

[17] US Food and Drug Administration. Urogynecologic Surgical Mesh: Update on Safety and Effectiveness of Transvaginal Placement for Pelvic Organ Prolapse. Washington DC: FDA; 2011.

[18] Medicines and Healthcare products Regulatory Agency. A Summary of the Evidence on the Benefits and Risks of vaginal Mesh Implants. London: MHRA; 2014.

[19] European Commission Scientific Committee on Emerging and Newly Identified Health Risks. Opinion on the Safety of Surgical Meshes used in Urogynecological Surgery. Luxembourg: SCENIHR; 2015.

[20] NHS England. Acute Care Policy and Strategy Unit. Mesh Working Group Interim Report. London: NHS; 2015.

[21] Scottish Independent Review of the Use, Safety and Efficacy of Transvaginal Mesh Implants in the Treatment of Stress Urinary Incontinence and Pelvic Organ Prolapse in Women. Final Report. Edinburgh: Scottish Government; 2017.

[22] Glazener C, Breeman S, Elders A, et al. Clinical effectiveness and cost-effectiveness of surgical options for the management of anterior and/or posterior vaginal wall prolapse: two randomised controlled trials within a comprehensive cohort study. Results from the PROSPECT study. Health Technol Assess 2016; 20(95): 1−452.

[23] DeLancey JO, Morley GW. Total colpocleisis for vaginal eversion. Am J Obstet Gynecol 1997; 176(6): 1228−1235.

[24] Tauber R. The modern technic of the Le Fort operation. Ann Surg 1947; 125(3): 334−340.

延 伸 阅 读

关于骨盆底功能障碍及其手术治疗的文献正在迅速增加，但迄今为止，大部分质量不佳。上面的列表包括本章中引用的一些重要文献。有兴趣的读者还可以参考以下相关的 Cochrane 评论（www.cochranelibrary.com）的最新更新，以及美国国立卫生与医疗保健研究院（NICE; www.nice.org.uk/guidance）的干预程序和临床指导。

Cochrane 系统回顾

- Hagen S, Stark D. Conservative prevention and management of pelvic organ prolapse in women. Cochrane Database Syst Rev 2011; (12): CD003882. doi: 10.1002/14651858.CD003882.pub4.
- Maher C, Feiner B, Baessler K, et al. Surgery for women with anterior compartment prolapse.

Cochrane Database Syst Rev 2016; 11: CD004014. doi: 10.1002/14651858.CD004014.pub6.

• Maher C, Feiner B, Baessler K, et al. Surgery for women with apical vaginal prolapse. Cochrane Database Syst Rev 2016; 10: CD012376.doi: 10.1002/14651858.CD012376.

• Maher C, Feiner B, Baessler K, et al. Transvaginal mesh or grafts compared with native tissue repair for vaginal prolapse. Cochrane Database Syst Rev 2016; 2: CD012079.doi: 10.1002/14651858.CD012079.

National Institute for Health and Care Excellence guidance

尽管在撰写本文时仍遵循以下准则，但仍在持续更新中。

• Infracoccygeal Sacropexy Using Mesh for Uterine Prolapse Repair. Interventional Procedures Guidance IPG280. January 2009.

• Infracoccygeal Sacropexy Using Mesh to Repair Vaginal Vault Prolapse. Interventional Procedures Guidance IPG581. June 2017.

• Surgical Repair of Vaginal Wall Prolapse Using Mesh. Interventional Procedures Guidance IPG267. June 2008.

• Sacrocolpopexy Using Mesh to Repair Vaginal Vault Prolapse. Interventional Procedures Guidance IPG583. June 2017.

• Urinary Incontinence in Women: Management. Clinical Guideline CG171. September 2013; last updated November 2015.

• Uterine Suspension Using Mesh (Including Sacrohysteropexyx to Repair Uterine Prolapse. Interventional Procedures Guidance IPG584. June 2017.

尽管仍在持续更新中，并计划涵盖尿失禁和盆腔器官脱垂的范围，但在出版时，以下指南已经存在。

• National Collaborating Centre for Women's and Children's Health. Urinary Incontinence: The Management of Urinary Incontinence in Women. Commissioned by the National Institute for Health and Care Excellence. 2nd ed. London: RCOG; 2013.

（Paul Hilton）

（石月　译）

第**17**章 尿失禁手术

由于研究人群、尿失禁定义、尿失禁程度以及调查方法的不同，尿失禁发病率的流行病学估计差异较大。一些女性患者不认为尿失禁是一个主要问题；而另一些女性患者觉察到尿失禁是一个问题，也想要寻求帮助，但难以启齿。当使用最广义的尿失禁定义时，尿失禁在15岁上的普通女性人群中的发生率是5%～69%。多数研究报道其发生率在25%～45%[1]。

中年以前任何尿失禁的患病率倾向于逐渐增加，在50～70岁之间达到平台期或下降，70岁以后又稳步升高。轻到中度尿失禁在年轻女性中更常见，而中度和重度尿失禁对老年人影响更大[2]。

压力性尿失禁（stress urinary incontinence, SUI）是尿失禁中最常见的症状类型。一项大型流行病学研究显示，50%的女性以SUI为唯一症状，11%的女性表现为急迫性尿失禁，36%的女性则为混合性尿失禁症状。不同年龄层尿失禁的发病率反映了50岁以上女性对尿失禁的主诉减少，而60岁以上女性对急迫性尿失禁和混合性尿失禁主诉增加[2, 3]。

目前膀胱过度活动综合征患病率的流行病学数据很少。而来自美国、欧洲和英国的调查结果均显示急迫性尿失禁在女性中的发病率约10%，其中小于45的女性患者发病率约5%，而大于65岁的女性患者发病率增加至20%[4-6]。

必须指出的是，大多数尿失禁不需手术治疗，只需调整生活方式、改变行为、锻炼盆底肌肉或药物治疗。只有在上述保守治疗方法无效或患者不能接受该治疗时，可考虑手术治疗。

手 术 分 类

过去的一个半世纪中，纠正尿失禁的手术、改良手术及器械装置有200多种，其中大部分很少或没有证据支持其有效性。为了使尿失禁治疗更合理化，建立了尿失禁分类系统并于2005年发布（表17-1）[7]。本章将回顾目前正在使用并且证明有价值的尿失禁手术方式（在表中以粗体突出显示）。

其他的分类包括更复杂的尿道受损方式，包括术后创伤、吊带侵蚀、其他创伤、尿道"引流管"、放疗损伤和先天性异常，如女性尿道上裂[8]。上述多数（但不是所有）病理性状态可以通过表中的手术解决，所以这里没有单独描述。

表 17-1 压力性尿失禁治疗分类

操 作	途 径	举 例
尿道 / 膀胱颈支撑		
阴道壁悬吊	阴道	Kelly, Kennedy 和 Green 改良方式阴道前壁缝合术
	针悬吊	Stamey, Peyrera, Raz, Gittes
	耻骨上	**Burch** 阴道尿道悬吊术，Marshall-Marchetti-Krantz, vagino-obturator shelf
尿道下耻骨后间隙吊带	**人工合成吊带** 生物吊带：**自体同源**，同种异体，异种移植物——"传统"吊带	无张力阴道吊带——TVT™
尿道下经闭孔	**人工合成吊带** 生物吊带	Monarc®, Obtryx® Bioarc®, Pelvilace®
尿道括约肌强化：尿道肌壁间注射治疗	**膨胀剂**	Cotigen®, Macroplastique®
尿道外装置	耻骨后非环状可控压力装置 固定阻力会阴装置（男性）	ProACT™ 球
	环状变阻装置；如**人工尿道括约肌**	AMS 800™

尿动力学检测在压力性尿失禁术前评估中的作用

过去的 40 年中，尿动力学评估是尿失禁患者的一项常规检查。目的是客观的发现漏尿，同时区分尿失禁的类型，旨在为每个患者提供最有效的治疗。然而，很少有证据证明尿动力学评估能改善患者的预后。一项 Cochrane 综述就这一问题发现尿动力学评估可能会改变临床决策，但并没有证据表明这能改善患者治疗后尿控率[9]。尽管针对这一问题已经进行了两个临床试验，2015 年的一项可行性研究得出结论：在压力性尿失禁或以压力性尿失禁为主的混合性尿失禁的女性患者中，术前尿动力学评估的作用仍有待进一步的确定性临床试验去证明[10]，此类研究将增加社会经济学

价值[11]。稍微解释一下目前来自英国 NIH 和 NICE 的推荐方法，即目前对压力性尿失禁女性仍推荐侵袭性的尿动力学评估。

- 当她觉得症状足够严重以致需要治疗时；并且
- 保守治疗（如盆底肌肉锻炼）无效时；并且
- 患者期望手术治疗；并且
- 除上述情况外，以下一个或更多情况适用。
  - 除压力性尿失禁外：
    - 出现尿频、尿急或急迫性尿失禁（提高了逼尿肌过度活动的可能性）。
    - 出现尿流细或尿流中断或膀胱不完全排空感（可能提示排空功能障碍）。
    - 有阴道前壁脱垂的证据。
  - 曾经尝试过用手术纠正尿失禁；
  - 已知或怀疑泌尿系统症状由神经性病变引起[12]。

在没有上述症状时，尿动力学评估可以不做。也就是说没有手术史的压力性尿失禁，症状是尿动力评估的唯一前提[12]。

压力性尿失禁术中膀胱镜检查的地位

尽管膀胱镜检查并非属于传统妇科医生的专业范围，耻骨后中段尿道悬吊术的出现意味着膀胱镜检查已经成为实行压力性尿失禁手术医生必备的基本技能。随后，开发的经闭孔吊带植入在某种程度上就是为了减少膀胱的损伤率，一些学者建议膀胱镜不再是常规的必要检查。此外，一些商业公司鼓励这一观点，以使他们的设备能被更多的外科医生使用。然而，有关尿道损伤的持续报道引起了对这一装置的关注。不基于循证医学证据，也没有其他指南的推荐，美国泌尿学会（American Urological Association, AUA）建议所有接受吊带手术的患者应该行术中膀胱镜检查[13]。

压力性尿失禁术后膀胱引流的使用

历史上，Foley 导尿管是压力性尿失禁术后膀胱引流的标准方法。随着经耻骨上入路稳定过度活动尿道手术的开展，耻骨上造瘘引流逐渐得到普及。在过去的 20 年中，尿道中段吊带手术逐渐成为标准手术，多数患者术后不需要膀胱引流，除非使用了区域麻醉或同时进行了脱垂手术。对于那些术后的确存在排尿困难的患者，目前最常用的方法是清洁间歇性自我导尿[14, 15]。

已证明与常规的经耻骨上造瘘引流相比，盆底术后使用间歇性自我导尿能缩短导尿的时间，减少住院天数。然而，经耻骨上造瘘引流仍在经耻骨上压力性尿失禁手术中常规应用，因为其更舒适，且不易致尿路感染，同时需要护理的时间更少[16]。尽管目前导尿管很多，本书编者更喜欢 Bonnano™（BD Worldwide）或者 Stamey（Cook Medical）导尿管。或者，将 Foley 导尿管通过开放的膀胱切口或经 Robertson 膀胱穿刺套管置入膀胱，或者用钳子夹住 Foley 导尿管穿过尿道置入膀胱内。

尽管实际操作差异很大，但耻骨上膀胱引流术后的处理方法可归纳如下。

- 鼓励每天摄入 1.5 ～ 2 L 液体，并严格记录出入水量。
- 术后第一天的早上夹闭导尿管（或者患者自己可以走动到厕所时）。
- 如果患者无法排尿或者因膀胱充盈感到痛苦，应该松开导尿管避免膀胱过度充盈。
- 如果患者能正常排尿，8 小时后再次排尿后再测残余尿体积。
  - 残余尿体积的测量是先排空导管引流袋，等患者有排尿感觉时让其排尿，然后松开导尿管 5 ～ 15 分钟（取决于导管的管径）。
  - 不推荐每次排尿后检测残余尿体积，因为可能会掩盖累积残余尿体积。
  - 目前对于可接受的残余尿体积观点不统一，尽管本书编者认为残余尿体积小于 100 ml 或少于排尿体积的 50% 认为是可接受的，无论哪个首先实现都可接收。

- 通常，导尿管夜间处于自由引流状态，直至残余尿体积小于 100 ml 同时排尿体积大于 200 ml。在这个阶段，导尿管夜间夹闭，然后清晨检测残余尿体积。如果患者在 24 小时内能正常排尿，且残余尿体积小于 100 ml，可以拔除导尿管。
- 术后不常规预防性抗感染治疗[17]。只有在有症状的患者中，才进行尿培养和药敏试验。

尿道和膀胱颈支持手术

阴道前壁修补术

阴道前壁修补术是治疗阴道前壁脱垂的标准术式（参见第 16 章）。该手术也曾被用于治疗压力性尿失禁，重点是通过将缝线缝入膀胱肌（Kelly 缝合）或尿道旁筋膜，提升和支撑膀胱颈。尽管本书的早期版本中提到该术式可以治疗压力性尿失禁，但新的证据表明阴道前壁修补术治疗压力性尿失禁的效果劣于其他替代治疗方法，NICE 和 AUA 均不推荐该术式治疗压力性尿失禁[12, 13, 18]。因此，对该术式未做进一步讨论。

膀胱颈针悬吊术

正如前面提到的阴道前壁修补术，针悬吊术的远期预后不佳。因此，不再推荐该术式，在本章中未做进一步讨论[12]。

经耻骨上的手术

同样的，上述列出的一些经耻骨上的悬吊术其远期预后欠佳。包括 Marshall-Marchetti-

Krantz 术，阴道闭孔修复手术、阴道旁缺陷修复术，均不再被推荐，也未做进一步讨论[12]。

Burch 阴道悬吊术

1961 年，Burch 描述了尿道阴道固定于 Cooper 韧带的手术方式[19]。在他最初 9 年的临床经验报道后（尽管中位随访时间仅 1 年）[20]，这一术式在 20 世纪 70 年代开始流行，直到 90 年代中期仍然受到大西洋两岸妇科医生和泌尿科医生青睐的手术方式。尽管同名的术式很容易建立，在英国它被简单的描述为阴道悬吊术，在美国被描述为耻骨后尿道固定术。

尽管最初是开放性耻骨后间隙手术，但 1991 年腹腔镜下阴道悬吊术被首次报道[21]。最近，机器人手术也已被报道。其 6 个月和 5 年的效果与开放性手术类似[22, 23]。虽然，腹腔镜下手术预计可以提前出院，但英国 COLPO 临床试验并未观察到这一结果[23]。仅在泌尿妇科医生技能和腹腔镜手术技能均具备的前提下才能实施腹腔镜手术[23]。否则，开放性手术比较合适，接下来也仅讨论开放性手术。

适应证

阴道悬吊术的目的是减轻压力性尿失禁，不仅抬高膀胱颈，同时也抬高膀胱底，适用于压力性尿失禁和阴道前壁脱垂共存的患者。然而，该术式需要合理的阴道壁延展性和活动度，以便满意抬高阴道外侧穹窿。因此，对于抬高受先前手术造成瘢痕、绝经期萎缩以及先天性尿道括约肌缺陷的患者，该术式很可能无法达到预期效果，也就是尿道闭合力低下不伴尿道过度活动者手术效果不佳。

器械

第 3 章中所示的妇科手术常用器械适用于多数压力性尿失禁手术。此外，本书编者的做法是使用 Gillies 细齿解剖分离钳（或者 DeBakey 钳）和 Metzenbaum 精细弯剪。

许多手术医生推荐 Denis Browne 四叶刀环式卷收器，尽管本书编者偏好用三叶的 Millin 前列腺切除 / 膀胱牵引器。这样所占的空间显著减小，使得手术可以在更小的切口下完成。

Turner-Warwick 持针钳对阴道手术特别有用，因为它的弯曲的手柄可以使术者的手远离操作视野。弯曲的尖端（在两个平面上弯曲）也有利于在无法接近的空间或尴尬的角度进针，比如进入髂耻韧带。

一个黏性的尿道吊带（穿过尿道），加上一个指套牵拉，就可以在开腹手术时进行无菌性阴道操控了。

麻醉

全身或局部麻醉都是可以的。在麻醉诱导时给予预防性抗生素。根据术前血栓风险评估决定是否给予预防性抗凝治疗。

手术步骤

（1）步骤 1：术前准备。患者取膀胱截石位，双腿置于 Lloyd-Davies 镫上，髋部略微弯曲外展，膝盖稍微弯曲（图 17-1）。准备与任何腹部手术一样。此外，清洁阴道，留置导尿管，打好气囊，以便识别膀胱颈。泌尿外科消毒巾固定在会阴上。

（2）步骤 2：切口选择。取一个位置低的耻骨上横切口（Pfannenstiel），有足够的长度进入耻骨后间隙，通常 6 ~ 8 cm 比较合适。切开皮肤和腹直肌鞘后，插入 Millin 牵引器。

（3）步骤 3：打开耻骨后间隙。膀胱和尿道在耻骨联合后方轻轻分开，打开耻骨后间隙（图 17-2）。通常通过手指钝性分离，如果曾经有过耻骨后手术史，则需用 Metzenbaum 精细剪刀锐性分离。

（4）步骤 4：识别阴道旁筋膜。助手用"棉签"或"海绵棒"将膀胱向中间牵引。在

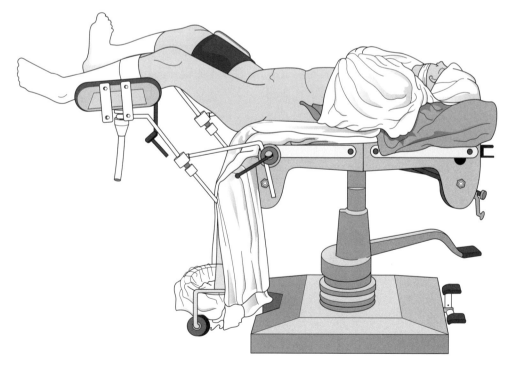

图 17-1　患者处于膀胱截石位，腿部置于位于 Lloyd-Davies 马镫内

被泌尿科无菌巾遮盖的阴道里，右利手术者
（假设他们站在患者的左边）用放在阴道里的
左手示指在膀胱颈处（不是经常描述的阴道外
侧穹窿，图 17-3）向上和外侧施加压力。

从下向上的压力以及前面提到的向中间的
牵引力，足够暴露白色闪光的阴道旁筋膜。如
有必要，可以使用"花生"拭子或 Kittner 解
剖器进一步分离，尽管本书编者倾向于使用精
细的 Metzenbaum 剪刀以达到分离目的，这样
可以减少组织损伤和出血（图 17-4）。

这一区域有许多静脉窦，最好能避开。电
凝可能会加重出血，因此如果出血难以控制，

最好尽可能快地在血管下方插入悬吊缝线。

（5）步骤 5：插入悬吊缝线。当筋膜充分暴
露时，2 条或 3 条 0 号 Ethibond 缝线（W975 0
号 Ethibond，31 mm 半圆形圆体针）或 0-PDS
（CT2 0 号 PDS，26 mm 半圆形锥形针），插入
每侧的筋膜。如果使用不可吸收缝线，必须小

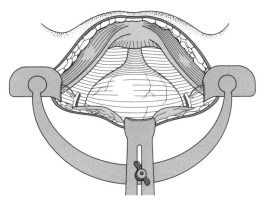

图 17-2　打开的耻骨后间隙

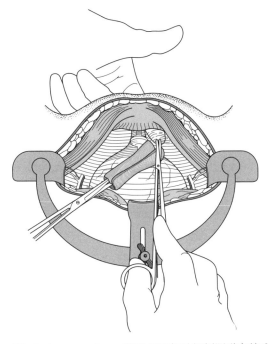

图 17-4　Metzenbaum 剪刀用于帮助解剖阴道旁筋膜

a

b

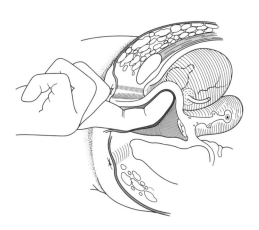

图 17-3　手术医生在阴道内用非主利手示指在膀胱颈水平向上和侧向施加压力。a. 手术视图。b. 矢状切面

心不穿入阴道。明智的做法是每次缝针后检查
阴道无菌隔层没有被缝住。

第 1 针缝线应穿过膀胱颈处，在其下筋膜
上打结。这可以控制任何静脉出血，同时也提
供一个"滑轮"，以便于随后打结。然后，缝线
穿过最靠近同侧髂耻韧带的点（图 17-5）。然后
将两端用小的动脉血管钳固定，直到所有缝合
结束。

第 2 针和第 3 针缝线分别在距头侧约
1 cm 处，比前一针缝线稍微靠外侧。缝线位
置不能低于膀胱颈水平，因为这可能会造成术
后排尿困难。这些缝合线都是同样固定于筋膜
上然后穿过髂耻韧带，沿着韧带每针缝线间隔
约 1 cm（图 17-6）。尽管畸形的或闭孔动脉附
属支可能出现在 30% 的人中，上腹下血管的
耻骨分支总是穿过髂耻韧带，应将此视做韧带
上缝合顶端的标志。

当一侧缝好 3 针后，在另一侧重复步骤 4
和步骤 5。

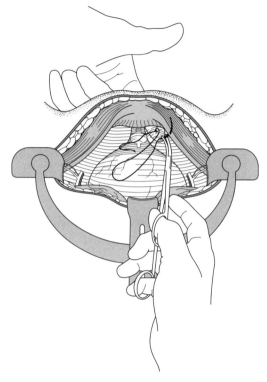

图 17-5 使用 Turner-Warwick 持针钳将缝线缝入
两侧的阴道旁筋膜

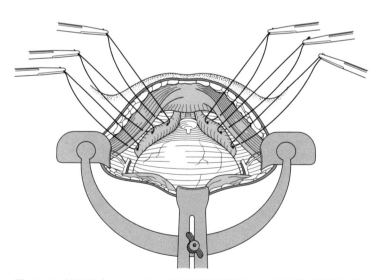

图 17-6 每侧缝合 2～3 针，系在阴道旁筋膜上，然后穿过髂耻韧带

（6）步骤 6：膀胱镜检查的地位。一些手术医生建议在这个阶段进行膀胱镜检查，以排除膀胱壁损伤或缝线穿透膀胱壁或其他膀胱内病理改变的可能。本书编者未将膀胱镜检查作为常规手段。

（7）步骤 7：缝线打结。当所有缝线在适当的位置时，开始打结。打结最好交替进行，从最尾部开始，两侧依次打结，向头侧方向逐渐移动直到所有缝线都打好结。在早期的描述中，标准的操作方式是助手在阴道内施压，使阴道筋膜直接靠近髂耻韧带，但本书编者不是这样操作的。通过使用前面描述的"滑轮"缝合法，轻柔牵引缝线穿过髂耻韧带，使阴道筋膜靠近盆腔侧壁（不是髂耻韧带），然后固定。某种程度的缝线的"弓弦"是不可避免的，但并不降低手术的有效性，重点是在不需极端张力和抬高的前提下取得支撑作用（图 17-7）。

（8）步骤 8：止血和伤口引流。耻骨后间隙内的出血一般是静脉出血。在筋膜上悬吊缝合（如步骤 5）或穿过韧带（如步骤 7）通常

可以止血。不过，术后整夜在耻骨后间隙放置负压引流是一项很好的预防措施。

（9）步骤 9：伤口缝合。编者的偏好是使用 1 号 Vicryl（Polyglactin；W9231 1 号 Vicryl，40 mm 半圆形圆针）缝合腹直肌鞘膜，用 2-0 Prolene（W631 2-0 Prolene，65 mm 直反向切割针，带珠子和套圈）皮下缝合对合皮肤。

其他同期手术

（1）全子宫切除术：虽然同时行全子宫切除并无益处，但如果有其他切除子宫的指征，最好先切除子宫，在打开耻骨后间隙进行阴道悬吊术之前关闭壁层腹膜。

（2）阴道穹窿或直肠脱垂：很早就发现接受阴道悬吊术的女性有继发阴道穹窿或后壁脱垂的风险[20]。这通常归因于造成盆腔器官脱垂的系统性结缔组织薄弱，因此不可避免地在同一患者的多个部位发生病变[24]。随机临床试验的结果表明，阴道悬吊术是一个特定的风险因素，可能与阴道角度改变以及骨盆内压力传导改变相关[25]。

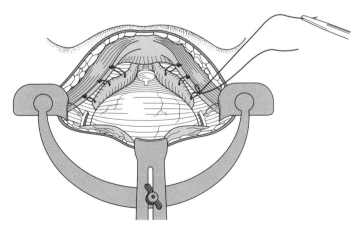

图 17-7　通过使用"滑轮"缝合，阴道旁筋膜与骨盆侧壁接近，但不直接与髂耻韧带相连，缝线"弓弦"样不会影响手术的效果

为此，一些机构建议当出现直肠脱垂时，不管有无症状都应予以矫正。在这个背景下，提出了 Moschowitz 术式，并包含在本书以前版本中。该术式最初被描述为用于关闭与脱垂直肠相连的 Douglas 深部腔隙的一种方法[26]。最近，这一方法被用来关闭一些腹部手术中的后陷凹。

使用不可吸收线，在 Douglas 腔腹膜周围缝 2～3 个荷包，关闭宫骶韧带间隙，术中小心避开输尿管（图 17-8）。

本书编者的观点是腹膜上一个简单的荷包缝合或者一系列荷包缝合，不可能长期取得很大的支撑作用。因此，我（指本书编者，后同）永远不会采用 Moschowitz 术式。我喜欢

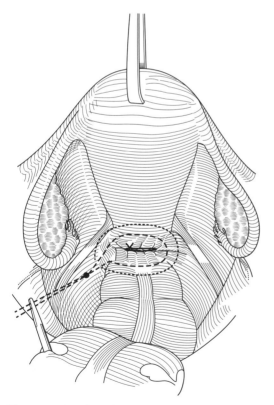

图 17-8 用于直肠脱垂的 Moschowitz 手术；最下面的缝合线已经打结，第二个到位，第三个位置（包括宫骶韧带）如虚线所示

在有症状的阴道穹窿或直肠脱垂的女性患者中进行阴道悬吊术之前，先经腹行阴道骶骨固定术（如书中第 16 章所述）。在那些直肠脱垂但没有症状的患者中，我喜欢仅做阴道悬吊术，然后再评估症状和体征。尽管 1/4～1/3 的患者可能出现病情恶化或出现症状，但高达 3/4 的患者不会。

（3）直肠脱垂：如前所述，接受阴道悬吊术的女性有继发后壁脱垂的风险，一些学者建议，在有直肠脱垂的情况下，不论症状如何，都应在阴道悬吊术的同时纠正直肠脱垂。事实上，这一方法在本书的前一版中也被提倡。然而，目前编者的观点是，只有在直肠脱垂出现明显症状时才进行治疗（参见第 16 章），而不需要预防性治疗。鉴于阴道前壁抬高的程度，即使在进行阴道悬吊术之前就有症状性直肠脱垂，同时进行后壁修补也相当困难。编者目前的偏好是仅行阴道悬吊术，随后重新评估症状和体征，然后必要时再进行二次阴道后壁缝合术。

术后处理

术后膀胱引流可采用耻骨上导管。最好在伤口闭合后插入（见前面关于膀胱引流的章节）。对于预计有术后排尿困难的患者，应在术前指导其进行间歇性自我导尿。在这种情况下，应在夜间插入 Foley 导管，并在舒适的情况下恢复自我导尿。伤口引流通常在术后第一天就可以拔掉，患者应能正常活动和进食。当她可以正常排尿或能够独立进行导管治疗方案时，就可以出院。

术中并发症

（1）膀胱或尿道损伤：在一个大型随机对照临床试验中，膀胱损伤的发生率约 3%[27]。已被发现的膀胱或尿道损伤，应使用 2-0 或 3-0 Vicryl（W9350 2-0 Vicryl，26 mm 半圆锥

形切割粗针或 W9122 3-0 Vicryl，22 mm 半圆锥形切割针）修复。只要缝合后不漏尿且没有张力，一般缝合一层就够了。导尿管应放置 5 天，如果同时进行子宫切除术则应留置 10 ～ 12 天导尿管。

（2）输尿管梗阻：输尿管损伤不常见，尽管如果不注意分清阴道旁筋膜可能会缝扎到输尿管。有时，特别是有大的囊肿和额外的缝线穿过时，引起输尿管膀胱入口处膀胱组织的扭曲，导致输尿管扭曲，继而发生一侧或两侧输尿管梗阻（图 17-9）。

如果术中怀疑发生这种情况，应进行靛蓝胭脂红染色下膀胱镜检查。如果看不到染料自由流出，应按顺序取出悬垂缝线，直到尿液顺畅流动。在这种情况下，最好保留双 J 形"猪尾"支架，但缝线可以更往侧方缝合。

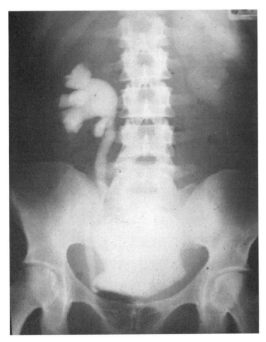

图 17-9　阴道悬吊术后双侧输尿管梗阻患者静脉肾盂造影图像。可见梗阻点，右侧为输尿管积水和肾积水，左侧肾几乎无功能，仅见微弱肾图

如果术后出现腰痛、持续性恶心或少尿（少数情况下出现），怀疑输尿管梗阻，应紧急进行计算机断层肾脏造影（computed tomography urogram, CTU）和同位素尿路造影，评估相对功能。如果可以通过逆行或经皮肾造口术放置输尿管支架，引流数月可以完全解决，否则需要开腹行输尿管再植术（参见第 26 章）。

术后并发症

（1）排尿功能障碍：自发性排尿的恢复延迟可能发生在高达 25% 的患者中，尽管在大多数情况下，通过上述导管方案治疗后这种情况会自行解决。如果排尿延迟超过 5 天，患者出院时最好行耻骨上造瘘导尿或间歇性自我导尿。

排尿功能障碍也是阴道悬吊术最常见的远期并发症之一。尽管那些术后早期排尿困难的患者不一定长期存在排尿功能障碍，但高达 20% 的患者会出现这种情况。过去当阴道筋膜直接抬高到髂耻韧带的时候，这种并发症更常见，但是使用上面描述的技术后，排尿障碍的发生率已经降低很多了。尽管过去曾尝试过几种手术和药物治疗策略，但最好通过建立清洁间歇性自我导尿解决。

（2）膀胱过度活动：长期以来人们都认识到，术前逼尿肌过度活动的女性比单纯尿动力性压力性尿失禁（SUI）的女性更不可能从手术中获得更有利的结果。也就是说，混合性 SUI 和逼尿肌过度活动的妇女的 SUI 症状缓解率与单纯 SUI 的妇女并无显著差异。据报道，膀胱过度活动症状的缓解率在 24% ～ 90% 之间[27]。尽管许多妇女可能出现新的膀胱过度活动症状，或在 SUI 手术后出现所谓的"新生"逼尿肌过度活动，尤其是在阴道悬吊术后。但这种手术不应被视为禁止在混合性 SUI 女性、膀胱过度活动女性、SUI 和逼尿肌过度活动的混合性尿动力学异常的女性中进行。当然，前提是患者对可能的结果进行充分的认知。

（3）"阴道悬吊术后综合征"：1987 年，Galloway 和他的同事创造了术语"阴道悬吊术后综合征"，用来描述缝合处一个点或其他腹股沟区发生的疼痛。他们小样本研究中的 2/3 的患者通过松开受影响一侧的缝线后可以缓解症状，且不影响排尿控制力。总的来说，他们在术后 1～6 年复查的患者中有 12% 的患者发生了该综合征[28]。根据编者的经验，这种情况不太常见，并且可能出现在过度抬高的病例中。

耻骨后尿道下悬吊术：合成尿道中段悬吊术

Ulmsten 及其同事在 1994 年对阴道内悬吊成形术的描述以及随后的改进导致 1996 年引入了无张力阴道吊带（TVT™），这导致了压力性尿失禁手术方式的转变[29]。在 20 世纪 90 年代中期，阴道悬吊术占英国压力性尿失禁手术的 70% 以上。而在接下来的 10 年里，这一比例下降到了 1%，尿道下吊带术占压力性尿失禁手术的 85% 以上[30]。这些手术已被仔细验证，也是女性中被最为广泛研究的压力性尿失禁手术方式[31]，经过随机对照试验 5 年的随访[25]和队列研究 17 年的随访[32]证实了他们在中短期内是非常有效的，积累的证据表明他们在长期内也是有效的。

适应证

合成的尿道中段吊带主要应用于尿道活动度高导致的原发性压力性尿失禁。尽管没有高质量的数据来支持其在复发性压力性尿失禁或内括约肌先天性缺陷中的应用[31]，但临床医生仍提倡在这些更复杂的情况下使用它们[33]。

手术器械

尽管可以使用从一张聚丙烯材料上切下一条聚丙烯条来进行手术，但大多数手术医生都会使用为此目的而设计的众多设备中的一种。每个都有自己的小设计修改，但是应遵循制造商的说明。编者的偏好仍然是原来的 Gynecare TVT™ 设备，下面描述的就是这种技术。吊带包装时，在吊带两端的有引针。吊带本身装在一个可拆卸的聚氨酯护套内，该护套在中点裂开，并在中心 4 cm 处重叠，以便于拆卸。制造商也可提供可重复使用的引入针手柄和刚性导管导向器。除此以外，手术不需要特殊仪器。

麻醉

最初对 TVT™ 的引用将其描述为在局部麻醉下进行的非卧床手术[29]。在只行 TVT™ 时，许多手术医生继续使用这种方法，其他医生更喜欢使用区域或全身麻醉。局部麻醉技术的好处包括更快的恢复和更早的出院。在一项对比不同麻醉技术的随机对照试验中，尽管术后需要插导尿管的情况降低了，但在使用局部麻醉的情况下，治愈率没有提高[34]。

几种"镇静-麻醉"技术已经被采用。基本原则是联合最低程度的镇静和适当的麻醉，保证患者的舒适。编者的首选技术如表 17-2 所示。

手术

步骤 1：切口

患者在手术台上呈膀胱截石位。一旦达到

表 17-2　编者喜欢的"镇静-麻醉"技术

方　法	技　　术
监护	1 L Hartmann 溶液静脉内液体治疗 镇静过程中 Hudson 面罩或经鼻导管吸氧 4 L/min 持续监测心电图、血压和脉搏血氧监测
镇静	芬太尼 50 μg（最好在麻醉室给药，当然必须在局麻前给药） 咪唑安定 1 mg 逐步加量，最多 3 mg 丙泊酚 10 ~ 40 mg 微量泵逐步加量直至反应迟钝，也可持续给药
局部麻醉	80 ml 0.25% 布比卡因或 160 ml 0.25% 普鲁卡因或利多卡因，可单用或联合 1 ∶ 200 000 肾上腺素。麻醉通过局部注射完成 18Fr Foley 导尿管插入尿道，充盈球囊，辨识膀胱颈。沿吊带所经区域注射局麻药。包括使用约 25% 麻醉溶液在耻骨下注射，25% 注射于阴道内，左右两侧各 25%。使用 50 ~ 60 ml 注射器，23F 针头注射形成皮丘，随后用 20F 脊髓穿刺针浸润注射于耻骨后入路

有效的局部麻醉，在耻骨上的出针点用皮肤标记笔或两个小的针刺伤口标记。这些点位于耻骨联合的上边缘，距离中线 2 ~ 2.5 cm，长度为 0.5 cm。

在阴道前壁上切一个切口，长度为 1 cm，位于尿道中段。用 Allis 或 Littlewood 组织钳抓住中线两侧的上皮可能有助于做切口。有限的解剖是用 Metzenbaum 精细剪刀向两侧进行的，以便在尿道旁形成一个空间，将 TVT™ 针安全地插入其中（图 17-10）。

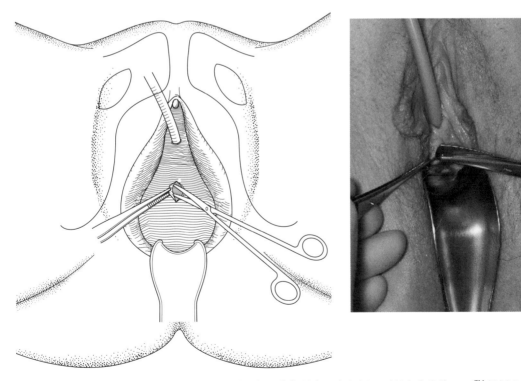

图 17-10　使用 Metzenbaum 精细剪刀进行解剖，在尿道旁形成一个空间，可以安全地将 TVT™ 针插入其中

步骤 2：插入吊带

学习该手术时，以前建议最好使用刚性导尿管引导膀胱颈远离针迹，编者的经验显示这是不必要的。阴道皮肤边缘用精细解剖钳抓住一边，TVT™ 针尖放在尿道旁。通过"掌心"操控术者左手的针，示指放在针本身的正侧面，针在阴道和尿道之间的平面上轻轻地移动，直到到达耻骨下支的下边缘（图 17-11），方向可为朝向患者的同侧肩部。然后穿过骨盆内筋膜，使针头进入耻骨后间隙，然后调整针头方向，使针头更垂直。然后，降低 TVT™ 手柄（对比图 17-11 和图 17-12 中手柄的位置），使针尖始终靠在耻骨联合的背面，使针尖穿过耻骨后间隙，最终穿透腹直肌鞘，从耻骨上切口处露出（图 17-12）。

步骤 3：膀胱镜检查

尽管在有经验以后，可以在两针通过后进行一次膀胱镜检查，但最初在每一针通过后至少进行一次膀胱镜检查是恰当的。必须使用 70° 镜仔细检查整个膀胱，特别注意膀胱颈周围的区域，然后用 0° 或 12° 镜检查尿道，以排除针引起的膀胱穿孔。

如果发现穿孔（图 17-13），应拔出并重新插入针头，更小心地保持针头紧靠耻骨。有时建议采用更外侧的入路，以减少膀胱穿孔的可能性，尽管编者认为这可能增加血管损伤的风险，最好避免。

一旦确定合适的位置，夹住针从耻骨上切口中取出。然后以同样的方式进行第二次穿刺，并进行第二次膀胱输尿管镜检查（图 17-14）。然后在吊带两端（包括保护套）通过牵引将吊带拉起，使其离尿道约几毫米。

步骤 4："咳嗽试验"

然后用缝合剪将 TVT™ 针从吊带上剪除，

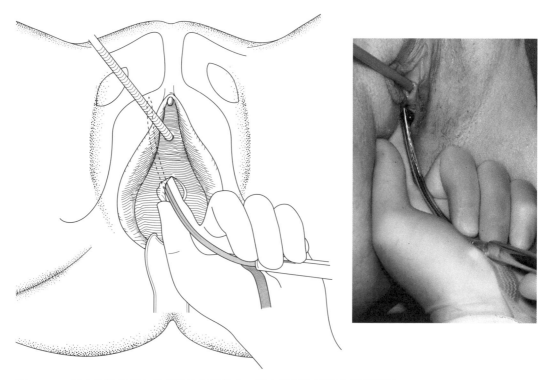

图 17-11 插入针被置于在手术者的左手掌中，进入阴道和尿道之间的平面

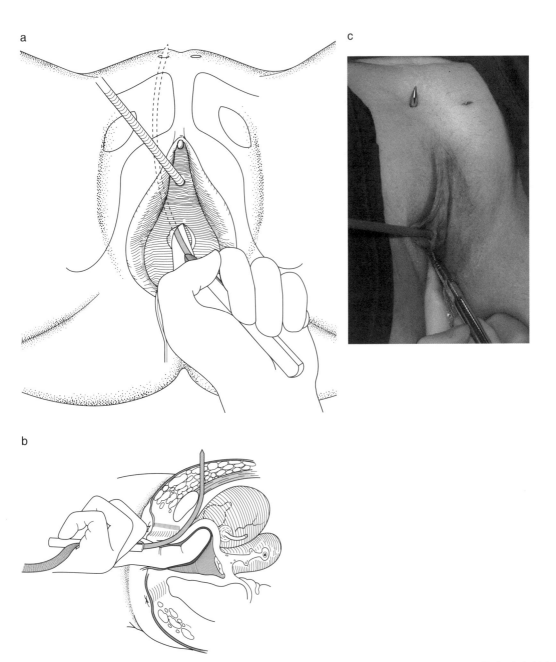

图 17-12　然后降低手柄，将针穿过耻骨后间隙，从耻骨上切口中出来。a 图和 c 图显示针穿过患者右侧
（冠状面），b 图显示穿过患者左侧（矢状面）

用小动脉钳夹住吊带周围聚氨酯护套的末端
（但不是吊带本身）。如果手术是在局部麻醉
下进行的，则应进行"咳嗽试验"。膀胱在最
后一次膀胱尿道镜检查后扩张到 300 ml 左右，
患者需要咳嗽几次。如果没有观察到尿漏，可

以用细剪刀将吊带从尿道上拉下一点。膀胱可
能会稍微膨胀，患者会稍微抬起头，或者根据
需要让镇静作用消失几分钟。如果发现尿漏，
则逐渐调整吊带，直到只有一点点尿液流出，
这是手工控制的。在这种情况下，必须根据经

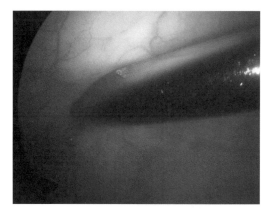

图 17-13 膀胱镜照片，显示插入针引起膀胱穿孔

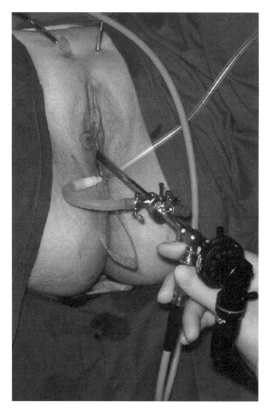

图 17-14 膀胱镜检查可在每个针通过后进行，但至少必须在最终针通过后、吊带调整前（如图所示）进行

验判断吊带位置。应注意，每次调整吊带时，应在吊带和尿道之间放置一个仪器（如细解剖剪刀），以防止过度拉紧（图 17-15a、b）。

一旦判断张力合适，用动脉钳轻轻地从吊带上取下聚氨酯护套。尽管许多手术医生同时摘除鞘管的两半，但编者还是倾向于先摘除鞘管的一侧，然后在摘除鞘管的另一侧之前对尿失禁进行进一步检查，因为此时仍有可能对吊带进行微调。

在区域麻醉的患者中，咳嗽试验可能不合适。由于不能充分判断盆底功能，可能更容易过度矫正。同样，在全身麻醉患者中，使用 Credé 手评估吊带张力仍可能导致过度矫正和术后排尿困难的风险增加。

步骤 5：伤口缝合

完成最后的吊带调整后，修剪吊带。在吊带上轻轻地牵引，然后将吊带修剪到皮肤以下，不需要缝合固定。腹部皮肤用蝶形皮肤闭合器（如 3M Steristrips）或可吸收的细缝线皮下缝合（如 3-0 Vicryl Rapide；W9927 3-0 Vicryl Rapide，22 mm 半圆切割针），阴道皮肤使用 2-0 Vicryl 连续扣锁缝合（W9350 2-0 Vicryl，26 mm 半圆锥形切割粗针）。扩张器可以进入尿道，从耻骨处轻轻地牵引，以确保没有抬高。在患者离开手术室之前，排空膀胱。

术后处理

如果手术是在区域麻醉下进行的，则应在排尿感觉恢复之前保留一根 Foley 导管。对于其他患者，术后通常不需要留置导尿管。应鼓励患者正常排尿，如果不能正常排尿，则应间断导尿，直到排尿恢复正常。如果对排尿能力有任何疑问，应通过超声波或导管检查残余尿量。大多数患者适合在手术当天或术后第一天出院。鉴于所用的镇静剂，建议患者 24 小时内不要开车。

没有证据表明术后限制活动会改变治疗结局。一些医生建议在手术后 4～6 周内限制负

a

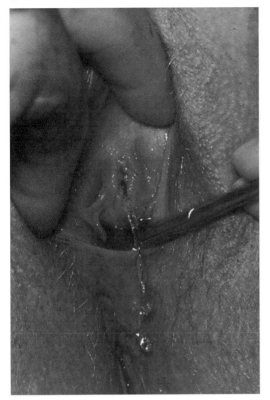

b

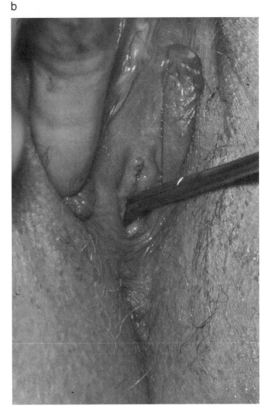

图 17-15　调整吊带时，将 Metzenbaum 剪刀放在吊带下方。a. 泄漏明显。b. 泄漏已解决

重、避免体育活动和性交。另一些医生建议不施加任何具体的限制，并鼓励患者尽快恢复正常活动。英国一项早期试验的结果发现，患者在 2 ～ 3 周内恢复正常活动，尽管平均恢复工作时间为 3 ～ 4 周[35]。患者对治疗结局的预期可能与这种变化有很大关系。

手术并发症

出血

尽管与其他尿失禁手术相比，阴道解剖范围较小，但在非可视状态下操作时，耻骨后间隙的静脉丛容易受到损伤。耻骨后间隙出血可表现为术中失血增加（阴道或耻骨上），或随后表现为皮肤瘀伤或耻骨后血肿。耻骨后血肿的症状包括疼痛、排尿困难、盆腔肿块或血红蛋白下降。临床上有明显的耻骨后血肿在女性中的发生率在 0.4% ～ 2.3%，然而许多是无症状的，所以其真正的发病率尚不清楚[36]。

在非可视的耻骨后手术中，严重血管损伤的发生是罕见的，但一旦发生可能是致命的，已有关于闭孔动脉、髂外动脉、股动脉和腹壁下动脉术中损伤的报道。虽然已经报道了 0.01% ～ 0.6% 之间的发生率，但实际发生率尚不清楚[36]。较大的队列研究报道的发生率估测值更低，也可能更可靠。

膀胱或尿道损伤

膀胱穿孔是公认的耻骨后尿道中段悬吊手术的风险，据报道高达 15%。来自奥地利国家登记处的数据表明，以前因失禁或脱垂进行过手术的患者膀胱穿孔率更高，尽管这一发现并未被所有研究证实。膀胱穿孔被视为尿道中段悬吊术培训的替代指标之一[37]。在一项研究中，初学者的穿孔率最高在 10% 左右，那些已进行了 20 多个手术的受训者穿孔率在 5% 或更低。在培训过程中，没有一个完成病例数小于 20 的受训者，能够取得 5% 以下的穿孔率[38]。

重要的是要发现到手术时膀胱镜检查确定的膀胱损伤（图 17-13），并按上述方法处理，没有长期后遗症。未被发现的膀胱穿孔可导致术后立即发生耻骨上或阴道渗漏，并出现外阴水肿。从长期来看，膀胱网状结构可引起疼痛、反复的尿路感染、尿急症状和结石形成（图 17-16）。

在耻骨后尿道中段悬吊术中尿道损伤的发生率低于膀胱损伤，一篇综述报道了其发生率约为 0.1%[36]。很可能有一部分晚期出现明显尿道吊带侵蚀的妇女在初次手术时会出现未诊断的穿孔。尤其是放置吊带后出现疼痛和尿潴留症状时（图 17-17）。

肠管损伤

肠管损伤很少见，但可能是耻骨后尿道中段悬吊术最严重的并发症。手术中不太可能发现穿孔，延迟诊断会导致严重的发病率，许多与手术相关的死亡都归因于肠穿孔。患病率难以估计，但被认为是 0.01% 左右。回肠和结肠穿孔都有发生过，小肠肠系膜穿孔也有发生过，可导致小肠梗阻。肠管损伤通常发生在既往接受过盆腔或下腹手术的患者身上，尽管并非总是如此。肠管损伤可伴有发热、腹痛或肠梗阻。在回肠穿孔后，已有报道耻骨上切口可有肠内容物泄漏。

神经损伤

在耻骨后尿道中段悬吊术后描述了腹股沟、闭孔和股神经的损伤。第一种是腹部低位横切口的公认风险，已报道在数种操作后发生，表现为腹股沟、大腿内侧和大阴唇的灼痛和感觉改变。随着时间的推移，一些损伤会自动消失，而另一些则需要局部麻醉或局部注射类固醇进行神经阻滞以获得缓解。

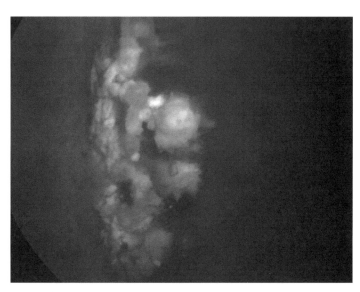

图 17-16 膀胱镜检查照片，显示吊带引起的膀胱穿孔，表明覆盖有沉积物

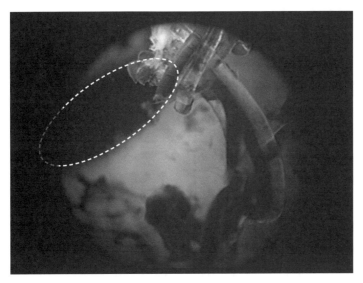

图 17-17　膀胱镜照片，显示吊带引起的尿道穿孔。在图像的左上角可以看到开放的膀胱颈（虚线勾勒）；在图像的右侧可以看到吊带的纤维

闭孔神经损伤是一种罕见但严重的并发症，可发生在不适当的外侧吊带插入。在文献报道的案例中，有些案例可以自行缓解，而另一些则需要去除吊带或切割吊带。

术后并发症

排尿困难

在一项早期试验中，5% 的妇女在耻骨后尿道中段悬吊术后出现暂时性排尿障碍，需要间断自我导尿长达 1 个月。有些人主张拉伸或拉下吊带，吊带切开被广泛描述为严重排尿困难的治疗方法，大多数患者（约 61% ～ 94%）仍能自制排尿。然而，鉴于这些问题大部分可以自行缓解，在进行此类干预之前，仔细的咨询是很重要的。

膀胱过度活动

根据现有的定义，在接受耻骨后尿道中段悬吊术的妇女中，有高达 25% 的人有急迫性尿失禁。然而，在一项试验中，尿急和急迫性尿失禁以及与这些症状相关的烦扰程度从术前的 93% 降至术后 5 年的 44%，只有 1% 的患者术后出现新的急迫性尿失禁[25]。

疼痛

如前所述，阴道悬吊术可发生慢性腹股沟疼痛，通常通过剪开受累侧缝线可以缓解。在耻骨后尿道中段悬吊术后的患者中，约 1.3% 的病例也有类似的情况发生[31]。

性功能障碍

关于耻骨后尿道中段悬吊术对性功能影响的数据存在矛盾。尽管据报道，多达 20% 的妇女性功能出现恶化，但临床试验的纵向随访提示有显著改善，例如因失禁而破坏性生活、性交时尿失禁以及性交困难的人数减少了[31, 35]。

吊带外露或向外挤压

合成吊带材料的一个主要问题是它们有可能挤入尿道和阴道（应避免术语"侵蚀"）。这些并发症可能与手术技术、宿主因素、伤口愈合、感染或植入材料的物理特性有关，如孔大小或复丝结构。阴道内早期外露最可能是由于阴道皮肤愈合不良，而不是真正的挤压。后者通常被视为一个更为渐进的过程，据报道最迟在手术后 5 年发生。无论是何种机制，在所有尿道中段悬吊术后都可发生阴道内的吊带外露，据报道，在耻骨后尿道中段吊术后，多达 2% 的女性出现吊带外露[31]。

早期外露或阴道愈合缺陷通常通过修复阴道皮肤或修剪吊带的暴露区域并闭合皮肤来治疗。

尽管在国家数据库中的发病率似乎低于 1%，但已多次报道了耻骨后尿道中段悬吊术后尿道挤压。在许多情况下，挤压与严重的排尿困难有关，通常从手术时开始，有或无急迫性尿失禁、血尿和尿痛。由于与手术相关的症状的时序性，编者认为这通常代表着手术中忽视的尿道穿孔。

文献报道尿道内吊带切除加尿道修复术（带或不带 Maritus 移植物）对排尿效果各异。尿道阴道瘘与尿道中段悬吊挤压和吊带切除都有关。

经闭孔尿道下吊带

Delorme 在 2001 年报道了经闭孔入路插入尿道下吊带，主要减少耻骨后入路造成的膀胱、尿道和肠道的损伤[39]。Delorme 的技术采用了"由外至内"的途径。也就是说，将针从生殖股褶插入到阴道。尽管早期设备（Mentor-Porges-Uratape® 和 Obtape®）因吊带相关并发症而被撤回，但该方法本身仍在使用中，并以 AMS Monarc® 和 Boston Scientific Obstryx® 系统为例，如下所述。

尽管自那以后，有许多进一步的设计修改

（也许更多的是为了在市场上建立一个利基，而不是解决一个特定的临床问题），但唯一值得注意的是"由内至外"方法的发展（即从阴道到生殖股皱褶），以 Gynecare TVT-O® 装置为例[40]。对尿道中段悬吊术的 Cochrane 综述发现，没有证据支持一种方法优于另一种方法[31]。NICE 关于尿失禁的报告提供了一个"未来证明"的建议，只强调需要使用那些根据随机对照临床试验（当前或未来）强有力的证据证实有效的或效价比有益的吊带[12]。尽管经闭孔入路的进入方法在不同的区域有所不同，但英国 2/3 的尿道中段悬吊术仍通过耻骨后插入[30]。

2001 年，开发人员开始对吊带进行进一步修改，以制作单切口吊带[41]，可能进一步减少耻骨后入路和闭孔入路更常见的并发症。对许多类似装置的试验数据进行荟萃分析表明，其中一个装置（自退出市场后）不如标准的尿道中段悬吊术。其他单切口悬吊术的数据不足，无法进行可靠的比较[42]。NICE 同样发现该手术的证据不充分，目前给出了非常谨慎的建议，建议在没有临床管理、知情同意和审计或研究的特殊安排的情况下，不应使用该手术方式。患者应了解该手术的安全性和有效性的不确定性，包括潜在的严重长期并发症[43]。

指征

尽管一般认为，经闭孔尿道中段悬吊术与前面描述的耻骨后尿道中段悬吊术的情况相同，但膀胱穿孔率较低可能使其更适合这种风险增加的情况。然而，编者认为，很少有这种情况与此有关，这种手术不提倡在复发性压力性尿失禁或先天性尿道括约肌功能不全的患者中使用。

麻醉

全身麻醉、区域麻醉、局部麻醉或镇静麻醉都可用于耻骨后中段尿道合成吊带。

手术

步骤 1：切口

患者在手术台上呈水平膀胱截石位，确定解剖标记，用皮肤标记笔标记进针点。标记点应位于耻骨降支外侧 1 cm 处，位于长收肌肌腱下方，与阴蒂同一水平位置（图 17-18）。局部麻醉剂（如上耻骨后中段尿道合成吊带悬吊术中所述）被注射到皮肤中，并沿着两侧的针轨，进一步在尿道中段部位阴道前壁进行浸润麻醉。

在阴道前壁上做一个切口，长度为 1 cm，位于尿道中点。用 Allis 或 Littlewood 组织钳夹住切口两侧阴道上皮，可以起到辅助作用。然后用 Metzenbaum 精细剪刀沿筋膜下平面向耻骨降支解剖。在两侧腹股沟先前的标记点处做小的针刺切口。

步骤 2：插入吊带引导器

每个不同的装置都提供了一个或多个特定的引入针，应始终遵循制造商的说明。大多数都有左右两侧的"halo"引导器，形状与骨盆相应一侧相同，有些则有一个非侧弯的引导器。然而，一般来说，以下步骤对所有患者来说都是通用的。

在患者左侧操作时，（患者）左侧引导器固定在操作员的右手上。同样，在患者右侧操作时，（患者）右侧引导器固定在操作员的左手上。引导器垂直固定，手柄向下，通过皮肤切口导入（图 17-19）。然后，当突然失去阻力时，表明它通过了闭孔膜。

然后在会阴平面上向上旋转导引器手柄，使其与水平面成 45° 角，使尖端自身大致垂直于耻骨支。然后，通过操作者手腕的旋转，引导器绕过耻骨降支，全过程保持穿刺针尖端始终与骨骼接触（图 17-20）。术者对侧手的示指置于阴道切口内，以帮助维持引导器通道的

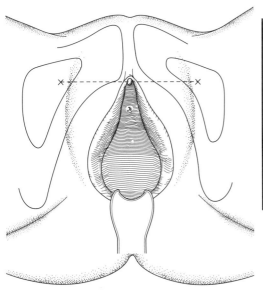

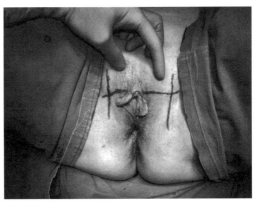

图 17-18　标记进针点，位于耻骨降支外侧 1 cm，长收肌肌腱正下方，与阴蒂同一水平位置

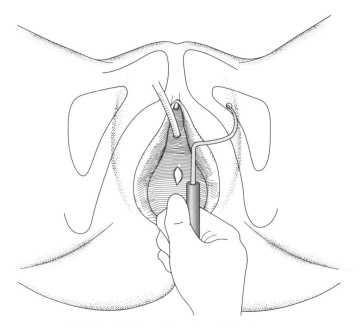

图 17-19 引导器通过皮肤切口导入时，垂直握住引导器，手柄向下

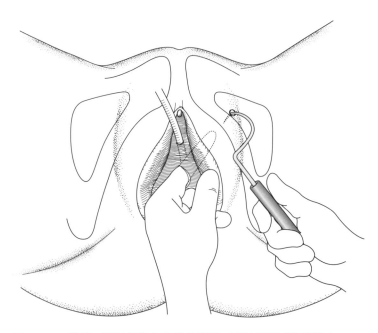

图 17-20 然后，通过操作员手腕的旋转，引导器绕过耻骨降支

正确方向。手指应保护尿道不受损伤，同时确保引导器从阴道侧沟上方通过，不会穿透阴道壁，而是引导进入阴道切口。

步骤 3：插入吊带

一旦引导器从一侧通过，就要谨慎地确认阴道和尿道没有被刺穿。然后将吊带的一端连接到引导器的尖端。不同的设备有不同的方法来实现这一点：一些需要穿过尖端的"眼"，另一些需要钩住或"扣"到设备的末端。一旦安全连接后，通过反向旋转引导器牵引将吊带拉入到位（图 17-21）。一些由热黏合聚丙烯制成的吊带弹性很低，可以直接从组织中拉出，而不会有变形的风险；另一些吊带在牵引时会拉伸。已经开发出两种方法来处理这个问题：一种是将吊带放置在聚氨酯护套中，插入后将其移除；另一种是使用穿过吊带的"拉紧"的缝线。

这些用于"由内至外"插入的设备是预加载到引导器上的，因此它们跟随引导器就位，不需要作为第二步将其拉入。然后将吊带以相同的方式插入另一侧，然后拆下引导针。

步骤 4：定位吊带

其目的是在最小张力下将吊带固定在尿道中段下方。确保患者处于水平膀胱截石位或甚至轻微头高位。在吊带和尿道之间留出 2 ~ 3 mm 的空间。可以直视下观察，最好是

将 Metzenbaum 剪刀的刀片放在吊带下面。如果使用的吊带是包绕在聚氨酯护套内的，则应沿腹股沟切口将其牵引取出，在此阶段吊带本身不移动非常重要。最好的实现方法是将 Metzenbaum 剪刀放在吊带下面反向牵引。

步骤 5：伤口闭合

取下护套后，修剪多余的吊带，确保其位于皮肤表面下方。腹股沟切口用蝶形皮肤闭合器（如 3M Steristrips）或可吸收细线皮下缝合（如 3-0 Vicryl Rapide；W9927 3-0 Vicryl Rapide，22 mm 半圆切割针）闭合。2-0 Vicryl 连续锁边缝合（W9350 2-0 Vicryl，26 mm 半圆锥形切割粗针）用于缝合阴道皮肤。

术后管理

术后处理同耻骨后中尿道合成吊带。

并发症

内脏损伤

尽管膀胱穿孔在经闭孔入路的发生率明显

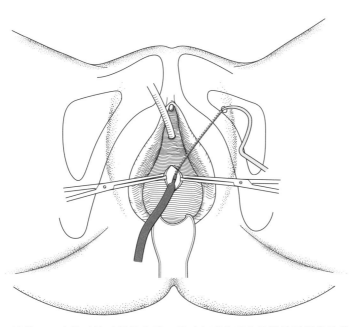

图 17-21　吊带一旦连接到导引器的尖端，通过牵引和反向旋转导引器将吊带拉入到位

低于耻骨后尿道中段悬吊术，并且肠损伤的发生率也同样较低，但尿道损伤可能更为常见。据报道高达 3% 的病例发生了膀胱穿孔[36, 44]。经闭孔尿道中段悬吊术后排尿困难的发生率较耻骨后中段尿道悬吊术低[31]。

疼痛

另一方面，慢性腹股沟疼痛在经闭孔入路吊带插入术后更为常见。Cochrane 综述报道尿道中段悬吊术慢性腹股沟疼痛的发生率为 6.4%，比耻骨后入路高 4 ~ 5 倍[31]。后一种症状肯定是患者要求取出吊带和法律诉讼越来越常见的原因。

吊带外露或向外挤压

尽管一些研究报道经闭孔插入吊带后吊带外露 / 向外挤压的比例高于耻骨后入路[45]，但试验数据显示两者的发生率相似，约为 2%[31]。

耻骨后尿道下吊带：传统的吊带手术

为了和 Cochrane 综述的这些手术方式一致，术语"传统"的吊带手术在这里用来区分开放式吊带手术，通常更多放置在膀胱颈区域和最新的微创尿道中段吊带手术。它们在美国可能更常被称为耻骨阴道吊带手术。压力性尿失禁的第一个吊带手术 1900 年在德国有过报道（Goebel-Frangenheim-Stoeckel），使用了锥状肌和（或）腹直肌鞘。1942 年，美国 Aldridge 的报道使得这一手术方式被广为知晓[47]，尽管它们从未在英国广泛使用过，它们目前仅占压力性尿失禁的手术的 1%[30]。

目前已经报道了这种手术技术的多种变化，并且使用的材料也多样化了。吊带可由以下材料制成。

- 自体材料（患者自身组织，如直肠筋膜、阔筋膜）。
- 同种异体材料（非患者、人体 / 尸体组织，如冻干硬脑膜、阔筋膜）。
- 异种材料（非人类有机组织，如猪真皮或小肠黏膜下层）。
- 全塑性材料（合成材料，如普罗纶、聚丙烯、硅橡胶、硅涂层涤纶、亚硅橡胶、聚酯、马来克司聚乙烯、聚丙烯和高密度聚乙烯、戈尔特、尼龙、聚四氟乙烯和聚氨酯）。

尽管通过从同种和异种吊带上移除细胞材料已经降低了朊病毒传播的风险，但它们的耐久性仍存在疑问。与同种异体"传统"吊带（与上述新型微创尿道中段吊带向比较）相关的发病率使其在很大程度上被淘汰。尽管还有其他几种材料可供选择，但编者认为吊带手术应仅使用自体（腹直肌鞘和筋膜）或异体（聚丙烯）材料。

适应证

传统的吊带手术的适应证如下。

- 用于先前手术失败后的压力性尿失禁的二线治疗
- 阴道通路受限或阴道容量和活动性显著降低，导致阴道悬吊术在技术上难以或不可能发生。
- 认为压力性尿失禁反映的是固有的括约肌缺陷（即尿道闭合压力低），而不是尿道活动度高。
- 对于压力性尿失禁的首选治疗，如果患者选择此疗法而非耻骨后尿道下合成吊带或阴道悬吊术，并能接受更高的相关并发症发生率。

麻醉

需要全身或区域麻醉。

腹直肌鞘膜悬吊术（Aldridge 术后）

步骤 1：准备

需要抗生素覆盖和抗血栓栓塞预防措施，如 Burch 阴道悬吊术所述。

对于阴道悬吊术，患者应处于水平膀胱截石位，双腿放在 Lloyd-Davies 马镫上，臀部略微弯曲和外展，膝盖略微弯曲（图 17-1）。应做好任何腹部手术的准备。此外，阴道应清洗干净，插入留置导尿管，气囊充气，以便于识别膀胱颈。需要两个切口：一个横跨耻骨上（Pfannenstiel）切口，用于牵引吊带，一个倒 U 形切口位于阴道前壁，用于将吊带固定在尿道下。

步骤 2：腹直肌暴露及吊带准备

经 Pfannenstiel 切口，暴露腹直肌鞘。吊带可以做成两翼或 T 形。在第一种情况下，从腱膜横向切下两条带，每条带长约 7 ～ 8 cm，宽 1.5 cm，从侧边开始，到距中线 2 cm 吊带附着处结束（图 17-22a）。这种方法的缺点是需要的皮肤切口长度，即使行皮下剥离切口的长度仍需 15 ～ 16 cm。另一种方法是沿中线向下分离吊带，向耻骨联合处延伸，形成 T 形，然后沿中线将吊带干部分开（图 17-22b）。尽管腹部切口较短，但仍能多获取几厘米长的吊带，但会增加中线切口疝形成的风险。解剖可采用手术刀或电刀。一条缝合线穿过吊带的每一个末端。

步骤 3：打开耻骨后间隙

膀胱和尿道从耻骨联合后侧面轻轻分离，以打开耻骨后间隙（图 17-2）。虽然在手术中，这种情况通常是通过手指钝性解剖来实现

的，但如果以前曾进行过耻骨后手术，则需要使用精细的 Metzenbaum 剪刀进行锐性分离。

步骤 4：从阴道切口暴露膀胱颈

导尿管就位后，膀胱颈经阴道可触及。阴道前壁用 0.5% 布比卡因和 1：200 000 肾上腺素浸润止血，分清解剖层次。在阴道前壁上从靠近外尿道口约 1 cm 处切出一个 U 形切口，延伸至膀胱颈约 1 cm 处。游离皮瓣以暴露覆盖在近端尿道上的耻骨筋膜区域（图 17-23）。

另一种方法是在近端尿道上做一个简单的中线切口，但这显然提供了一个更小的筋膜区域用来固定吊带。

步骤 5：完成尿道隧道

在阴道壁和膀胱颈之间用 Metzenbaum 剪刀横向打开解剖平面。然后用剪刀或手指在骨盆内筋膜上打开一口子，从下方进入耻骨后间隙（图 17-24）。

步骤 6：定位筋膜吊带

弯钳或子宫填塞钳从阴道切口向上穿过耻骨后间隙，抓住吊带一端的缝合线。然后将其取出，将吊带向下拉入阴道切口。在另一侧重复该操作（图 17-25）。编者倾向于以"腰围"或"双排扣"的方式缝合吊带末端。如果吊带长度不够，可以通过进一步从皮下脂肪移动或进一步向下解剖到耻骨联合来进一步延长吊带长度。

步骤 7：腹部切口闭合

在将吊带固定和缝合在膀胱颈水平之前，最好关闭腹部切口。如果使用吊带，可使用 1 号薇乔线（W9231 1 Vicryl，40 mm 半圆针体）闭合腹直肌鞘膜。如果采用 T 形解剖腹直肌鞘膜，编者首选使用 0 号 Ehibond（W975 0 Ehibond，31 mm 半圆形圆体针）的不可吸收线缝合。应该在耻骨后间隙留一个真空引流管过夜。

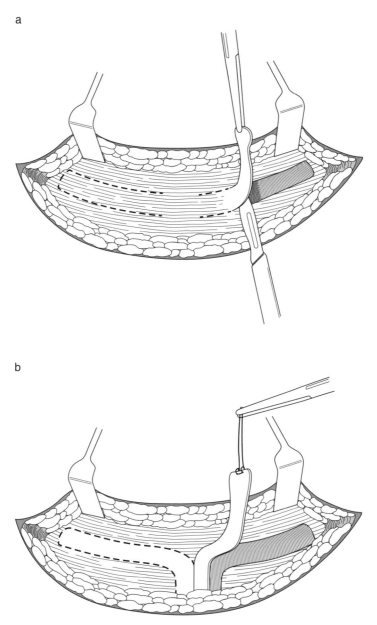

图 **17-22** 腹直肌鞘吊带标记并从腱膜切下。a. 两条横切。b. 切口在中线向下延伸，形成 T 形

然后用 2-0 Prolene（W631 2-0 Prolene，65 mm 直的反向切割针，带珠子和项圈）将皮肤闭合，皮下缝合皮肤，留置耻骨上导尿管。

步骤 8：缝合吊带，关闭阴道切口

吊带的两端以最小张力围绕膀胱颈固定。一端用 2-0 薇乔线（W9350 2-0 Vicryl，26 mm 半圆锥形切割粗针）在耻骨膀胱筋膜下方间断缝合 4 针或 6 针固定。然后，另一端以"双排扣"的方式固定在其上面，使用相同数量的间断缝合，每个缝合线都缝住筋膜和吊带的另一翼（图 17-26）。然后用相同的 2-0 Vicryl 线连续锁边缝合阴道壁。

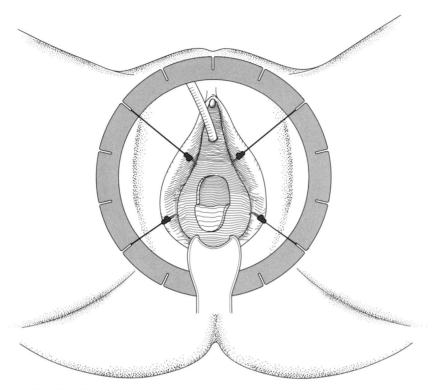

图 17-23　腹直肌鞘悬吊阴道切口

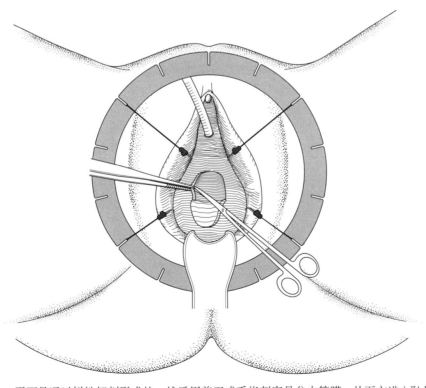

图 17-24　平面是通过锐性解剖形成的，然后用剪刀或手指刺穿骨盆内筋膜，从下方进入耻骨后间隙

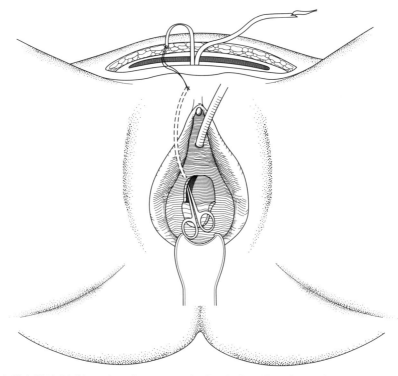

图 17-25 子宫填塞钳从阴道切口向上穿过耻骨后间隙，抓住吊带一端的缝合线，然后将吊带向下拉入阴道切口

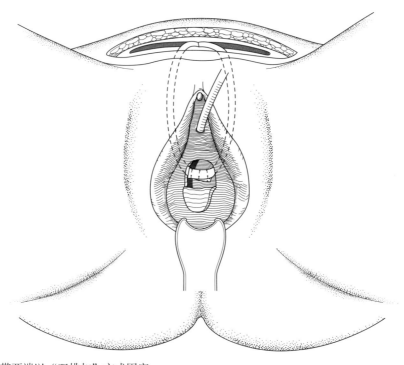

图 17-26 吊带两端以"双排扣"方式固定

技术的变化

阔筋膜吊带

作为腹直肌鞘筋膜的替代品，阔筋膜可以从大腿处摘取，形成一个独立的吊带。这可以通过大腿长切口来实现，但考虑到可能需要长达 20 cm 的长度，这既痛苦又不美观。或者，可以使用筋膜剥离器，但即使这样也可能需要 2 个或 3 个切口[48]。编者对阔筋膜悬吊的首选技术是使用更短的筋膜移植，使用"吊-挂-串"技术。

"吊-挂-串"技术

这项技术可以同时使用腹直肌鞘和阔筋膜，这是对膀胱颈针悬吊手术的一种改进。[49] 如上文所述，不需要收集 18 ～ 20 cm 长的筋膜条，而是使用一个大约 1.5 cm × 4 cm

的小补片。在这种情况下，编者倾向于使用阔筋膜。腹直肌鞘通常向侧方分成三层，这使其难以使用，而阔筋膜则始终是一个单层、坚硬的结构。在股骨外上髁上方约 5 ～ 6 cm 做一长 2 ～ 3 cm 的皮肤切口就足够了。

获取补片后，无须修复阔筋膜。皮肤可以用连续的 3-0 Vicryl Rapide 皮下缝合（W9927 3-0 Vicryl Rapide，22 mm 半圆切割针）或间断的褥式缝合。做好阴道切口后（如上文步骤 4 所述），用两根 1 号 Ethilon（CTX 1 Ethilon，48 mm 半圆锥形针）的缝合线固定补片的末端。然后缝线从下面向上穿过耻骨后间隙。如果有的话，最好使用"Stamey"针。或者，可以使用细弯钳（图 17-27）。然后在最小张力下，缝合线缝在中线两侧的腹直肌鞘上。

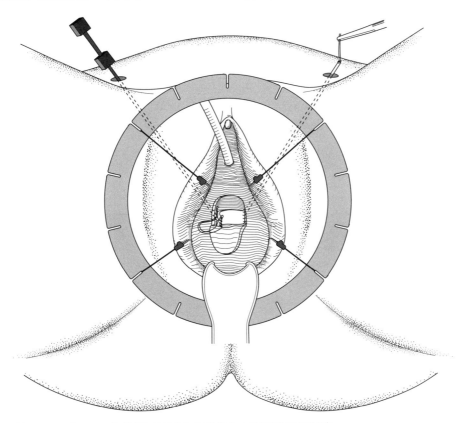

图 17-27 "Stamey"针用于从下方将缝线向上穿过耻骨后间隙

尽管缺乏长期随访结果，但仍有高质量的数据支持这一技术的使用[49]。

同种异体吊带经腹插入术

尽管如上文所述，可以使用经腹-阴道联合入路插入合成吊带，但使用纯经腹入路可避免阴道切口，从而降低术后感染的风险，尤其是吊带本身的感染[50]。如果使用这种方法，吊带可缝合到髂耻韧带上或腹直肌鞘（图17-28a、b）。

虽然这项技术从历史的角度是值得了解的，但是与同种异体"传统"吊带相关的并发症发生率（与上述新型微创尿道中段吊带相比）使得这一方法在很大程度上已经过时。

术后处理

术后处理方法如上所述。

并发症

传统悬吊术相关的手术并发症与 Burch 阴道悬吊术相似。更广的解剖范围和经腹-阴道入路可能增加了围手术期并发症的总发生率、延长了导尿管留置时间和排尿困难[46]。使用腹直肌鞘吊带可能会增加切口疝风险，特别是在使用"附加吊带"技术的情况下。

尿道括约肌增强术

尿道注射疗法

尿道填塞剂从 20 世纪 30 年代就开始使用了。这种治疗方法的成功取决于所用材料的成分、准备和植入的容易程度以及宿主环境（免疫学、激素和解剖学）。膨胀剂的最佳特性包括生物相容性、最小免疫原性、材料完整性和流变特性（即组织内变形）。许多可注射的物质已经被开发出来用作尿道填充剂，尽管理想的材料仍然难以捉摸[51]。最新的材料是合成的，尽管也使用了自体和异体材料，包括表17-3 中所列的材料。

麻醉

可以使用全身、区域或局部麻醉。

设备

注射可以通过尿道旁或经尿道途径进行。在这两种情况下，通常是在内镜下用 20 fr 膀胱镜或尿道镜，用 0°、12° 或 30° 镜观察。

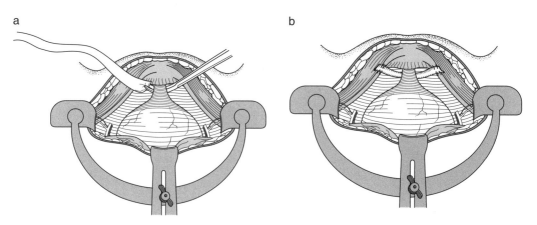

图 17-28　a. 完全腹部入路插入异体吊带；吊带拉至膀胱颈下方。b. 完全腹部入路，插入异体吊带；此处显示吊带缝合在髂耻韧带上

表 17-3　开发的用于尿道膨胀剂的可注射材料

材料类型	举　　例
自体	自体脂肪 [a]
同种异体	Cotigen®，戊二醛交联牛胶原蛋白
	Macroplastique®，医用级硅胶颗粒（聚二甲基硅氧烷合成橡胶）悬浮于聚乙烯吡咯烷酮水凝胶载体中
	Durasphere®，热解炭包被的氧化锆珠颗粒
	Uryx®，溶于二甲亚砜载体的乙烯-乙烯醇共聚物
异质成形	Coaptite®，溶于羟甲基纤维素钠中的羟基磷灰石钙
	（Zuidex®，透明质酸载体中的聚糖苷微球）[a]
	［Urethrin®，特氟龙（PTFE），聚山梨醇酯 20 和甘油］[a]
	Bulkamid®，聚丙烯酰胺和水（97.5%）

注：[a]PTFE 颗粒能够迁移，脂肪的使用与栓塞有关，有 1 例死亡报道，有报道许多材料以及聚糖苷 / 透明质酸共聚体会形成"无菌性脓肿"或假囊肿，这种注射部位并发症在 4 例病例中会有 1 例发生。这些材料不应被使用。

"植入系统"是一种插入尿道的插管，带有一系列硅胶颗粒制成的针引导通道。这意味着可以在不进行膀胱镜检查的情况下进行手术。所需针头的长度和规格取决于所建议的注射技术和所选材料的黏度。一些更具黏性的材料需要使用注射枪。

尿道旁注射

对于尿道旁注射，用 1% 的利多卡因在尿道口侧 3 ～ 4 mm 处 2 或 3 个位置处注射形成小皮丘（通常在 2 ～ 3 点、6 点和 9 ～ 10 点位置）。将利多卡因凝胶插入尿道内，然后引入尿道镜。插入尿道旁针，并与内镜鞘平行前进，直到其位置可以通过膀胱镜在膀胱颈黏膜下方看到（图 17-29）。必须注意防止针头靠近或进入尿道腔，避免黏膜破裂和外渗。通过横向移动针头，可以通过内镜确定针头的位置。如果黏膜确实发生渗透，针应被取出并重新定位。在 2 个或 3 个部位注射填充材料，目的是形成"前列腺叶"的膀胱镜外观，所需体积因不同材料而异（图 17-30）。对于所有材料，注射应非常缓慢，以尽量减少黏膜损伤和通过尿道腔膨胀剂丢失的风险。如果使用了注射枪，出于同样的原因，应该在棘轮上"点击"一次。

如果只使用局部麻醉，当外观令人满意时，可以让患者咳嗽或增加腹压，以测试尿道的能力。如果渗漏仍然存在，可能会给予更多的填充材料；如果没有或极少的渗漏，则表明手术已完成。

经尿道注射

经尿道注射似乎是更常用的技术。它需要一个与所选材料相适应的膀胱镜注射针。在将局部利多卡因凝胶插入尿道后，将尿道镜引入，在仪器通道中预加载针。从膀胱颈的角度看，针在第一个选择的位置（2 ～ 3 点、6 点或 9 ～ 10 点）以大约 45° 的角度穿过尿道中段的黏膜向前伸 1 cm。通过稍微调整尿道镜角度，将针角度调整到尽可能靠近尿道轴，然后再向膀胱颈推进 1 cm。然后按照上述方法进行第一次注射（图 17-31）。随后在另两个位置中的一个位置重复注射，以达到与上述相同的终点。同样，达到尿道闭合所需的容量因不同材料而异。

术后处理

一旦患者成功排尿，她就可以出院了。如果术后需要间歇性膀胱引流以解决排尿困难，则应使用不大于 8 ～ 10 Fr 的导管。

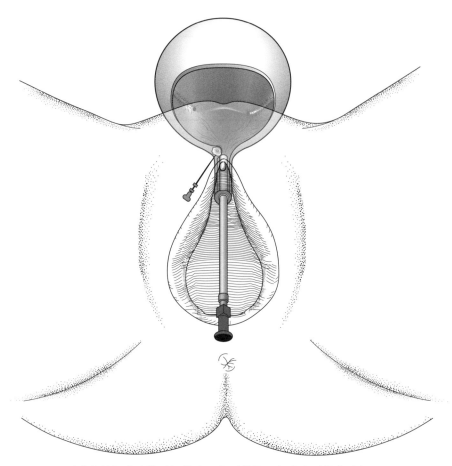

图 17-29 尿道旁针与膀胱镜平行前进，直到其位置在膀胱颈黏膜下方

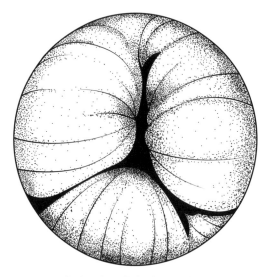

图 17-30 完成 3 个注射部位，形成 "前列腺叶" 的膀胱镜外观

并发症

尽管其侵入性相对较低，但尿道注射治疗并非没有并发症。排尿困难和尿路感染是常见的，总的来说，发病率约为 1/3[52]。

过敏反应

戊二醛交联牛胶原蛋白可能与过敏反应有关。治疗注射前必须进行皮试。尽管如此，迟发的并发症包括延迟的皮肤反应和关节痛，以及更严重的并发症，如肺栓塞和耻骨炎。

注射部位并发症

如前所述，无菌脓肿或假性囊肿的形成与几种材料使用有关。这可能需要手术去除材料和进一步治疗压力性尿失禁。

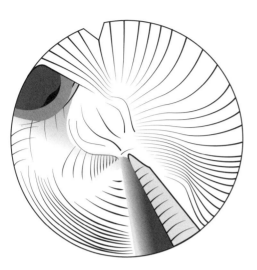
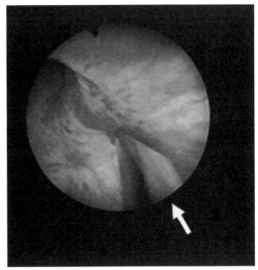

图 17-31　经尿道入路尿道注射；内镜针（箭头所指）位于膀胱颈下方

人工尿道括约肌

人工尿道括约肌的概念可以追溯到 20 世纪 40 年代，尽管实际采用一个完全植入式但外部可控的装置是由 Scott 和他的同事在 20 世纪 70 年代提出的[53]。装置的设计从那时起有了很大的改进，而目前的装置，AMS 800™（Boston Scientific）已经被很好地建立起来了。然而，它在骨髓发育不良引起的儿童尿失禁和男性前列腺切除术后尿失禁中的应用一直比在女性压力性尿失禁中广泛。在英国，95% 的人工尿道括约肌手术是在男性；而在女性，占压力性尿失禁手术的比例不到 0.2%[30]。

英国 NICE 目前的指导意见是，考虑到相关的并发症发生率，只有在先前的手术失败的情况下，才应考虑使用人工尿道括约肌来处理女性的压力性尿失禁[12]。其他人描述了一种更具体的适应证，并建议其应用局限于无尿道过度活动的先天性尿道括约肌缺陷妇女，或者在所有其他方法都失败或可能失败的情况下[8]，这种方法可能被视为永久性留置导尿管或尿路分流的替代方法。

该装置有 3 个部件：1 个充气袖带（可提供各种尺寸）、1 个调压气囊和 1 个液压泵，每个部件均由医用硅树脂制成（图 17-32）。

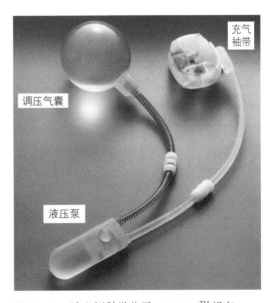

图 17-32　波士顿科学公司 AMS 800™ 设备

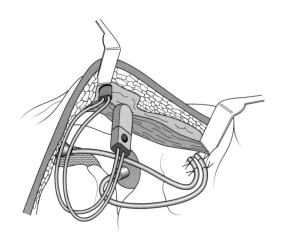

图 17-33 括约肌袖带放置于膀胱颈周围，这可辅以网膜包裹（未显示）。调压气囊位于膀胱右侧，控制泵如图所示，因为它即将进入右侧大阴唇

袖带环绕膀胱颈或近端尿道，可辅以网膜包裹（图 17-33）。气囊被放置在腹膜外的位置，在右髂窝或耻骨后间隙的右侧，泵被放置在右大阴唇的脂肪内（右利手患者）。这些部件通过硅胶管连接，并填充等渗造影剂，以尽可能排

除空气，并便于术后可视化。对该手术的更完整描述可在其他地方获得[8]。

逼尿肌过度活动的手术

在认识到常规压力性尿失禁手术对有急迫尿失禁或有逼尿肌过度活动的尿动力学证据的患者的治疗效果不太理想后，人们普遍接受只有在所有可能的保守治疗方法都被证明是不可接受、无效或存在不可忍受不良反应的情况下，才在此类患者中实施手术。可考虑表 17-4 所示的非手术选择。

对这些措施没有反应的患者很可能会被转诊到进一步的治疗中。以下手术仅适用于专业的妇科泌尿或女性泌尿外科实践中。本书提供了背景信息，但对手术技巧感兴趣的读者应该看更专业的教科书。

表 17-4　逼尿肌过度活动的非手术治疗选择

分　类	选　　择
生活方式和应对策略	控制饮水 避免或调整用药方案 定时排尿 避免逼尿肌活动 改变衣着 / 做好卫生防护 尿液除臭剂
行为调整	膀胱 / 排尿习惯再训练 盆底肌肉锻炼 生物反馈训练 催眠 针灸 反射疗法
药物治疗	平滑肌松弛剂： • 目前推荐药物包括奥西布丁或托特罗定（即刻释放）和达非那新（M₃ 拮抗剂，一天一次）[12] • 米拉贝隆（β₃ 激动剂）仅用于抗毒蕈碱禁忌、无效或无法耐受其不良反应的病例 去氨加压素

肉毒杆菌神经毒素注射

肉毒杆菌神经毒素（Botulinum newrotoxin injection, BoNT）抑制神经肌肉连接处突触前末端的乙酰胆碱释放，导致肌肉松弛。对传入的 C 纤维也有进一步的作用，导致紧迫感降低。目前有两种 BoNT 亚型，尽管只有 BoNT-A 被推荐注射到逼尿肌中，因为它已经被证明是有效的，其作用持续时间比其对应的 BoNT-B 长。BoNT-A 也有两种亚型，Onabotulinum A，以 Botox® 上市，和 Abobotulinum A，以 Abortort® 上市。NICE、AUA 和欧洲泌尿学会（EAU）建议，对于那些对保守治疗没有反应，愿意并且能够自我

导尿的特发性逼尿肌过度活动的女性，膀胱壁注射 Onabotulium A。尽管 Onabotulinum A 在 2013 年才获得美国食品药品监督管理局和英国药品和保健品管理局的批准，但它已被用于治疗下尿路疾病多年。在英国，NICE 目前推荐使用 200 U 的肉毒毒素。而对于那些更喜欢不太可能需要留置导尿管的剂量同时也能接受成功概率较低的女性，可考虑较低的 100 U 的剂量。然而，AUA 和 EAU 目前推荐 100 U onabotulinum A 作为起始剂量。肉毒毒素可在全身或局部麻醉下，通过硬性或软性膀胱镜注入膀胱壁。根据所用剂量（每个部位 10 U），在膀胱壁周围的 10 ～ 30 个部位进行系统注射，避免在膀胱三角区注射（图 17-34）。逼

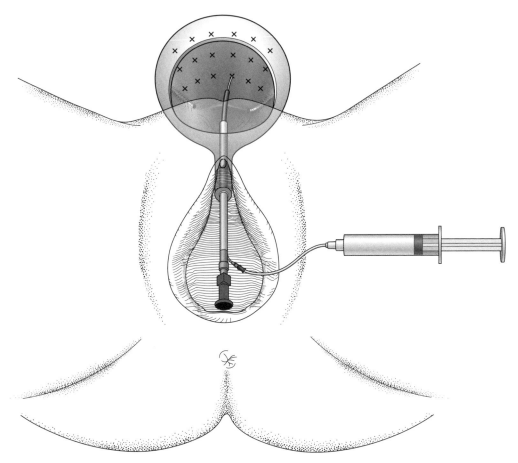

图 17-34　系统性地在膀胱壁周围注射肉毒杆菌神经毒素，避开膀胱三角区

尿肌内注射 onabotulinum A 是一种相对较小的手术，通常作为一种日间手术进行。因此，它提供了一个可行的微创方案替代干预膀胱过度活动的大手术。然而，单独 onabotulinum A 治疗的效果持续时间有限，患者通常需要反复治疗。由于可供使用的长期数据有效，尽管在编者的经验中，对那些对 onabotulinum A 治疗有反应的患者，第五次治疗后有效持续时间缩短，这表明可能对 onabotulinum A 有耐受作用，随后疗效下降[54]。也就是说，我们已经有一些患者在 10 年和 15 次治疗后持续获得可接受水平的改善。

骶神经调节

骶神经调节的原理是电刺激骶骨反射通路会抑制膀胱的反射行为，降低逼尿肌的过度刺激。几种技术被用来调节骶神经的活动，包括跨皮（T-SNS）或经皮骶神经刺激（P-SNS）和跨皮（T-PTN）或经皮胫后神经刺激（P-PTN）。尽管初步报道这些技术（T-SNS 和 T-PTNS）侵入性较低，这令人鼓舞，但 NICE 的观点是，没有足够的证据支持在膀胱过度活动的情况下使用或常规使用 P-PTNS[12]。

永久植入的骶神经根刺激器已经被开发出来，可以直接向 S2-S4 神经根（通常是 S3）提供慢性刺激。患者首先进行初步或经皮神经评估，在局部麻醉下，通过骶骨孔插入一根针。这根针与外部刺激源相连，并保持原位长达两周。对试验刺激表现出满意反应（通常症状改善 50%）的患者可进行永久性植入。

关于 P-SNS 的随机对照临床试验数据有限，且质量较差。大约 50% 的患者在 3 年内不漏尿，另外 25% 的患者症状改善 50% 或更多。不良反应很常见，包括植入部位疼痛、探头移位、腿部疼痛、肠功能紊乱、尿潴留、阴道痉挛、肛门疼痛和植入部位皮肤刺激，约 1/3 的患者需要手术矫正。

NICE 目前的指导意见是，如果女性对保守治疗（包括药物）没有反应，并且不能进行清洁的间歇性导尿，那么经 MDT 讨论后，可以向膀胱过度活动的女性提供 P-SNS。在此过程中，应讨论长期影响，包括试验刺激的必要性和试验成功的可能性、治疗失败的风险、长期随访的承诺、手术矫正的可能以及不利影响。应当强调的是，这一建议主要基于经济考虑。NICE 发现，对于能够自我导尿的女性，提供 P-SNS 作为二线治疗是不合算的。对于无法自我导尿的女性（因此不适合进行 BoNT 注射），其经济模型表明，与未进行积极治疗相比，P-SNS 是一种效价比较高的选择，尽管其成本效益处于较高的阈值（每个质量调整寿命年 30 000 英镑）[12]。

膀胱扩大术

回肠或盲肠膀胱成形术（通常称为"蛤囊成形术"）扩大膀胱对以下患者可能是恰当的：膀胱过度活动出现衰弱症状（包括急迫性尿失禁）的患者，不能从非手术治疗中获益的患者（包括 BoNT 注射和骶神经调节），不能从非手术选择中获益（包括 BoNT 注射和骶神经调节）的患者，膀胱容量或顺应性不足的患者，以及有高压尿潴留、可能影响上尿路的患者。

与膀胱横切和逼尿肌髓鞘切除等其他主要外科重建手术相比，80%～90% 的患者症状有所改善[54]。

术后排尿功能障碍很常见，成功率越高，患者术后需要自我导尿的可能性越大。事实上，只有那些能够自我导尿并愿意将其视为终生排尿的正常模式的患者才适合考虑这种治疗。

植入肠段产生黏液是常见的，对某些患者来说可能很麻烦，它可能增加尿路感染和结石形成的风险。它的不良反应可以通过使用酸果蔓汁来减轻，酸果蔓汁可以降低黏液的黏度，但是间歇性自我导尿时可能需要膀胱冲洗[55]。

许多病例报告报道了恶性肿瘤发生，通常是在肠尿路吻合处，多是在最初手术后多年（平均潜伏期 19 年），2016 年的一项系统性综述确定了 64 例的报道[56]。这与亚硝酸盐和亚硝胺对肠道的致癌作用有关。许多作者建议在膀胱扩大术后的一段时间（5 年或 10 年）开始进行年度膀胱镜检查，尽管这种方法因其监测策略效率低下而受到挑战[56]。

尿路改道

在治疗下尿路功能异常时，很少需要通过回肠导管或 Mitrofanoff 手术（控尿导管）进行尿路分流。但是，如果所有其他方法都失败或不可接受，则有时可能是首选方法。与特发性逼尿肌过度刺激的患者相比，神经源性膀胱功能障碍（如多发性硬化）患者更容易出现这种情况。如果患者不愿意或不能进行间歇性自我导尿术，那么他们可能更喜欢膀胱扩大术。

回肠导管尿液分流术参见第 26 章。

是否、何时和采用哪项手术？

通常所说的"先做阴道修复，如果失败的话就从上面做"的传统治疗压力性尿失禁外科手术在很多方面都存在缺陷，但庆幸的是，尽管我们还有很多要了解的问题，但我们已经开始建立一个不断积累的证据库。我们现在认识到阴道手术相对来说是无效的，但第一次手术

有最好的成功前景。过去已经开发了几种选择手术的计算方法[57]，尽管这些方法倾向于鼓励一种相当机械的方法，并未考虑患者选择的因素。在决定是否为尿失禁进行手术、何时进行手术以及采用何种手术时，现在的重点必须放在患者知情和经过适当培训和经验丰富的手术医生之间的共同决策上。他们应该得到一个多学科团队的支持，该团队能够提供所有合理的治疗方案，或者通过当地、区域或国家临床网络数据库获得这些方案。

参 考 文 献

[1] Milsom I, Altman D, Cartright R, et al. Epidemiology of urinary incontinence (UI) and other lower urinary tract symptoms (LUTS), pelvic organ prolapse (POP) and anal incontinence (AI). In: Abrams P, Khoury S, Cardozo L, Wein A, eds. Incontinence: 5th International Consultation on Incontinence, Paris, 2012. Arnhem, Netherlands: ICUD-EAU; 2013. pp. 15–108.

[2] Hannestad YS, Rortveit G, Sandvik H, Hunskaar S. A community-based epidemiological survey of female urinary incontinence: the Norwegian EPINCONT study. Epidemiology of Incontinence in the County of Nord-Trondelag. J Clin Epidemiol 2000; 53(11): 1150–1157.

[3] Minassian VA, Drutz HP, Al-Badr A. Urinary incontinence as a worldwide problem. Int J Gynaecol Obstet 2003; 82(3): 327–338.

[4] Stewart WF, Van Rooyen JB, Cundiff GW, et al. Prevalence and burden of overactive bladder in the United States. World J Urol 2003; 20(6): 327–336.

[5] Milsom I, Abrams P, Cardozo L, et al. How widespread are the symptoms of an overactive bladder and how are they managed? A population-based prevalence study [erratum appears in BJU

Int 2001 Nov; 88(7): 807 ］. BJU Int 2001; 87(9): 760−766.

［6］McGrother CW, Donaldson MM, Shaw C, et al. Storage symptoms of the bladder: prevalence, incidence and need for services in the UK. BJU Int 2004; 93(6): 763−769.

［7］Abrams P, Hilton P, Lucas M, Smith ARB. A proposal for a new classification for operative procedures for stress urinary incontinence. Br J Urol Int 2005; 96(3): 232−233.

［8］Mundy AR. Urodynamic and Reconstructive Surgery of the Lower Urinary Tract. Edinburgh: Churchill Livingstone; 1993.

［9］Clement KD, Burden H, Warren K, et al. Invasive urodynamic studies for the management of lower urinary tract symptoms (LUTS) in men with voiding dysfunction. Cochrane Database Syst Rev 2015(4): CD011179.doi: 10.1002/14651858. CD011179.pub2.

［10］Hilton P, Armstrong N, Brennand C, et al. INVESTIGATE-I (INVasive Evaluation before Surgical Treatment of Incontinence Gives Added Therapeutic Effect?): a mixed methods study to assess the feasibility of a future randomised controlled trial of invasive urodynamic testing prior to surgery for stress urinary incontinence in women. Health Technol Assess 2015; 19(15): 1−273.

［11］Homer T, Vale L, Shen J, Hilton P. Cost-utility analysis and value of information analysis on the feasibility of a future randomised control trial (RCT) on invasive urodynamic testing prior to surgery for stress urinary incontinence in women. Value Health 2014; 17(7): A468.

［12］National Institute for Health and Care Excellence. Urinary Incontinence in Women: Management. Clinical Guideline CG171. London: NICE; 2013.

［13］Dmochowski RR, Blaivas JM, Gormley EA, et al. Update of AUA guideline on the surgical management of female stress urinary incontinence. J Urol 2010; 183(5): 1906−1914.

［14］Hilton P. Catheters and drains. In: Stanton S, ed.

Principles of Gynaecological Surgery. Berlin: Springer-Verlag; 1987. pp. 257−283.

［15］Hilton P. Bladder drainage. In: Stanton S, Monga A, eds. Clinical Urogynaecology. 2nd ed. London: Churchill Livingstone; 2000. pp. 541−550.

［16］Dixon WE, Dolan LM, Brown K, Hilton P. RCT of urethral versus suprapubic catheterization. Br J Nurs 2010; 19(17): 1100−1104.

［17］Lusardi G, Lipp A, Shaw C. Antibiotic prophylaxis for short-term catheter bladder drainage in adults. Cochrane Database Syst Rev 2013(7): CD005428. doi:10.1002/14651858. CD005428.pub2.

［18］Glazener CMA, Cooper K, Mashayekhi A. Anterior vaginal repair for urinary incontinence in women. Cochrane Database Syst Rev 2017(7): CD001755. doi: 10.1002/14651858.CD001755. pub2.

［19］Burch JC. Urethrovaginal fixation to Cooper's ligament for correction of stress incontinence, cystocele, and prolapse. Am J Obstet Gynecol 1961; 81: 281−290.

［20］Burch JC. Cooper's ligament urethrovesical suspension for stress incontinence. Nine years' experience: results, complications, technique. Am J Obstet Gynecol 1968; 100(6): 764−774.

［21］Vancaillie TG, Schuessler W. Laparoscopic bladderneck suspension. J Laparoendosc Surg 1991; 1(3): 169−173.

［22］Barr S, Reid FM, North CE, et al. The long-term outcome of laparoscopic colposuspension: a 10-year cohort study. Int Urogynecol J Pelvic Floor Dysfunct 2009; 20(4): 443−445.

［23］Kitchener HC, Dunn G, Lawton V, et al. Laparoscopic versus open colposuspension: results of a prospective randomised controlled trial. BJOG 2006; 113(9): 1007−1013.

［24］Morrill MY, Luber KM. Abdominal and transvaginal colpourethropexies for stress urinary incontinence. In: Cardozo LD, Staskin D, editors. Textbook of Female Urology and Urogynecology. 4th ed. Abingdon: Informa

Healthcare; 2006. pp. 865−878.

[25] Ward KL, Hilton P. Tension-free Vaginal Tape versus colposuspension for primary urodynamic stress incontinence: 5-year follow-up. BJOG 2008; 115(2): 226−233.

[26] Moschcowitz AV. The pathogenesis, anatomy, and cure of prolapse of the rectum. Surg Gynecol Obstet 1912; 15: 7−21.

[27] Smith ARB, Chang D, Dmochowski R, et al. Surgery for urinary incontinence in women. In: Abrams P, Cardozo LD, Khoury S, Wein A, eds. Incontinence: ICUD 4th International Consultation on Incontinence. 4th ed. Plymouth: Health Publications; 2009. pp. 1191−1272.

[28] Galloway NT, Davies N, Stephenson TP. The complications of colposuspension. BJU Int 1987; 60(2): 122−124.

[29] Ulmsten U, Henriksson L, Johnson P, Varhos G. An ambulatory surgical procedure under local anesthesia for treatment of female urinary incontinence. Int Urogynecol J Pelvic Floor Dysfunct 1996; 7(2): 81−86.

[30] Hospital Episode Statistics. NHS Digital. 2016. Available from: http: //content.digital.nhs.uk/hes (accessed 4 October 2017).

[31] Ford A A, Rogerson L, Cody JD, et al. Mid-urethral sling operations for stress urinary incontinence in women. Cochrane Database Syst Rev 2017(7): CD006375. doi: 10.1002/14651858.CD006375.pub4.

[32] Nilsson CG, Palva K, Aarnio R, et al. Seventeen years' follow-up of the tension-free vaginal tape procedure for female stress urinary incontinence. Int Urogynecol J Pelvic Floor Dysfunct 2013; 24(8): 1265−1269.

[33] Tincello D, Armstrong N, Mayne C, Hilton P. Surgery for recurrent stress urinary incontinence: surgeons' and women's views: the Three S study. Neurourol Urodyn 2016; 35(S4): S256−S257.

[34] Wang AC, Chen MC. Randomized comparison of local versus epidural anesthesia for tension-free vaginal tape operation. J Urol 2001; 165(4): 1177−1180.

[35] Ward K, Hilton P, UK and Ireland TVT trial group. Prospective multicentre randomised trial of tension-free vaginal tape and colposuspension as primary treatment for stress incontinence. BMJ 2002; 325(7355): 67−70.

[36] Ward KL, Hilton P. Minimally invasive suburethral slings: emerging complications. Obstetrician and Gynaecologist 2005; 7: 223−232.

[37] Tamussino KF, Hanzal E, Kolle D, et al., Austrian Urogynecology Working Group. Tension-free vaginal tape operation: results of the Austrian registry. Obstet Gynecol 2001; 98(5 Pt 1): 732−736.

[38] Hilton P, Rose K. The 'learning curve' for retropubic mid-urethral sling procedures: a retrospective cohort study. Int Urogynecol J Pelvic Floor Dysfunct 2016; 27(4): 565−570.

[39] Delorme E. [Transobturator urethral suspension: mini-invasive procedure in the treatment of stress urinary incontinence in women.] Prog Urol 2001; 11(6): 1306−1313.

[40] de Leval J. Novel surgical technique for the treatment of female stress urinary incontinence: transobturator vaginal tape inside-out. Eur Urol 2003; 44(6): 724−730.

[41] North C, Hilton P, Ali-Ross N, Smith ARB. A 2-year observational study to determine the efficacy of a novel single incision sling procedure (MiniTape™) for female stress urinary incontinence. BJOG 2010; 117(3): 356−360.

[42] Nambiar A, Cody JD, Jeffery ST, Aluko P. Single-incision sling operations for urinary incontinence in women. Cochrane Database Syst Rev 2017; 7: CD008709.doi: 10.1002/14651858. CD008709.pub3.

[43] National Institute for Health and Care Excellence. Single-Incision Short Sling Mesh Insertion for Stress Urinary Incontinence in Women. Interventional Procedures Guidance IPG566. London: National Institute for Health and Care Excellence; 2016.

[44] Morton HC, Hilton P. Urethral injury associated with minimally invasive mid-urethral sling procedures for the treatment of stress urinary

incontinence: a case series and systematic literature search. BJOG 2009; 116(8): 1120−1126.

[45] York Health Economics Consortium. Summaries of the Safety/Adverse Effects of Vaginal Tapes/ Slings/Meshes for Stress Urinary Incontinence and Prolapse. Heslington: University of York; 2012.

[46] Rehman H, Bezerra CA, Bruschini H, et al. Traditional suburethral sling operations for urinary incontinence in women. Cochrane Database Syst Rev 2017; 7: CD001754.doi: 10.1002/14651858.CD001754.pub4.

[47] Aldridge A. Transplantation of fascia for relief of stress incontinence. Am J Obstet Gynecol 1942; 44: 398−411.

[48] Chibber PJ, Shah HN, Jain P. A minimally invasive technique for harvesting autologous fascia lata for pubo-vaginal sling suspension. Int Urol Nephrol 2005; 37(1): 43−46.

[49] Guerrero K, Watkins A, Emery S, et al. A randomised controlled trial comparing two autologous fascial sling techniques for the treatment of stress urinary incontinence in women: short, medium and long-term follow-up. Int Urogynecol J Pelvic Floor Dysfunct 2007; 18(11): 1263−1270.

[50] Stanton SL, Brindley GS, Holmes DM. Silastic sling for urethral sphincter incompetence in women. Br J Obstet Gynaecol 1985; 92(7): 747−750.

[51] Herschorn S. Current use of injectable agents for female stress urinary incontinence. Rev Urol 2005; 7(Suppl 1): S12−S21.

[52] Kirchin V, Page T, Keegan PE, et al. Urethral injection therapy for urinary incontinence in women. Cochrane Database Syst Rev 2017; (7): CD003881. doi: 10.1002/14651858.CD003881. pub4.

[53] Scott FB, Bradley WE, Timm GW. Treatment of urinary incontinence by implantable prosthetic sphincter. J Urol 1973; 1(3): 252−259.

[54] Chohan N, Hilton P, Brown K, Dixon L. Efficacy and duration of response to Botulinum Neurotoxin A (onabotulinum A) as a treatment for detrusor overactivity in women. Int Urogynecol J Pelvic Floor Dysfunct 2015; 26(11): 1605−1612.

[55] Westney OL, McGuire EJ. Surgical procedures for the treatment of urge incontinence. Tech Urol 2001; 7(2): 126−132.

[56] Biardeau X, Chartier-Kastler E, Roupret M, Phe V. Risk of malignancy after augmentation cystoplasty: a systematic review. Neurourol Urodyn 2016; 35(6): 675−682.

[57] Hilton P. Clinical algorithms: urinary incontinence in women. BMJ 1987; 295(6595): 426−432.

（ Paul Hilton ）

（ 李俊　姜伟　译 ）

第**18**章　生殖泌尿道瘘手术

泌尿生殖道瘘很少先天发生，而是更常见于分娩、手术、放疗、盆腔恶性肿瘤和创伤等情况。在大多数资源匮乏的国家，产科因素所致瘘管的病因学比例为 85%～95%[1-3]，在资源丰富国家，盆腔手术因素则占比 70%～85%[4-7]。在编者自己的一系列英国的病例统计中，患者 70% 源自盆腔手术，10% 源自放疗或原发恶性病因，10% 源自混杂的外伤性因素（例如阴道栓剂或其他阴道异物），还有 10% 具有产科性质（尽管大部分源自产科手术）[5]。在资源丰富国家中，尽管泌尿生殖道瘘可发生在几乎任何骨盆手术后，子宫切除术约占所有泌尿生殖道瘘的 50% 和外科瘘的 70%[5]。来自英国 NHS 数据库的研究表明，女性经腹全子宫切除术后有患泌尿道瘘的风险，其中良性疾病术后风险约为 1 : 500，恶性疾病术后风险约为 1 : 100，因脱垂行经阴道子宫切除术者患病风险约为 1 : 4 000[8]。

有证据表明，剖宫产可以有效解决瘘管形成的主要病因——梗阻性分娩，因此，可以预见资源匮乏国家真正的产科瘘病例将会减少，但代价是医源性外科瘘的增加[9]。此外，随着做子宫切除术的人数下降，资源丰富国家中输尿管和下尿路手术瘘的风险似乎正以惊人的速度增加[8, 10]。

一般认为外科瘘是术中直接损伤下尿路的结果。然而，这种情况似乎并不常见。在英国，过去 30 年中转诊至编者医院的 498 例瘘管中，246 例（49%）进行了子宫切除术，其中只有 8 例（3%）在术后第一天出现尿液渗漏，提示术中的直接损伤[5]。在其他病例中，则推测是膀胱与子宫颈分离时发生的组织血运重建、缝合或关闭阴道穹窿时意外的缝线放置、盆腔血肿形成或术后感染导致了组织坏死伴渗漏，这些最常发生于术后 5～10 天。约 10%～15% 的术后瘘出现较晚，一般发生在术后 10～30 天之间。

这些术后瘘的另一个可能因素是术后膀胱过度膨胀[11]。有证据显示，患有瘘管的女性下尿路功能异常的发生率很高[12]。排尿不频繁或逼尿肌收缩力低下者可能有更高的术后尿潴留风险，如果不能及早发现并适当处理，则可能会增加瘘管形成的风险。

Bonney 的瘘管修补术原则

本书的早期版本描述了 6 项修复任何瘘管时都应遵循的一般原则，经过适当整理后如下。

（1）……尿液必须是无菌的，瘘管区需为未感染的区域。由于照射、创伤或感染引起的腐肉必须清除，……

（2）受累区域和缺损区周围的组织面必须充分暴露……

（3）关闭瘘管时必须行无张力缝合。……术后膀胱必须保持充分引流。

（4）整个手术过程中需精确止血，这有助于避免血肿形成和促进愈合。

（5）必须预防感染，因为感染会严重影响愈合。

（6）……当膀胱瘘影响膀胱-尿道交界处时……不仅要关闭瘘管，同时还要用相邻筋膜和肌肉加强这一瘘口，……从而减少术后压力性尿失禁的风险。

这些原则在今天和一个世纪前一样有效，尽管应该特别强调在术前解决局部坏死和炎性改变的方法（1）、术中充分暴露（2）、无张力修复（3a）和术后有效的膀胱引流（3b）。

分　类

尽管国际尿失禁咨询委员会建议开发一套包含瘘管位置和大小、功能影响和阴道瘢痕程度量化的系统，但尚无标准化或普遍接受的瘘管描述或分类方法[13]。Waaldijk[14] 和 Goh 等[15] 报道的分类法更多用于评估产科瘘管，在其他瘘管病因的分类中价值较小。其他已报道的分类往往以解剖部位为基础[16]，通常分为简单的瘘管（组织健康且易于进入）或复杂的瘘管（愈合不良、组织缺损、瘢痕形成、进入障碍、波及输尿管或尿道，并存直肠阴道瘘或修复失败史）[11, 17]。

泌尿生殖道瘘在解剖上可分为以下结构。
○ 尿道
○ 膀胱颈
○ 耻骨联合（复杂形式，通常涉及尿道的周围组织丢失并固定在骨上）
○ 阴道中部
○ 靠近宫颈或阴道穹窿
○ 大的、从膀胱颈延伸至穹窿的
○ 膀胱子宫或膀胱宫颈

在资源匮乏国家，有 70% 的瘘管位于阴道或宫颈，抑或是大面积的（反映其产科病因为主导）[2]，在资源丰富国家，这种情况相对较少。在英国，有 50% 的瘘管位于阴道穹窿内（反映其外科病因为主导）[5]。

症 状 与 评 估

尿道和女性生殖道之间的瘘管表现为连续性尿失禁、膀胱充盈感有限、排尿次数过少。在产科或放射性瘘管等有广泛组织缺损的情况下，病史通常会比较典型：临床发现病灶较大，诊断令人信服。与之不同的是，外科瘘的病史可能不典型，并且创口小，比较难找甚至有时完全看不见。在这种情况下，诊断可能会更加困难，临床必须保持较高的怀疑指数。一旦有所怀疑，重要的是确认漏出液确实是尿液，确认泄漏发生在尿道外，定位并排除多个或复杂性病灶，尤其要注意排除多器官受累。确认诊断及制定诊疗计划需要进行大量调查。

生物化学与微生物学

足量的阴道分泌物或术后盆腔血肿引流出的血清可能类似尿道瘘。如果收集的液体量足够多，则分析其尿素含量，并与尿液和血清的尿素含量生化分析分别进行对比，即可确定其来源。让人惊讶的是，尿瘘患者尿路感染非常少，但是还是要进行尿液培养（尤其是曾尝试进行手术的地方），并采取适当的抗生素治疗。

染色试验

尽管出现了新的成像技术，资源匮乏国家和资源丰富国家的首选筛查方式仍是染色试验。可以口服苯偶氮吡啶（英国除外）或静注靛蓝胭脂红来染色尿液，从而确认瘘管的存在。最好通过使患者处于截石位，经导管将彩色染料（亚甲蓝或靛蓝胭脂红）滴入膀胱的方式来识别瘘管部位。传统的"三拭子试验"的敏感度及特异性均不高，不建议使用。最好直接进行检查，并以这种方式定位多个瘘管（图18-1）。如果在将染料滴入膀胱后，透明液体继续漏出，则可能是输尿管瘘。最简单的方式是用"双色试验"证实：用苯并吡啶染色肾原尿，用亚甲蓝染色膀胱内容物[18]。

影像学

尽管在诊断膀胱阴道瘘方面价值不高，但了解上尿路解剖结构和功能可能会对治疗选择产生重大影响。因此，在任何疑似或确诊的尿道瘘中，静脉尿路造影术或 CT 尿路成像不可或缺。输尿管引流不良在与恶性疾病或其治疗（放疗或手术）有关的瘘管发生时比较常见。输尿管扩张是输尿管瘘的特征，与已知的膀胱阴道瘘有关，这种情况下应警惕复杂的输尿管膀胱阴道病变。逆行性肾盂造影是确定输尿管阴道瘘确切部位的更可靠方法，可以与逆行或经皮导管置入术同时用于输尿管的治疗性支架置入术（参阅第 26 章）。对于显著延迟的泌尿道损伤诊断，恰当的做法是通过同位素肾造影或

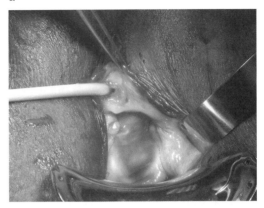

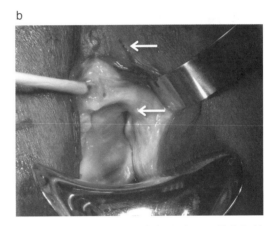

图 18-1　用亚甲蓝进行染色试验。a. 灌注染料前。b. 灌注染料后，箭头指示从膀胱阴道瘘和膀胱外阴瘘漏出的染料

用 Tc^{99m} 标记的二巯基丁二酸（DMSA）或巯基乙酰基三甘氨酸（MAG3）闪烁显像术，评估残存的上尿路功能，然后再决定修复 / 再植或肾脏输尿管切除术。

麻醉下检查与膀胱镜

瘘管的存在需要仔细检查（必要时麻醉下进行）以确认，一些权威人士认为在最终的手术治疗前这是必不可少的。在检查时，评估可用的阴道修复入径和组织活性很重要，这可以决定是经阴道还是经腹手术。尽管大多数膀胱阴道瘘都可以头部向下倾斜进行阴道

修复（图 18-2），但偶尔还是需要在更常规的头部上倾的仰卧截石位和俯卧反向截石位之间进行选择（"膝-胸"位）。后者在术者低头看膀胱颈和耻骨联合瘘时尤为便利，并且在某些大瘘管中还有利于减少膀胱黏膜的脱垂（图 18-3）。

一些权威人士认为内镜检查对瘘管的评估意义不大。在资源匮乏的国家，很少能用到内镜。然而只要没有大的缺损，编者都尽可能使用膀胱尿道镜。应确定瘘管的确切层次和位置，其与输尿管口和膀胱颈的关系尤为重要。

大多数子宫切除术后发生的瘘管在膀胱三角上方，位于膀胱后壁（图 18-4），而放疗后瘘管通常累及膀胱三角和（或）膀胱颈（图 18-5）。对于产科因素所致的尿道和膀胱颈瘘，膀胱镜无法通过可能提示近端尿道环形缺损，这在确定合适的手术方式及随后发生尿道功能不全的可能性中具有相当重要的意义。

必须仔细评估组织状况，持续的腐肉意味着应推迟手术。这在放疗后（图 18-5）和产科的病例（图 18-6）中尤其重要。在放疗瘘中，如果怀疑持续性或复发的恶性瘘，则应

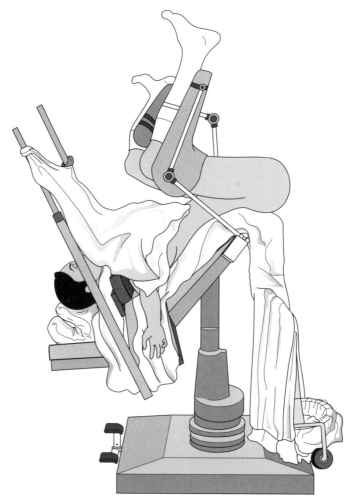

图 18-2　极度仰卧截石位且头向下倾斜的患者。
注意臀部在桌子末端，楔形物或枕头支撑腰部脊柱，肩部支撑物防止患者滑动

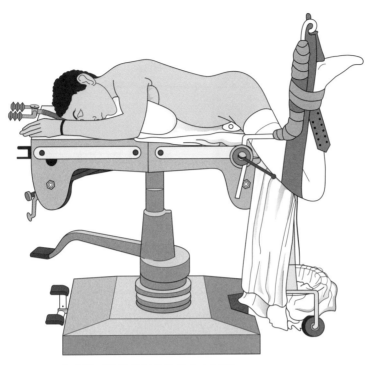

图 18-3 患者处于俯卧截石位且头向上倾斜

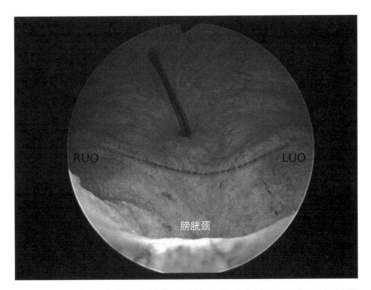

图 18-4 子宫切除术后瘘管的膀胱镜检查（由从阴道穿过的探针识别），通常在膀胱后壁、输尿管壁上方中线部位

活检瘘管边缘。有报道过长期存在的良性瘘管发生了恶性变化，因此，凡是不确定组织性质，就应进行活检[19,20]。在疫区，活检材料中可能见血吸虫病、结核病和淋巴肉芽肿的证据，应在最终手术之前先进行特定的抗菌治疗。

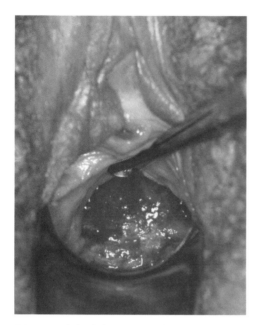

图 18-5 急性放疗相关的阴道中部瘘外观

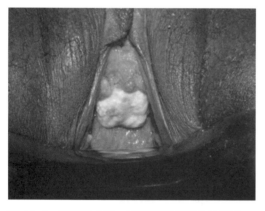

图 18-6 梗阻性分娩 8 天后阴道前壁上的腐肉

即 时 处 理

在上皮形成完成之前，只要自然流出道通畅，脏器之间的异常通道就会自动关闭。然而，正常的控尿机制包括尿道括约肌的生理收缩和间歇性松弛。因此，尽管完全自发闭合的生殖道瘘管也会发生，但这是例外，而非自然规律。然而，绕过括约肌机制或分流瘘口周围尿流（如导尿或经皮肾造瘘术）可促进瘘口闭合。系统和非系统性回顾分析发现，分别有 13%（95% CI，0% ～ 36%）和 31%（95% CI，7% ～ 81%）的外科瘘在仅采用导管引流术后闭合[13, 21]。

在大量采用保守治疗方法的产科瘘中，有 15% ～ 28% 的病例报道出现自发愈合[22, 23]。尽管留置导尿管，但阴道持续漏尿的患者不太可能不经手术就解决膀胱阴道瘘。这类患者应避免延长导管引流时间，并应尽快进行更明确的修复。

修 复 时 机

修复泌尿生殖道瘘的最佳时机仍是该领域争议较大的问题之一。一方主张及早干预，尽量减少因持续尿漏给患者带来的痛苦，另一方主张延迟干预，直到局部炎症变化得到解决、坏死组织脱落、患者从原发病中恢复以达到最佳结果。

在这一背景下，对"早期"的定义缺乏共识，使得争论变得复杂，不同的研究要么根本没有给出具体的定义，要么给出了泛泛而谈的定义。大多数报道将少于 6 周或少于 3 个月作为早期干预的定义。虽然很少有研究报道其早期和晚期管理的结果，但总体结果似乎没有显著差异。

在产科瘘和放疗瘘中，经常会有相当多的组织坏死，在进行修复之前，必须先清除坏死的组织。在产科病例中，大多数权威人士建议应至少经过 3 个月，但也有人主张一旦坏死组织脱落就进行手术[23]。

Turner-Warwick 提出简单的外科瘘在原发病手术后的最初 2 周内存在早期修复的"机会窗"，但在其他情况下，建议将修复时间推迟 2～3 个月[11]。由国际尿失禁咨询委员会发表的唯一的循证指南提示，修复的时机应该根据个别患者和手术医生的需求进行调整，但水肿、炎症、组织坏死、感染问题解决后可尽快进行修复（尽管对许多患者来说这需要 3 个月的时间）[13]。

器也是被推荐使用的。最后，即使一开始看起来困难重重，但在打开穹窿瘘管后方的道格拉斯陷凹后，会使大多数病例的瘘管关闭变得容易。

以上措施无效或需同时进行输尿管再植或其他腹部手术时，应采用腹部入路。总的来说，与产科瘘相比，外科瘘更多经腹修复。尽管在编者的英国的系列病例和尼日利亚的病例回顾中，无论病因如何，超过 75% 的病例都是经阴道途径手术的[2, 5]。

修 复 途 径

许多泌尿外科医师主张所有瘘管修补手术都经腹进行，声称早期介入治疗是可行的，且以更高的成功率作为正当理由。其他人，特别是那些有长期产科瘘手术经验的人，建议所有的瘘管都可以通过阴道途径成功闭合。编者的观点是，如果阴道修复可以安全有效地进行，就应该这样做。然而，也有人持更谨慎的观点，认为如果阴道修补容易进行，那么可以作为首选——尽管简单的腹部手术比困难的阴道手术更可取[24]。无论持何种观点，参与瘘道管理的医生都必须同时掌握两种术式，并能够灵活调整技术来选择最适合个体案例的方案。

如果阴道通畅且阴道组织活动充分，那么阴道途径是最合适的。使用单侧或双侧会阴切开术可以改善阴道修复的途径，但一般不需要这样做。将 Foley 导尿管插入尿道并在膀胱内充气，可以使瘘管更容易被看到。对于小瘘管，同样可以用 Fogarty 取栓管这样做。尽管 Judd-Allis 组织钳（或助手的手）有时会占用宝贵的空间，但在瘘管周围正确使用它们可能有所帮助，牵引缝合线或 Lone Star®Scott 牵引

术 前 准 备

在瘘管修复之前和之后，应注意皮肤护理、营养、康复、咨询和支持。

外科瘘患者通常以前是健康的人，他们进入医院进行常规手术，结果症状比最初严重得多。一些资源匮乏国家的产科瘘患者是社会的弃儿[25, 26]。无论病因如何，瘘管患者总是被他们的处境所击垮。至关重要的是，他们必须了解问题的本质、产生的原因以及各个阶段的管理计划。有必要由手术医生提供自信而现实的咨询，同时也非常需要有经验的护理人员或咨询师的参与。以前接受过治疗的患者所给予的支持在鼓舞患者士气方面也有巨大的价值，特别是在需要延迟最终治疗的情况下[13, 27]。

麻 醉

对小瘘管修补术来说，可能仅使用局部麻醉或局部麻醉辅以镇静，但大多数需要全身或

局部麻醉。在大多数资源匮乏国家，阴道瘘修补术通常采用脊髓麻醉。

在手术过程中，应尽早进行静脉输液，以便识别输尿管和冲洗膀胱壁出血。

器 械

妇科常规手术器械（参见第 3 章）适用大多数瘘管手术，不过 Chassar Moir 和 Lawson 建议的器械对任意入路的瘘管手术都更加合适（图 18-7）[16, 28, 29]。下列器械尤其有用。

- 一系列 7 号刀柄的精细手术刀，弯曲的 12 号双轴刀片特别有用。
- 除了 Metzenbaum 剪刀，还有 Chassar Moir 30° 侧角形手术剪和 90° 正弯形剪。
- Gillies 细齿解剖钳或 DeBakey 钳，有时腭裂钳也有帮助。

- Judd-Allis、Stiles 和 Duval 组织钳。
- 用于经膀胱手术的 Millin 牵引器和用于阴道修复的 Sims 窥镜或 Currie-Lawson 牵引器。Lone Star® 环牵引器的优点是可以同时在多个层次上进行牵引，优化了可用空间，减少了对助手的需求。
- 在腹部修复术中，皮肤钩或 Kilner "猫爪" 牵引器可使组织处于紧张状态。
- Turner-Warwick 持针器对阴道手术特别有用，因为其弯曲的手柄意味着操作者的手不会遮挡视野。针尖弯曲的版本（在两个平面上弯曲）对于在难以到达的空间或在尴尬的角度使用针也是有用的。
- 良好的吸引导管有助于保持手术区域的清洁和干燥——抽吸尿液比血液更多。
- 电灼仅用于腹部修补或阴道修补术时放置中间植入物。
- 手术头灯最好是轻型和使用电池的，这

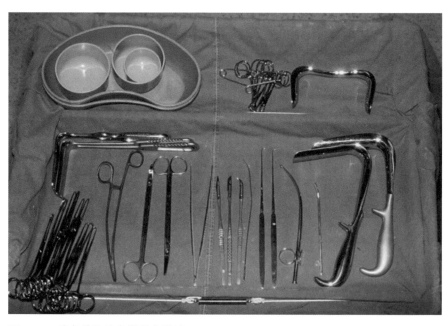

图 18-7 编者首选的瘘管手术器械

也有利于瘘管手术，特别是在资源匮乏的环境下，不能依赖手术室灯光和电力供应。

缝 合 材 料

尽管最早的瘘管修复是用一系列奇怪的不可吸收材料完成的[30]，但目前的做法是在所有的尿瘘修复过程中都使用可吸收缝线。2-0 Vicryl（W9350 2-0 Vicryl，26 mm 半弧锥形切割粗针）可用于膀胱和阴道，或用 3-0 Vicryl（W9122 3-0 Vicryl，22 mm 半弧锥形割口缝合针）。"visiblack"针有助于在阴道手术中修复膀胱时识别针头。如果持针比较困难，特别是在阴道内修复产科瘘时，5/8 弧（VCP602H 2-0 Vicryl，26 mm 5/8 弧圆针）或 J 形针可能有帮助。对于输尿管修补或再植入术，建议使用 4-0 PDS（Z304H 4-0 PDS，17 mm 半弧圆针）。

中间位置移植物

在瘘管手术中，常采用中间位置移植物作为额外的组织层。移植物最常被用于以下情况。

- 修复后复发。
- 与既往放疗相关的瘘管。
- 缺血性或产科瘘。
- 大或多发的瘘管。
- 尿道阴道瘘，不可避免地影响括约肌。
- 由于组织质量差，难以闭合或闭合不良的瘘管。

这些间置组织可以在修复过程中形成附加层填补死腔，为该区域带来新的血液供应，并限制瘢痕的形成。尽管在病例队列研究中使用间置移植物有这些假定的优点和 95% 以上治愈率[31]，但仍没有高水平的证据支持在任何复杂情况下使用此类皮瓣，也没有高水平证据表明间置移植物可改善非复杂瘘管的预后[13]。所使用的组织包括阴唇脂肪、股薄肌、网膜和腹膜。

阴唇脂肪

"Martius 移植"这个术语已经被使用了近 100 年，用来描述几种不同的手术，最初是指通过阴道切口使用球海绵体肌[32]。之后多次修改，大多数情况下是指使用取自阴唇切口的皮下脂肪［包括或不包括肌肉和（或）皮肤］[33, 34]。该移植物特别适合在阴道内提供额外的体积，据说它通过减少尿道和膀胱颈瘘的瘢痕来帮助维持括约肌功能（图 18-8）。

股薄肌

股薄肌通过单个纵向切口或几个"阶梯"切口进行解剖。从插入到胫骨上部骨突下方开始分离股薄肌。在游离肌肉时，重要的是保留上 1/3 和中 1/3 交界处的神经管束。肌肉围绕血管旋转，通过闭孔膜或经皮下进入阴道。这是一种体积相当大的移植物，最适合除需要中间移植物外还需要这么大体积移植物的情况（图 18-9）。

网膜

大网膜带蒂移植物可从胃大弯处分离带着右侧胃网膜动脉向下旋转至骨盆。这种移植物可用于任何经腹手术，但据说在放疗瘘中优势最大。

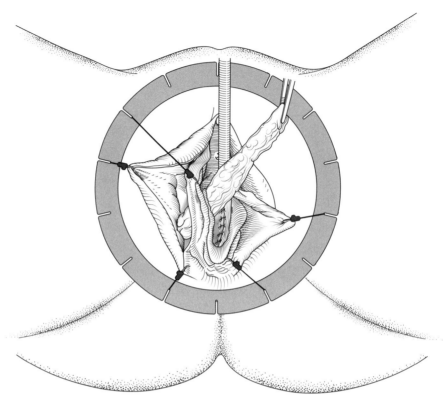

图 18-8　改良的 Martius 阴唇脂肪移植物，从右大阴唇切除以覆盖重建的尿道

腹膜

腹膜瓣移植是一种更简单的方法，通过从任何可用的表面（通常是膀胱旁区）取腹膜瓣，在经腹膜修复术中提供附加层。

皮肤移植

在某些情况下，瘘管手术不仅仅是在修复的两个固有组织之间插入组织，而是要替换其中一个或两个组织。这可能偶见于在经腹修复外科瘘或放疗瘘时使用肠或网膜来代替膀胱或输尿管组织的缺损。最典型的是在经阴道修复产科瘘时使用皮肤或肌皮瓣来替代阴道组织的缺损。

移位或旋转皮瓣

移位或旋转皮瓣更常用于阴道后壁的缺损，或用于治疗阴道闭锁或阴道入口狭窄。在这些病例中，使用由阴部内动脉供应的后方皮瓣。这种方法也可通过改良，用于膀胱阴道瘘修补后阴道前壁缺损的修补，皮瓣血供来自于前壁的阴部外动脉或腹壁下动脉。

皮瓣应在大腿内侧和大阴唇外侧标出，长度最好小于基底部宽度的 2 倍。尽量使用无毛发覆盖的皮肤（图 18-10）。切开并游离皮瓣，适当地切开邻近组织，使之能够置入缺损处（图 18-11）。应该使用一些缝合线来固定皮瓣的位置，移植物和阴道皮肤使用 3-0 Vicryl（W91223-0 Vicryl，22 mm 半弧锥形 "visiblack" 针）缝合靠拢。最好使用未染

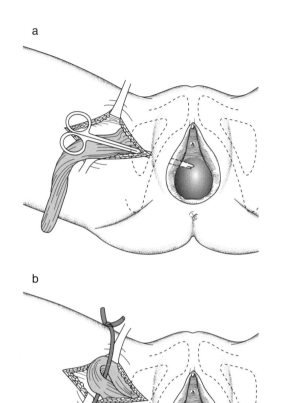

图 18-9　从右腿采用"阶梯式"切口入路分离股薄肌移植物（a），随后穿过隧道覆盖修复瘘道（b）

色的针处理阴唇和会阴（J219H 3-0 未染色的 Vicryl，22 mm 半弧锥形切割针；图 18-12）。

如果需要填补非常大的阴道缺损，可以在双侧制作皮瓣。

小阴唇瓣

替代上述移位皮瓣的另一种方法是在小阴唇前后横切，通过分离两层皮肤形成移植物。移植物的血液供应来自于外部皮肤，因此这里必须保持连续性（图 18-13）。然后用中断的 3-0 Vicryl（W9122 3-0 Vicryl，22 mm 半弧锥

形"visiblack"针）将皮瓣间断缝在阴道缺损周围的皮肤上。此皮瓣也可用于尿道重建（见下文）或作为膀胱尿道成形术的一部分。

"岛状"大阴唇移植物

大阴唇岛状移植物基本上使用改良的 Martius 阴唇脂肪移植，表面覆盖阴唇上皮。它通常比旋转皮瓣的皮肤面积小，但对外阴形态的破坏更小。另一种岛状移植技术被称为"新加坡"皮瓣。

阴道壁缺损的大小应明确。在大阴唇处做一个纵向皮肤切口，在这个过程中划出皮肤岛（图 18-14）。与上面的旋转皮瓣一样，这个移植物也可以做成带前蒂（阴部内动脉）或后蒂（阴部外动脉）的皮瓣。将游离带皮阴唇脂肪后，使用精细的 Metzenbaum 剪刀创建皮下隧道（图 18-15）。使用一根手指穿过隧道以确定其宽度足以通过移植物而不缩窄。然后用间断 3-0 Vicryl 将移植物固定在缺损处。

股薄肌肌皮瓣移植

上述"中间位置移植物"一节中所述的股薄肌可制成肌皮瓣移植物以填充大面积皮肤缺损。如上所述，这是一个体积庞大的移植物，通常用于先天性阴道闭锁的治疗或手术切除阴道后的重建。然而，在瘘管修补术后阴道皮肤缺损的处理中，它有时也是有价值的（图 18-16）。

阴 道 手 术

用于尿瘘修复的闭合技术主要有两种，由 Sims[35] 描述的经典碟形手术和更常用的由 Lawson-Tait 提出的分层解剖和修复。其他

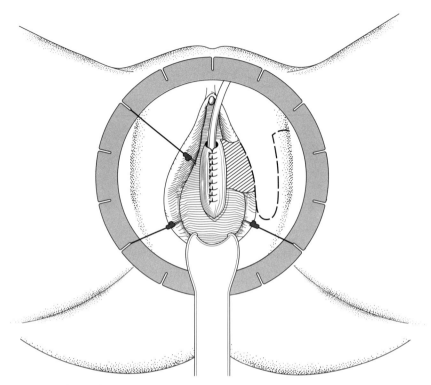

图 18-10　外阴左侧标记的移位皮瓣

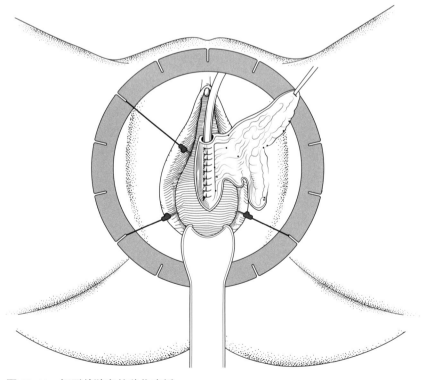

图 18-11　切开并游离的移位皮瓣

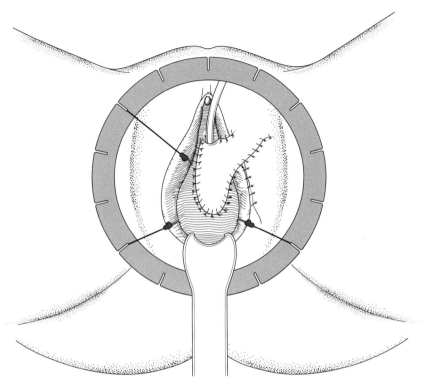

图 18-12　移位皮瓣覆盖在残余阴道缺损处并缝合（本例为重建尿道），同时缝合供区

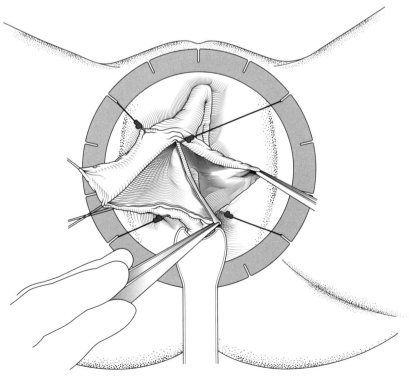

图 18-13　游离右侧小阴唇皮瓣

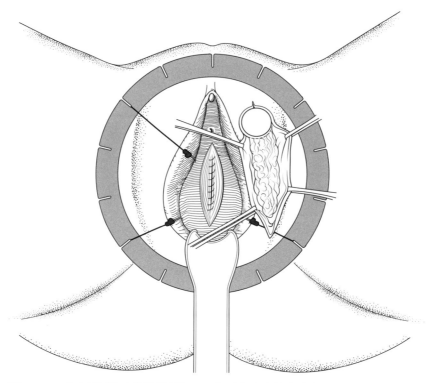

图 18-14 在大阴唇处皮肤做纵行切口，将适当大小的皮肤岛状组织植入以填补缺损

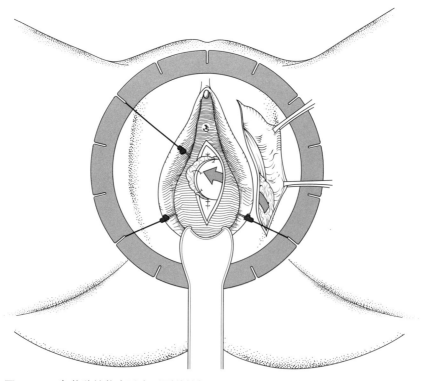

图 18-15 岛状移植物穿过皮下覆盖缺损

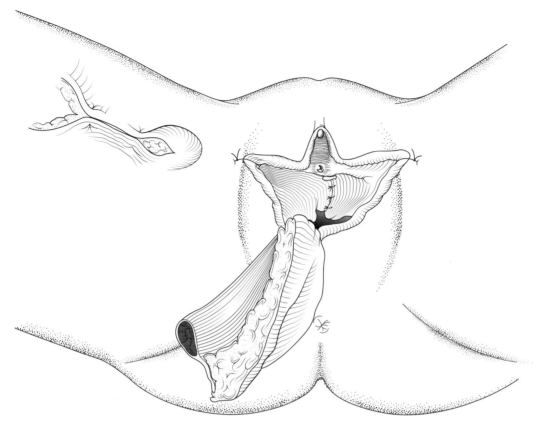

图 18-16　股薄肌肌皮瓣移植

一些阴道手术适用于特定情况，之后将进行描述。

阴道分层解剖和修复（Lawson-Tait）

（1）第一步：体位。患者通常应采用标准或过度的仰卧截石位。有人建议如有腹部-会阴联合手术的可能性，那么更适合更水平的位置（参见图 17-1）[11]，尽管编者在 30 多年的瘘管手术中只做过两次这样的体位改变。

尤其对于耻骨联合下瘘管和膀胱颈瘘管，患者的臀部应向下拉至手术台的末端，并放置泡沫楔形物或枕头以保护腰骶棘。在这些病例中还需要头向下倾斜，垫肩应固定在桌子上，以防止患者滑动（图 18-2）。偶尔，这种类型的瘘管需要采用俯卧取石位。在这种情况

下，采用水平位或轻微的头向上倾斜是合适的（图 18-3）。

（2）第二步：观察瘘道。首先应使用 Auvard 或 Sims 窥阴器分离阴唇。位于小阴唇前部和大腿皮肤之间的牵张缝线通常是有帮助的，或者也可以使用 Lone Star®Scott 牵引器。随后，应使用 Allis 或更长的 Judd-Allis 组织钳观察瘘道本身。如果使用 LoneStar®Scott 牵开器分开阴唇，则可以简单地将钩子暴露瘘管，或者使用第二组钩子充分暴露瘘管部位。如未能取得满意的视野，则应考虑上文"修复途径"的步骤。

对于阴道中部瘘或大瘘管，应在瘘管边缘或膀胱内寻找输尿管口。早期给予高液体负荷使这更容易，必要时也可静脉注射靛蓝胭脂

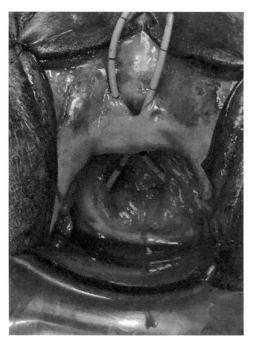

图 18-17 大型阴道中部瘘，瘘口边缘有输尿管。放置输尿管导管，尾端经外尿道口露出

红。一经确认，则应置管，并将导管末端经外尿道开口取出，以便于后期取出（图 18-17）。另外，如果认为较长时间的输尿管保护是适当的，可以使用双 J 形或"猪尾"支架，尽管这需要在瘘管完全愈合后经膀胱镜移除。

（3）第三步：切口。使用 1% 利多卡因或 0.5% 布比卡因与 1 ∶ 200 000 的肾上腺素进行初步浸润有助于分离层次和减少渗血。应取决于瘘管大小和通路在最方便的方向环形切开瘘管。在所有条件相同的情况下，应在尿道或膀胱颈瘘周围做纵行切口，这样在修复缝合时缩小膀胱颈。与之相反的是，阴道中部瘘和穹窿瘘采用横椭圆形切口处理效果更好，这样在修复时缝合线不会接近输尿管。线性延长任何一端的切口有助于剥离皮瓣（图 18-18）。初始切口首选 10 号或 11 号刀片。

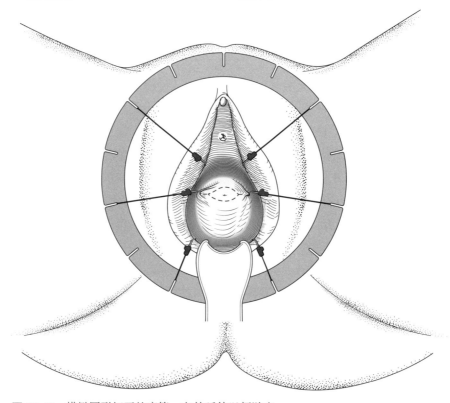

图 18-18 横椭圆形切开的瘘管，向外延伸以便游离

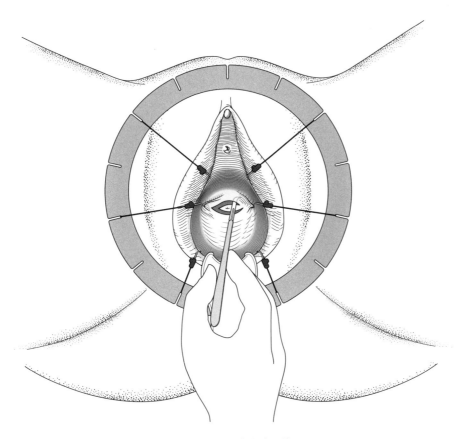

图 18-19　使用细长手术刀从膀胱下分离阴道皮肤边缘

（4）第四步：解剖。解剖瘘管时应特别小心，这可能与修复所花费的时间相差无几。组织层常因瘢痕而消失。因此，应使用手术刀或剪刀在瘘管附近进行解剖。用皮肤钩、组织钳或牵引缝线进行反向牵引，更容易进行清晰的剥离。12 号或 12D 弯刀刀片（柳叶刀）用于阴道皮肤边缘下的解剖（图 18-19）。进一步分离阴道壁和膀胱壁之间的平面可以通过精细的 Metzenbaum 剪刀来实现，尽管编者会首选 Chassar Moir 30° 侧角形手术剪和 90° 正弯形剪（图 18-20）。

如果平面建立后发现远离瘘管边缘，那么小拭子或"花生"拭子或 Kittner 剥离器进行钝性分离可能会有帮助。应进行广泛的分离，最小化修复处的张力（图 18-21）。

是否切除瘘道本身存在争议。在这一领域中为数不多的随机试验之一发现，其对产科瘘修复过程中边缘的修整没有任何益处[36]。切除膀胱壁肯定是不明智的，因为它扩大了缺损，并可能增加膀胱的出血量。然而，对有瘢痕的阴道壁进行有限的切除通常是合适的。

阴道手术中很少出现出血的问题，除了偶尔有近端尿道阴道瘘会有出血情况。最好避免透热疗法，以防止组织进一步的血行阻断，推荐使用拭子或缝合止血。

（5）第五步：修复瘘管。缝线必须被精确地缝入膀胱壁，小心不要穿透黏膜，将黏膜翻开到尽量远的地方。修复应该从两端开始，一起朝中线进行，以便最先缝合最难触及的地方（图 18-22）。当控针比较困难的时

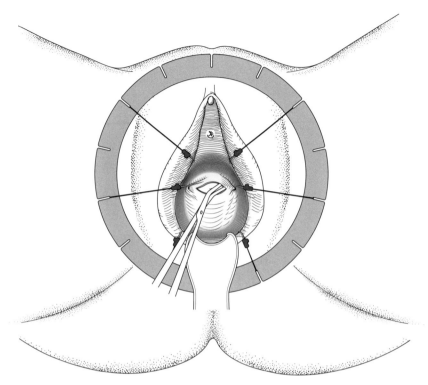

图 18-20　使用 Chassar Moir 剪刀进一步分离

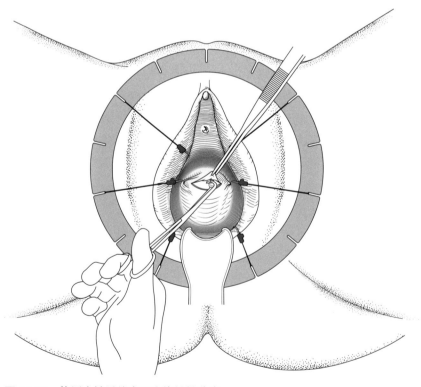

图 18-21　使用小拭子从瘘口边缘钝性分离

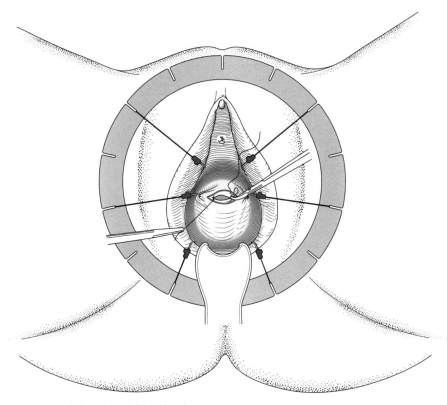

图 18-22 首先用内翻缝合瘘管两角

候，首选 2-0 或 3-0 Vicryl（W9350 2-0 Vicryl，26 mm 半弧锥形切割粗针；W9122 3-0 Vicryl 22 mm 半弧锥形切割"visiblack"针），5/8 弧（VCP602H 2-0 Vicryl，26 mm 5/8 弧圆针）或 J 形针也可能有所帮助，尤其是在产科瘘的阴道修复时。

首选间隔 3 mm 间断缝合，每针缝取尽可能多的组织。缝线缝得太密，或使用连续的或荷包缝合，往往会损害血液供应，影响愈合。必须使用三道绳结打结固定（如果使用单丝缝合线，则需要更多绳结），这样就可以剪短线头，在体内留下最少的缝合材料。

通过分层剥离和修补，膀胱的第一层缝线应使边缘内翻（图 18-23）。第二层通过大范围缝进膀胱肌肉来增加修补的体积，但也通过阴道皮瓣的背面填补了死腔（图 18-24）。

（6）第六步：测试修复情况。闭合必须是水密的，因此在阴道修补结束时，应在最小压力下将亚甲蓝染料注入膀胱进行测试。最安全的方法是从 60 ml 的膀胱注射器中取出塞子，连接到 16 Fr 的 Foley 导尿管上。将 180～200 ml 的亚甲蓝通过重力灌入注射器。应在尿道口放置纱布拭子，以防止尿道染料渗漏，并在灌注过程中仔细检查阴道。如果发现任何通过缝合线的泄漏，应立即停止灌注，并继续缝合，直到修复完好为止。在某些情况下，以前未被怀疑的第二瘘管也会以这种方式被发现。

（7）第七步：闭合伤口。在测试修复情况后，使用 2-0 Vicryl 进行一层间断褥式缝合外翻并闭合阴道壁，带上其下的膀胱壁来巩固修复（图 18-25）。

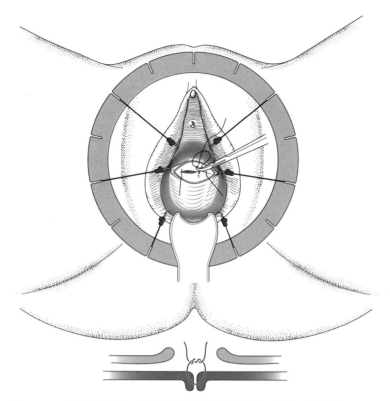

图 18-23 缝合两角后，用类似的内翻缝合进行第一层的膀胱修复

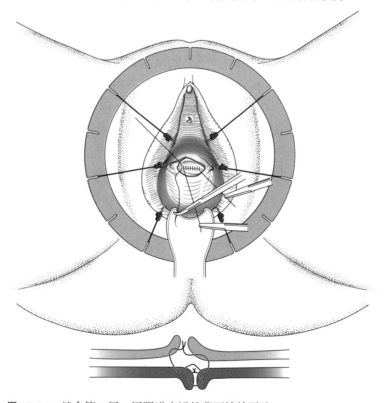

图 18-24 缝合第二层，用阴道皮瓣的背面填补死腔

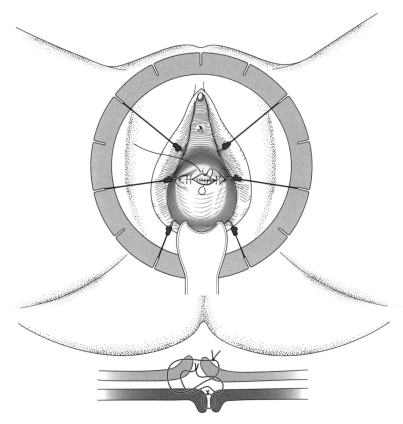

图 18-25　测试修复完整性后，通过间断褥式缝合来闭合并外翻阴道壁

（8）第八步：插入导管。无论选择何种术后膀胱引流方案（见下文"术后管理"一节），都应该在患者处于麻醉状态时插入导管。用防水胶带将导管好好固定在患者的大腿（导尿管）或腹部（耻骨上导尿管）是至关重要的。在患者离开手术室之前，必须确认导尿管通畅。

碟式手术（Sims）

碟式手术是 Sims 所描述的经典技术。该方法仅适用于小瘘管，也可用于较大缺损未完全闭合后的残余瘘。在其他情况下，该技术不太可能实现无张力的安全闭合。

环形切除瘘管，将手术刀斜向瘘管的中心。在此过程中，切除阴道周围的瘢痕，并将原来的瘘道转化为浅坑（图 18-26）。此术式没有从阴道分离膀胱，并仅用一层间断褥式缝合闭合缺损（图 18-27）。

其他阴道手术

宫颈旁瘘修复

如上所述，传统的逐层阴道分离和修补术完全适用于大多数阴道中部瘘和穹窿瘘，尽管在其他情况下可能需要修改。在前穹窿的宫颈瘘或许多膀胱宫颈瘘中，如果能向下牵拉宫颈提供手术通路，则阴道修复可能是可行的。解剖分离时需将膀胱与宫颈之间的间隙打开。应横向修复，重建膀胱三角，避免输尿管开口变

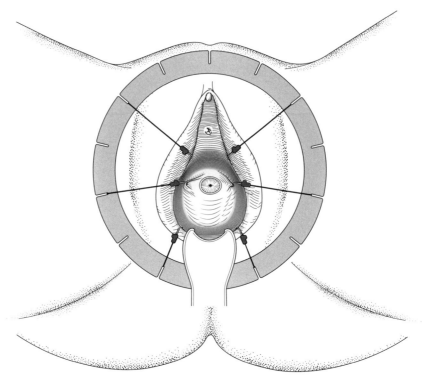

图 18-26 在碟式手术中，瘘道被转换成一个小坑

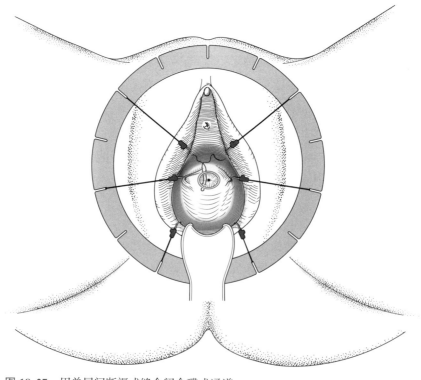

图 18-27 用单层间断褥式缝合闭合碟式通道

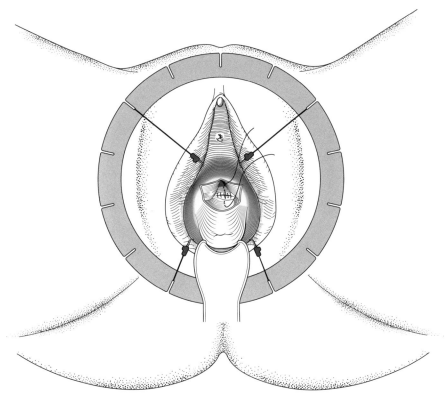

图 18-28　横向闭合宫颈旁瘘

形。第二层缝合在于将缺陷组织缝在完整的宫颈上以获得额外的支撑（图 18-28）。

阴道闭合术

阴道闭合术或阴道闭塞术有多种形式。完全阴道闭合术和 Le Fort 术是治疗Ⅳ度盆腔脏器脱垂的可选方案，分别适用于已行子宫切除或仍有子宫的妇女（参见第 16 章）。完全阴道闭合术和部分阴道闭合术也被应用于治疗泌尿生殖瘘。后者在过去的 150 年里以多种形式被描述过[37]，尽管 Latzko 术是唯一一个保留可信度的手术[38]。

部分阴道闭合术（Latzko）

从本质上讲，"部分阴道闭合术"只不过是上述碟式手术的一种延伸形式。瘘管周围四个象限的区域切除阴道皮肤。随后间断缝合膀胱壁。第二层缝合被描述为黏膜下层，但应该是耻骨宫颈筋膜（图 18-29）。最后，关闭阴道皮肤。尽管一些编者将该技术描述为子宫切除术后瘘的首选方法[39]，但它在目前的实际应用中几乎没有地位。

完全阴道闭合术

第 16 章描述了在Ⅳ度盆腔脏器脱垂治疗中应用的全阴道闭合技术。在泌尿生殖瘘的情况下，完全阴道闭合术最适合治疗放疗引起的瘘管，因为丧失活力的组织面积通常比瘘管本身大得多。往往不能游离组织。如果试图分层修复，皮瓣可能会脱落坏死。对于已行子宫切除术但无性生活需求的患者，阴道闭合术可能是避免失禁和避免使用导尿管的最有效方法。有些人主张完全闭合阴道，尽管应完全避免分离

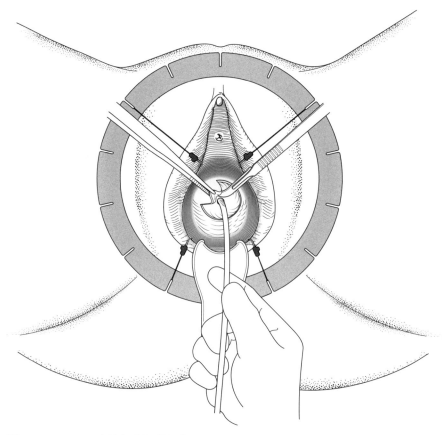

图 18-29　Latzko 术的部分阴道闭合

失活组织，实施低位部分阴道闭合术，本质上是将阴道上部转化为膀胱憩室。通常需要用中间位置移植物填补下方的死腔（参见第 16 章）。

　　尽管这种方法在编者的大部分案例中被证明是成功的，但有一个特定风险是手术医生（和患者）应该注意的。放射性动脉内膜炎可能在病因治疗后长达 50 年的时间内导致瘘管形成。如果骨盆后腔受到与前腔相似程度的影响，那么在后期可能会发展为直肠阴道瘘。如果已经发生阴道内瘘，那么可能会导致膀胱直肠瘘。可能会出现水样泻或肛门失禁，或伴有粪尿、气尿和反复的尿路感染。30 多年来，编者在 47 例放疗瘘患者中已经见过 2 次这种情况。虽然这种情况并不常见，但在放疗诱发的泌尿生殖

瘘患者中，如果同时伴有放射性肠炎症状，则应考虑双向分流的可能性，替代阴道闭合术。

瘘环周修补术（circumferential repair）

　　由于阻塞负担而累及膀胱颈和尿道近端的耻骨联合下瘘，组织缺失面积可能很大，从而形成了环周缺损。在这种情况下，"尿道"前壁实质上是由骨头组成，完全没有功能。尽管一些手术医生仍主张"不完全游离"（即在前 / 腹侧修补中留有缝隙），但完全游离越来越成为首选的治疗方法[40]。因此，传统的修复方法均不适用，并且这些无疑是最难处理的泌尿生殖道瘘。

　　患者准备和体位如上面的多层阴道修补术所述。患者臀部必须向下拉至靠近手术台边

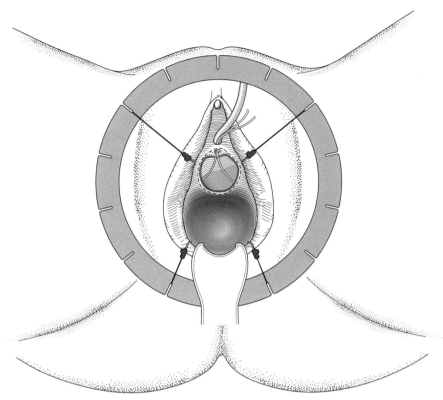

图 18-30 环周瘘管修补：对瘘管进行最初的环切术（虚线），然后继续将骨头下方的远端尿道残端和膀胱分离（虚线）

缘，并用泡沫垫保护腰部脊柱。患者的头向下倾斜以及将带衬垫的肩部支撑固定在手术台上也是必不可少的（图 18-2）。

在对瘘管进行初始的环切术后，需要进行广泛的锐性分离，以将固定在骨下方的远端尿道残端和膀胱分离。最好通过手术刀和剪刀的组合完成，可以使用第 12 或 12D 号弯曲手术刀刀片（柳叶刀）和 Chassar Moir 30° 斜角平剪刀和 90° 斜角平剪刀（图 18-30）。

尿道和膀胱完全游离后，再用单层 2-0 或 3-0 薇乔缝线（聚多糖；W9350 2-0 Vicryl，26 mm 半弧锥切粗针；W9122 3-0 Vicryl，22 mm 半弧锥切 "visiblack" 针）将它们重新吻合。在这种情况下，进出可能非常困难，并且有时会不可避免地缝合到骨膜，这时使用

5/8 弧（CP602H 2-0 Vicryl，26 mm 5/8 弧锥形针）或者 J 形针可能会更有优势。修补通常需要至少 8 根缝线，腹侧的那些必须优先缝入。缝合的最佳顺序是 12 点、10 ～ 11 点和 1 ～ 2 点、9 点和 3 点。第一根的缝线应留长并夹住。可以将钳子按顺序放在长直形夹具上，或者在每个缝线上使用带有标记的夹具，都有助于保持其适当的位置（图 18-31）。如果事先插入了导尿管和输尿管导管，则在进缝线时可能需要临时取下。当所有位置均令人满意时，应将其打结，将膀胱和尿道的腹侧部贴在一起。然后应更换导管，然后在 7 ～ 8 点和 4 ～ 5 点以及最后 6 点的位置缝入其余的缝线，然后立即打结（图 18-32）。有时可能需要额外的缝线才能完成关闭，但应将其保持在最少的限度。

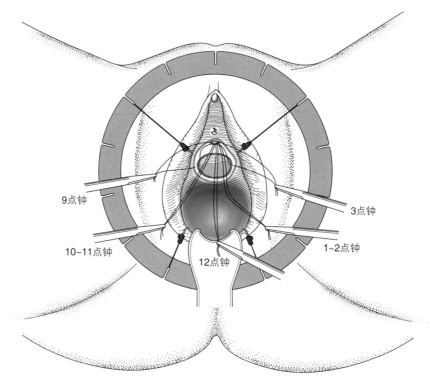

9点钟

3点钟

10~11点钟

1~2点钟

12点钟

图 18-31　环周瘘管修补：前面（腹侧）缝线已缝入

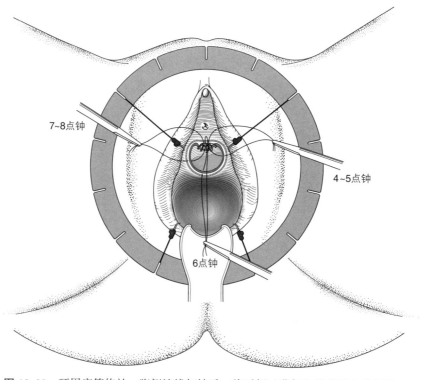

7~8点钟

4~5点钟

6点钟

图 18-32　环周瘘管修补：腹侧缝线打结后，将后侧（背侧）缝线缝入并打结

吻合后远端（尿道）和近端（膀胱）之间有一定程度的不相称是不可避免的。可以通过在每一侧取一定比例的组织来解决，有时可能需要其他替代方法来解决这种问题。所谓的"手臂"，T 或 Y 形关闭（保持远端的宽度）或"裤子"，倒置 Y 形闭合（保持近端的宽度）已经进行了报道。另一种方法是在开始尿道的再吻合之前，缩小膀胱缺损的周长。虽然这可能是最容易实现的，但这样做的风险首先是倾向于限制关闭背侧进入的入路，其次是可能会降低最终的膀胱容量。

无论多么有效地实现解剖学上的关闭，这种瘘管通常都会因为内括约肌缺失和瘘管后压力性尿失禁而变得复杂。如上文"中间位置植入物"一节所述，通常建议使用改良的 Martius 脂肪垫移植片，因为它可以提供额外的膀胱颈

支撑，并可以减少膀胱颈和阴道之间的瘢痕形成。但是，与此前在产科瘘管具有丰富经验的治疗方法相比，该技术目前得到的支持较少[41]。

有时可以从坐骨耻骨支处分离出一条坐骨海绵体肌吊带，尽管它通常很脆弱。一个更好的方法是在两侧的耻尾肌的腹部分离出肌肉吊带。将其与"尿道成形（urethalization）"操作结合使用，可提供更好的初始结果[42]。

这些步骤中的每一步都可以与初始的修补步骤同时进行。尽管解剖学上仍存在失禁的情况，可以在后续治疗阶段考虑使用腹直肌鞘或阔筋膜吊带（参见第 16 章）。

尿道重建

如果尿道大量缺失，可使用 Chassar Moir 或 Hamlin 和 Nicholson 所述的方法进行重建[28, 43]。

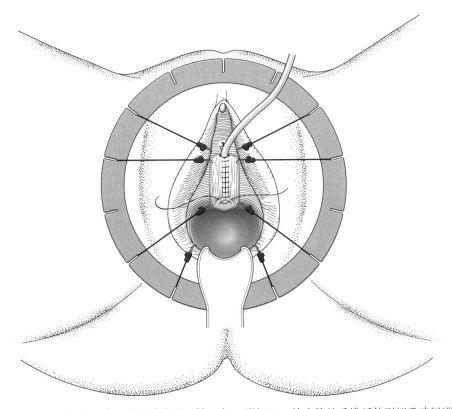

图 18-33 尿道重建：在阴道前壁上做一个 U 形切口，从瘘管的后缘延伸到拟重建尿道的位置

在阴道前壁上形成 U 形切口后，从瘘管的后缘延伸至预期的拟延伸尿道的位置，将一条阴道前壁条通过导管构建出一个管道（图 18-33）。另一种方法是使用小阴唇的皮肤进行尿道成形术，尽管这可能更适合在廓清手术后与全膀胱尿道成形术一起使用[24]。

只进行尿道重建的话，这些技术只能提供一个惰性导管，如有任何程度的尿失禁，则需要对膀胱颈后的肌肉进行折叠短缩缝合。在环周瘘管瘘修复后，上述对于压力性尿失禁的治疗应该进行考虑。

腹 部 手 术

当有确定在阴道穹窿的高位瘘管且无法通过阴道触及或瘘管部位靠近输尿管被认为在阴道修补过程中风险很大（假设它们无法通过从下方插入导管或支架被保护）时，则需要通过腹部途径进行修补。经腹修补可以通过经膀胱或经腹膜途径进行。

经膀胱修补术

经膀胱途径修补膀胱阴道瘘具有完全在腹膜外操作的好处。

（1）第一步：切口。尽管使用水平截石位可以到达会阴部进行阴道填塞和尿道导管插入，而无须重新放置和重新悬挂，但患者通常会在手术台上取仰卧位（参见图 17-1）。

备皮并铺巾后，应插入 16Fr Foley 导尿管。紧绷的阴道填塞可能有助于抬高瘘管部位，改善腹部的暴露，但应在打开腹部之前填塞。填塞物的末端应用胶带粘在患者的大腿上，以便在手术过程中可以取出。

（2）第二步：打开耻骨后间隙。尽管通常通过下腹正中切口进行经腹膜修补（特别是如果计划使用网膜植入物的话），但是耻骨上横切口更适合于单纯经膀胱修补。如果在手术开始时手术医生不确定需要哪种方法，则可能需要做出判断。但是，编者偏向于使用 Pfannenstiel 切口。如有必要，可以通过将其修改为 Cherney 切口（将腹直肌与耻骨分离开）来改善入路。

将腹直肌鞘横向打开并从中线分开。如果之前没有进行过腹部手术这里可以钝性分离，但是在大多数外科瘘管病例中都需要进行锐性分离。然后，将膀胱从腹直肌下表面和耻骨后间隙完全分离。同样，如果以前曾进行过耻骨后手术，则需要使用精细的 Metzenbaum 剪刀进行锐性分离。

（3）第三步：打开膀胱。膀胱壁可通过 Duval 或 Babcock 组织钳或缝线来固定。如果膀胱难以识别（如果由于长期功能障碍而收缩和容量减少，有时可能会出现这种情况），则可以通过 Foley 导尿管逆行充盈来扩张膀胱，但要注意输注的液体可能会通过瘘管漏到手术台。

通常通过朝向阴道穹窿的纵向切口打开膀胱，并根据需要向上延伸（避免打开腹膜腔）和向下延伸。尽管编者偏向使用电切，但这也可以通过手术刀或剪刀来实现。如果要同时进行单侧输尿管再植入术，则基于患侧的 U 形切口可以更容易地分离出 Boari 瓣。如果需要进行双侧再植，则首选中线切口（可以改良以允许分离双侧皮瓣）。然后将一个自固定式牵开器放置在膀胱内。编者偏向于在经膀胱手术中使用 Millin 牵开器（图 18-34）。

（4）第四步：瘘管暴露。子宫切除术后的阴道穹窿瘘通常发生在中线，输尿管间的上方。瘘管应清晰地显示，使用皮肤钩或

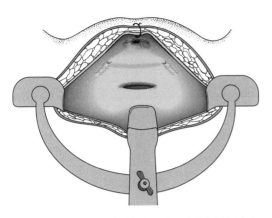

图 18-34　经膀胱修补术：打开膀胱并插入 Millin 牵开器

Kilner "猫爪"拉钩在这里可能会有所帮助（图 18-35）。或者，如进行阴道修补术一样，可将一根小的 Foley 或 Fogarty 导管穿过瘘管，并使气囊在阴道中膨胀，以进一步牵引。

如果输尿管靠近瘘管，则应插入导管，或者如果认为需要长期输尿管保护，则可以插入双 J 管或"猪尾"输尿管支架。

（5）第五步：切口。用 1% 的利多卡因或 0.5% 的布比卡因与 1 : 200 000 的肾上腺素进行初步浸润麻醉可帮助分离平面并减少出血。瘘管

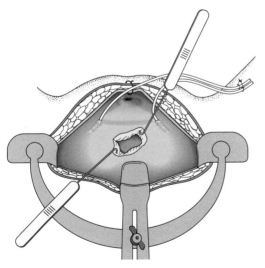

图 18-35　经膀胱修补术：输尿管已插入导管，并借助皮肤钩将瘘管暴露

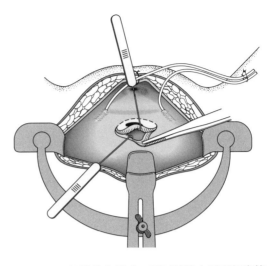

图 18-36　经膀胱修补术：通过膀胱全层环切瘘管

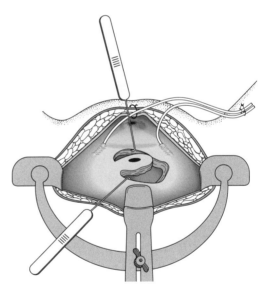

图 18-37　经膀胱修补术：使用柳叶刀或 Chassar Moir 剪进一步从阴道分离膀胱壁

应以最方便的方式行环切术，具体取决于其大小和手术入路，目的是切开膀胱壁的整个厚度（图 18-36）。此初始切口最好使用 10 号或 11 号刀片。

（6）第六步：分离。打开膀胱壁和阴道壁之间的平面后，必须用手术刀或剪刀将其广泛分离（图 18-37）。通过皮肤钩施加反牵引力，能更容易进行锐性分离。12 或 12D 号

弯曲手术刀刀片（柳叶刀）可用于在切口边缘下方分离。尽管编者偏向于使用 Chassar Moir 30° 平角剪刀和 90° 平角剪刀，但最好使用 Metzenbaum 剪来进一步探索阴道壁与膀胱壁之间的分离平面（图 18-37）。

应该进行广泛的分离，以使修补时的张力降到最低。应当注意的是，子宫切除术后阴道穹隆瘘管的分离平面通常仅存在于瘘管远端边缘以下。切开瘘管的近端边缘时要格外小心，在该处可能会遇到直肠或乙状结肠、小肠袢或网膜。

尽管处理膀胱壁出血可能会很麻烦，但最好避免在瘘管区域进行电切，以防止组织进一步血管阻断。最好使用纱布或缝线的压力进行压迫。

（7）第七步：关闭阴道。沿（切除的）瘘管路径，第一层阴道壁的关闭使用 2-0 薇乔线（W9350 2-0 Vicryl，26 mm 半弧锥切粗针）间断缝合。重要的是如果不能轻易地从阴道顶取出应尽量避免阴道填塞，或是将阴道填塞的尾端线用胶带固定在患者腿上，通过拖拽其尾端取出。阴道本身不需要缝合得密不透水，因为膀胱不漏水是瘘管修补手术的关键要素，而非阴道部分（图 18-38）。

（8）第八步：瘘管修补。第二层缝合（本质上是修补的第一层）使用 2-0 或 3-0 薇乔

线（W9122 3-0 Vicryl，22 mm 半弧锥形切口"visiblack"针）间断缝合大部分膀胱肌层。这些缝线必须从任一端开始精确地放置，朝着中线缝合，以便首先缝合最不易接近的部分，保证密闭（图 18-39）。对于腹部修补术而言，这可能比经阴道修补术更为重要，因为在手术后立即检查修复效果再进一步缝合的机会是没有的。

然后将下一层用缝线缝入肌层最浅的部分，缝合膀胱黏膜。可以使用 3-0 薇乔线（Z304H 4-0 PDS，17 mm 半弧锥形点针）或甚至 4-0 PDS 缝线进行连续缝合。这主要是为了止血，并且是瘘管手术中唯一在修补过程中使用连续缝合的地方（图 18-40）。

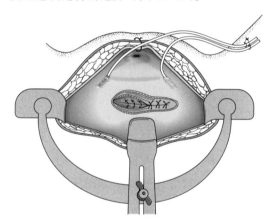

图 18-39 经膀胱修补术：从两角向中线方向使用间断缝合一层修补膀胱肌层

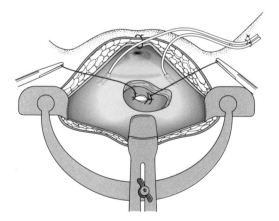

图 18-38 经膀胱修补术：沿切除的瘘管通道，间断缝合关闭阴道

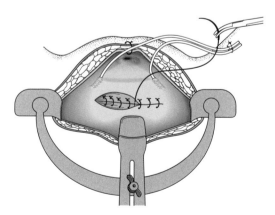

图 18-40 经膀胱修补术：使用缝线连续缝合黏膜和下面的浅表肌

（9）第九步：插管。如果修补术不涉及输尿管，则可以在关闭膀胱之前拔出输尿管导管或支架。即使认为输尿管风险很小，术后维持支架置入也是更为安全的。导管可以向下穿过尿道并固定在 Foley 导尿管上，也可以从腹壁取出，一段时间以后拔除。如果将支架留在原位，则在瘘管完全愈合后的某个时间需要通过膀胱镜检查将其移除。

尿道导管可留在原位，自由引流。如果计划进行耻骨上导尿（请参见下文"术后管理"一节），则应在膀胱关闭之前插入。同样，必须用防水胶带将导管牢固地捆绑在患者大腿（用于尿道导管）或腹部（用于耻骨上导管）上。

（10）第十步：关闭膀胱。尽管传统上提倡两层关闭膀胱壁，但这完全没有必要。并不是说这是错误的，但是有效的无张力单层关闭肯定比有张力两层关闭更可取。编者偏向于使用单层的 2-0 或 3-0 薇乔缝线进行连续非扣锁缝合。

（11）第十一步：切口关闭。在耻骨后间隙抽吸引流 24 ～ 48 小时是明智的做法。然后由手术医生选择偏好的技术来关闭伤口（参见第 4 章）。编者的首选是使用薇乔线（W92311 Vicryl，40 mm 半弧圆针）或 0 号 PDS 缝线（Z340H 0 PDS，36 mm 半弧锥点针）连续缝合腹直肌鞘和 2-0 Prolene 缝线（W631 2-0 Prolene，65 mm 直反切针，有倒刺和套圈线）或 Monocryl 缝线（Y523H 3-0 Monocryl，直头，反向切割针）皮下缝合。

经腹膜修补术

尽管许多泌尿科医师偏向于采用经腹膜和经膀胱联合手术的方法，很少有机会进行单纯的经腹膜修补术，但对于剖宫产后的膀胱子宫瘘或膀胱修补术中在阴道穹窿瘘管周围分离时

遇到明显的腹膜内粘连（如上述第六步），这可能特别有用。如果膀胱的容量受到限制，以至于单纯经膀胱入路难以进入，这也可能会有帮助（参见上面的第三步）。

（1）第一步：初始步骤。第一步至第四步同经膀胱修补术。

（2）第二步：延伸切口。沿中线延伸最初进入膀胱的切口，从膀胱顶开始向下延伸，然后在瘘管周围呈球拍状，从而将膀胱分开为两瓣（图 18-41）。

（3）第三步：完成分离。切除瘘管通道并将膀胱与下面的阴道和（或）宫颈广泛分离（图 18-42）。

（4）第四步：关闭阴道和（或）宫颈。然后将阴道和（或）宫颈进行单层关闭，如上文在经膀胱修补术中的第七步中所述（除非修补是在瘘管通道的后面进行，而不是通过瘘管通道进行）。

（5）第五步：置入大网膜。上面关于中间置入移植物的评论应予以注意；但是，如果计划进行中间位置网膜移植，则应在此阶段进行。

在有外科瘘管的情况下，网膜通常会附着在阴道穹窿上方的骨盆中。在这种情况下，可能只需要有限的分离。否则，可能需要将其从

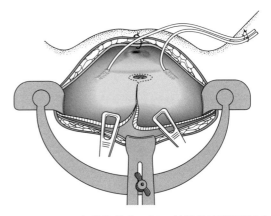

图 18-41　经腹膜修补术：切口从膀胱穹顶延伸至围绕瘘管，使膀胱几乎平分为两瓣

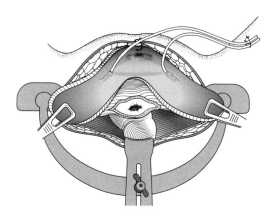

图 18-42　经腹膜修补术：切除瘘管，进一步分离膀胱和阴道

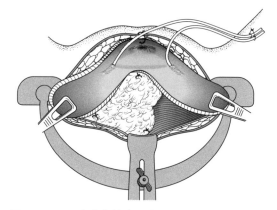

图 18-43　经腹膜修补术：中间位置植入大网膜瓣；大网膜已从横结肠和胃上分离出，并向下穿过结肠旁沟，放置在阴道关闭处

胃大弯处解剖下来，保留右胃上动脉旋转到骨盆中。

　　大网膜首先被提起并从肝曲到脾曲与横结肠完全分离。将从弓部向上延伸至胃下边界的胃支切断，将大网膜从胃大弯游离。血管必须单独切断并结扎或血管夹闭合。

　　继续分离，直到大网膜充分游离，可向下进入骨盆为止，或者直到充分游离并切断左胃网膜动脉为止。

　　最好在游离右半结肠后将大网膜从腹膜后置入骨盆。如果有足够的长度，可以通过将大网膜简单地推向右侧结肠旁沟来避免此步骤。然后使用 2-0 薇乔缝线（W9350 2-0 Vicryl，26 mm 半弧锥切粗针）将网膜瓣间断缝合在阴道关闭处（图 18-43）。

　　（6）第六步：关闭膀胱。如上文在第十步中所述，在经膀胱修补术中膀胱壁可以进行单层关闭。然而，作者偏向于在瘘管区域对膀胱使用两层封闭（如上文第八步所述），而对其余膀胱壁使用单层缝合（如上文第十步）。

　　（7）第七步：最终步骤。后续步骤同上述经膀胱修补术的第九步至第十一步。除了耻骨后引流，建议在术后 2 ～ 3 天在膀胱后放置被动引流。作者更喜欢使用 Yeates 硅胶多管导管，带凹槽的"Smart"导管或简单的 Robinson 型导管。

输尿管阴道瘘修复

　　第 26 章介绍了通过输尿管修补或再植入术治疗手术输尿管损伤，以及随后的并发症，输尿管狭窄和输尿管阴道瘘。

尿 道 改 道

　　幸运的是，在泌尿生殖道瘘管的处理中很少需要尿道改道。一些作者建议这可以作为放疗诱发的瘘管的可选治疗方案[44]。一项英国的关于全国瘘管手术预后调查显示，所有诊断为泌尿生殖道瘘管的患者中有 24% 接受了改道手术[45]。然而，在英国发表的最大的系列研究中，仅 2% 的患者需要改道（尽管 13.6% 为放疗引起的瘘管，而其他病因则为 0.5%）[5]。

在那些罕见的情况下，尤其是在放疗诱发的瘘中，是无法进行一次修补或被证明过失败。在所有其他方法均无效的情况下，通过回肠导管或 Mitrofanoff 阑尾囊造瘘术进行尿路改道可能会改善尿失禁。如果瘘管是恶性疾病末期的症状，则可以考虑通过双侧永久性肾造口术来减轻疼痛。在这种情况下，应仅将其作为解决尿失禁减轻不适的手段，而不应通过这个方法缓解肾功能梗阻造成的疼痛。

回肠导管导尿的技术将在第 26 章中介绍。

术　后　处　理

液体平衡

对已进行泌尿生殖道瘘管修补的患者进行护理是至关重要的，并且强制性术后处理对确保手术成功至关重要[27]。患者必须保持严格的体液平衡，应保持足够的每日体液摄入量，直到尿液中的血液被清除为止。

膀胱引流

术后持续进行膀胱引流对手术成功至关重要，护理人员应定期检查导尿管以确认引流通畅并检查排出量。膀胱灌洗弊大于利，不建议这样做。对于理想的导管类型，意见不一[46]。是否使用耻骨上或尿道通道在很大程度上取决于个人偏好，但管径必须足够大以防止阻塞。编者在英国治疗瘘管的惯常做法是，最初使用"双保险"方法同时进行尿道和耻骨上引流，因此，如果其中一个阻塞了，仍然可以保持引流通畅。可以先拔除尿道导尿管，保留耻骨上引流管，用于评估残余容积，直到患者正常排尿为止[5]。

引流的持续时间取决于瘘管的类型。手术造成的瘘修补后，10～12 天就足够了。对于产科瘘，可能需要 14～21 天的引流时间；放疗瘘修复后，需要 21～42 天。如果对修补的完整性有任何怀疑，明智的做法是在卸下导管之前进行染料测试或膀胱造影，尽管这不是常规操作。如果发现持续泄漏，应保持 6 周的引流通畅。

在移除导管后，大多数患者会感到尿频，因为膀胱容量在相对长时间排空后会在功能上降低。无论如何，重要的是防止膀胱过度膨胀。应鼓励患者每小时排尿并限制液体摄入。出院后，建议患者逐渐增加排尿间隔时间，目标是在术后 4 周内恢复正常。

活动和血栓预防

确保导管引流通畅的最大问题在于防止导管扭结或拽拉。术后限制患者的活动对此有帮助，但有些人主张在引流期间要连续卧床休息。尽管这是编者以前的处理方式，但几乎可以肯定是过分谨慎了。如果选择这种方法，应将患者视为处于血栓栓塞的中度风险甚至高风险，必须采取预防措施。

抗生素

没有证据表明对接受泌尿生殖道瘘管修补术的患者使用预防性抗生素有益处，只需要对症治疗即可[47]。

护理途径

在资源丰富的国家中可以看到，大多数泌尿生殖道瘘管都是妇科手术造成的，且大家都渴望为我们自己的手术问题找到解决方案。尽管如此，普通妇科医生以及实际上大多数泌尿妇科专科医师不应该进行泌尿生殖器瘘管修复的原因有很多。

首先，泌尿生殖道瘘相对不常见。大约每800个子宫切除术发生1例继发瘘管，尽管在手术后发展为泌尿生殖道瘘管的风险似乎正在增加[8, 9, 48]，但在英国每年也仅出现120例新病例[45]。

其次，通常首次手术的治愈率比再次手术要好。在英国的 NHS 中，首次手术的成功率为88%；再次手术的成功率为82%，第二次再次手术的成功率为69%[45]。

第三，与其他技术领域一样，瘘管修补的结果已证明与工作量有关。在英国进行瘘管手术的医生中，有60%的人每10年只做一例。在英国，瘘管修补后的再次手术需求在5%～50%之间，其中进行最多次修补的专家的再次手术率最低[45]。

因此，有必要对瘘管修补手术进行集中管理。在资源丰富的国家，目前见到的病例数就这么多，应将其移交给地区或国家医疗中心[27, 45]。类似的论点也适用于资源贫乏国家的产科瘘管理[9]。

参 考 文 献

[1] Hilton P. Vesico-vaginal fistulas in developing countries. Int J Gynaecol Obstet 2003; 82(3): 285–295.

[2] Hilton P, Ward A. Epidemiological and surgical aspects of urogenital fistulae: a review of 25 years experience in south-east Nigeria. Int Urogynecol J Pelvic Floor Dysfunct 1998; 9: 189–194.

[3] Kelly J, Kwast B. Epidemiologic study of vesico-vaginal fistula in Ethiopia. Int Urogynecol J 1993; 4: 278–281.

[4] Chassar Moir J. Vesico-vaginal fistulae as seen in Britain. Br J Obstet Gynaecol 1973; 80(7): 598–602.

[5] Hilton P. Figures updated to 2015 from: Urogenital fistula in the UK: a personal case series managed over 25 years BJU Int 2012; 110(1): 102–110.

[6] Lee RA, Symmonds RE, Williams TJ. Current status of genitourinary fistula. Obstet Gynecol 1988; 72(3 Pt 1): 313–319.

[7] Hillary CJ, Osman NI, Hilton P, Chapple CR. The aetiology, treatment and outcome of urogenital fistulae managed in well- and low-resourced countries: a systematic review. Eur Urol 2016; 70(3): 478–492.

[8] Hilton P, Cromwell D. The risk of vesicovaginal and urethrovaginal fistula after hysterectomy performed in the English National Health Service: a retrospective cohort study examining patterns of care between 2000 and 2008. BJOG 2012; 119(12): 1447–1454.

[9] Hilton P. Trends in the aetiology of genital tract fistula: a case of 'retrogressive evolution'? Int Urogynecol J Pelvic Floor Dysfunct 2016; 27(6): 831–837.

[10] Kiran A, Hilton P, Cromwell DA. The risk of ureteric injury associated with hysterectomy: a 10-year retrospective cohort study. BJOG 2016; 123(7): 1184–1191.

[11] Turner-Warwick R, Chapple CR. Functional Reconstruction of the Urinary Tract and Gynaeco-urology. Oxford: Blackwell Science; 2002.

[12] Hilton P. Urodynamic findings in patients with urogenital fistulae. BJU Int 1998; 81(4): 539–542.

[13] de Ridder D, Hilton P, Mourad S, et al. In: Abrams P, Cardozo LD, Wein A, eds. Incontinence: ICUD-EAU 5th International Consultation on Incontinence. Geneva: EAU Publications; 2013. pp. 1527–1579.

[14] Waaldijk K. Surgical classification of obstetric

fistulas. Int J Gynaecol Obstet 1995; 49(2): 161–163.

[15] Goh J, Stanford EJ, Genadry R. Classification of female genito-urinary tract fistula: a comprehensive review. Int Urogynecol J Pelvic Floor Dysfunct 2009; 20(5): 605–610.

[16] Lawson J. The management of genito-urinary fistulae. Clin Obstet Gynaecol 1978; 6: 209–236.

[17] de Bernis L. Obstetric fistula: guiding principles for clinical management and programme development, a new WHO guideline. Int J Gynaecol Obstet 2007; 99(Suppl 1): S117–S121.

[18] Raghavaiah N. Double-dye test to diagnose various types of vaginal fistulas. J Urol 1974; 112: 811–812.

[19] Hudson CN. Malignant change in an obstetric vesicovaginal fistula. Proc R Soc Med 1968; 61(12): 1280–1281.

[20] Murdoch M, Hilton P. Classical Hodgkins lymphoma presenting as vesicovaginal fistula. BJU Int 2012; 7 June. doi: 10.1002/BJUIw-2012-017-web.

[21] Bazi T. Spontaneous closure of vesicovaginal fistulas after bladder drainage alone: review of the evidence. Int Urogynecol J Pelvic Floor Dysfunct 2007; 18(3): 329–333.

[22] Waaldijk K. Immediate indwelling bladder catheterisation at postpartum urine leakage: personal experience of 1200 patients. Tropical Doctor 1997; 27: 227–228.

[23] Waaldijk K. The immediate management of fresh obstetric fistulas. Am J Obstet Gynecol 2004; 191(3): 795–799.

[24] Mundy AR. Urodynamic and Reconstructive Surgery of the Lower Urinary Tract. Edinburgh: Churchill Livingstone; 1993.

[25] Muleta M, Hamlin EC, Fantahun M, et al. Health and social problems encountered by treated and untreated obstetric fistula patients in rural Ethiopia. J Obstet Gynaecol Can 2008; 30(1): 44–50.

[26] Murphy M. Social consequences of vesico-vaginal fistula in northern Nigeria. J Biosoc Sci 1981; 13(2): 139–150.

[27] Hilton P. Debate: 'Post-operative urinary fistulae should be managed by gynaecologists in specialist centres'. BJU Int 1997; 80(Suppl 1): 35–42.

[28] Chassar Moir J. The Vesico-vaginal Fistula. 2nd ed. London: Bailliere; 1967.

[29] Lawson L, Hudson C. The management of vesico-vaginal and urethral fistulae. In: Stanton S, Tanagho E, eds. Surgery for Female Urinary Incontinence. Berlin: Springer-Verlag; 1987. pp. 193–209.

[30] Hilton P. Sims to SMIS: an historical perspective on vesico-vaginal fistulae. In: O'Brien P, ed. Yearbook of the Royal College of Obstetricians and Gynaecologists. London: RCOG Press; 1994. pp. 7–16.

[31] Eilber KS, Kavaler E, Rodriguez LV, et al. Ten-year experience with transvaginal vesicovaginal fistula repair using tissue interposition. J Urol 2003; 169(3): 1033–1036.

[32] Martius H. Die operative Wiederherstellung der vollkommen fehlenden Harnrohre und des Schiessmuskels derselben. Zentralbl Gynakol 1928; 52: 480–486.

[33] Sajjadi SG, Hortváth OP, Kalmár K. Martius flap: historical and anatomical considerations. Eur J Plast Surg 2012; 35: 711–716.

[34] Shaw W. The Martius bulbocavernous interposition operation. Br Med J 1949; 2(4639): 1261–1264.

[35] Sims J. On the treatment of vesico-vaginal fistula. Am J Med Sci 1852; 23: 59–82.

[36] Shaker H, Saafan A, Yassin M, et al. Obstetric vesicovaginal fistula repair: should we trim the fistula edges? A randomized prospective study. Neurourol Urodyn 2011; 30(3): 302–305.

[37] Zacharin R. Obstetric Fistula. Vienna: Springer-Verlag; 1988.

[38] Latzko W. Postoperative vesicovaginal fistulas: genesis and therapy. Am J Surg 1942; 58: 211–228.

[39] Rader ES. Post-hysterectomy vesicovaginal fistula: treatment by partial colpocleisis. J Urol

1975; 114(3): 389−390.

[40] Hancock B. Practical Obstetric Fistula Surgery. London: Royal Society of Medicine Press; 2009.

[41] Browning A. Lack of value of the Martius fibrofatty graft in obstetric fistula repair. Int J Gynaecol Obstet 2006; 93(1): 33−37.

[42] Browning A. A new technique for the surgical management of urinary incontinence after obstetric fistula repair. BJOG 2006; 113(4): 475−478.

[43] Hamlin R, Nicholson E. Reconstruction of urethra totally destroyed in labour. Br Med J 1969; 2: 147−150.

[44] Langkilde NC, Pless TK, Lundbeck F, Nerstrom B. Surgical repair of vesicovaginal fistulae— a ten-year retrospective study. Scand J Urol Nephrol 1999; 33(2): 100−103.

[45] Cromwell D, Hilton P. Retrospective cohort study on patterns of care and outcomes of surgical treatment for lower urinary-genital tract fistula among English National Health Service hospitals between 2000 and 2009. BJU Int 2013; 111(4 Pt B): E257−E262.

[46] Hilton P. Bladder drainage. In: Stanton S, Monga A, eds. Clinical Urogynaecology. 2nd ed. London: Churchill Livingstone; 2000. pp. 541−550.

[47] Lusardi G, Lipp A, Shaw C. Antibiotic prophylaxis for short-term catheter bladder drainage in adults. Cochrane Database Syst Rev 2013(7): CD005428. doi: 10.1002/14651858. CD005428.pub2.

[48] Adam RA, Graves A, Ni S, McPheeters M. Time trends in post-hysterectomy vesicovaginal fistula and lower urinary tract injury. J Min Inv Gynecol 2015; 22: S7−S8.

（Paul Hilton）

（石月 译）

第 4 篇

肿瘤手术

第**19**章 外阴癌手术

多年来，被广为接受的外阴癌治疗方法是根治性外阴切除和腹股沟淋巴结清扫术，手术方式以整块切除或分几个独立切口的形式进行。近30年来，手术方式倾向于广泛切除肿瘤原发灶，而不是整个器官的切除。越来越多的证据表明，对于外阴早期肿瘤，前哨淋巴结活检可以替代系统性淋巴结清扫。手术方式趋向保守的这一转变对患者来说是幸运的，因为作为一种人乳头瘤病毒相关的癌症，这一疾病在年轻女性中的发病率正在上升。

本章节分为3个部分：淋巴结的评估和清扫、外阴肿瘤的切除以及传统的蝶形切口整块切除。之所以仍然要描述整块切除的术式，有3个原因。从外科角度来讲，要改良蝶形切口手术比较简单，包括改为几个独立切口（当需要广泛的切开皮肤和进行腹膜后盆腔淋巴结清扫时），但是，如果不知道怎样做蝶形切口，反过来做却很难。这种术式的图片包含了目前独立切口术式所涉及的解剖，且更为详尽。尽管蝶形整块切除的术式使用得越来越少，但是若肿瘤体积较大，累及阴蒂和阴阜，或者做多个独立切口将产生皮肤之间连接桥，这些情况下蝶形切开方法更为合适。

外阴癌手术应该由具备相应手术、麻醉和护理经验的科室实施，这样将会提高可手术率（Gateshead报道达97%）和很好的远期生存率。Gateshead报道的760余例病例中，总体实际5年生存率为72%，手术死亡率为3%。当腹股沟淋巴结阴性时，生存率升高到94.7%，腹股沟淋巴结阳性时，生存率下降至62%。

淋巴结评估

外阴癌必须进行腹股沟-股淋巴结的评估，除非病变为FIGO Ⅰa期（肿瘤直径不超过2 cm、浸润深度不超过1 mm）、疣状癌或基底细胞癌。在这些情况下，肿瘤累及淋巴结的风险可以忽略不计。对于距离中线超过1 cm的单侧病变，通常行单侧淋巴结评估就够了。对外阴恶性黑色素瘤来说，腹股沟淋巴结切除并不改善生存率，广泛病灶切除加或不加前哨淋巴结活检就足够了。

当进行系统性淋巴结切除术时，在解剖学上区分不同水平的腹股沟淋巴结并不重要，因为手术的目的是将所有的腹股沟淋巴结整块切除。然而，对腹股沟淋巴结的命名尚不统一，例如筛状筋膜下的淋巴结被称为股、股深或腹股沟深淋巴结。大多数情况下，阔筋膜浅、深面的淋巴结分别被称为腹股沟浅和腹股沟深

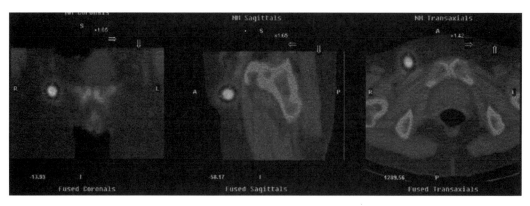

图 19-1　SPECT/CT 在一例右侧外阴癌中准确定位了一个右侧腹股沟前哨淋巴结

淋巴结。浅淋巴结进一步分为与腹股沟韧带平行分布的近端淋巴结和主要沿大隐静脉分布的远端淋巴结。腹股沟深淋巴结位于股静脉的内侧。

解剖学和胚胎学研究表明，近端最外侧的腹股沟浅淋巴结位于旋髂浅血管内侧，后者在腹股沟韧带水平位于缝匠肌内侧缘以内。

目前没有证据显示外阴癌可以在未通过腹股沟浅、深淋巴结的情况下，直接扩展至盆腔淋巴结。只有在淋巴结转移延伸入股管时（Cloquet 淋巴结受累），才需要进行盆腔淋巴结清扫术。

前哨淋巴结的识别

当肿瘤从外阴扩散至腹股沟淋巴结时，有单个或少数前哨淋巴结可被识别为首先受累的淋巴结组，这一观点已被提出多年。DiSaia 等在 1979 年首次评价了通过切除前哨淋巴结来评估是否有必要进行整个腹股沟淋巴结切除的可能性[1]。

20 世纪 90 年代，Levenback 等将活性蓝染料注入外阴癌的前缘，染料沿淋巴管蔓延并识别出第一个受累淋巴结位于腹股沟浅淋巴结组的紧内侧[2]。但是，仍有少部分患者的前哨淋巴结无法识别，因此，该技术被认为不够准

确而不能应用于大多数外阴癌患者。Ansink 等在一项多中心研究中报道，在行腹股沟淋巴结切除的病例中只有 56% 识别出前哨淋巴结[3]。

最近，应用锝[99m]标记的纳米胶体在肿瘤周围进行皮内注射，表现出很高的识别前哨淋巴结的准确率。术前淋巴显影和最近使用的单光子发射断层扫描 / 计算机断层扫描（SPECT/CT）有助于前哨淋巴结的定位（图 19-1）。

术时，将 2 ml 专利蓝 V 染料注射于肿瘤周围的 4 个点。然后用一种手持伽马射线探测仪 Neoprobe® 来确认术前淋巴显影所示的腹股沟区放射活性最高的区域（图 19-2），同时在这一点做一个小的皮肤切口。用 Neoprobe 识别前哨淋巴结，它通常都是蓝染的，偶有例外。一旦被识别，该淋巴结即被切除，继续检测该区域，寻找有放射活性的其他前哨淋巴结。确认止血无误后，用薇乔线缝合皮下组织。皮肤用细的皮下缝合线对合。这一操作的切口远小于标准的腹股沟切口（图 19-3）。在一项包含 259 例患者的大型国际研究中，患者均为早期单病灶外阴癌，前哨淋巴结阴性，未进一步行腹股沟淋巴结切除，腹股沟区复发率为 2.3%[4]。在有些医疗中心，这项技术已经成为常规操作，因此，大部分患者的腹股沟淋巴结得以保留，显著减少了腹股沟淋巴结清扫

及其对邻近神经的损伤所导致的严重下肢淋巴
水肿和不适。

前哨淋巴结活检后若无其他操作，患者可
在当天出院。

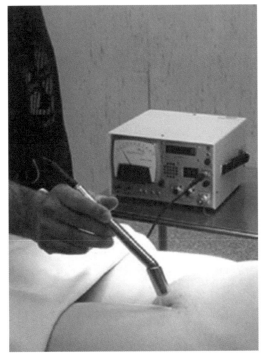

图 19-2　术前用来识别放射活性最高区域的伽马探测仪

淋巴结清扫

随着前哨淋巴结取样的引入，腹股沟淋巴结清扫的使用减少了，通常只适用于前哨淋巴结有转移、原发肿瘤大或为多灶的患者，因为此时淋巴结转移的风险较大。

多个独立切口

腹股沟淋巴结清扫的标准技术是采用多个独立切口的方法。患者取仰卧位，双脚分开约 25 cm，支撑脚踝抬高小腿。有时，特别是肥胖患者，有必要采用轻度的 Trendelenburg 位（头低脚高位），从而更容易地进入腹股沟。

皮肤切口

在腹股沟皮肤皱褶上方约 1 cm 处平行于该皱褶切开皮肤和皮下脂肪组织，形成一个中心处宽 5 ～ 10 mm 的窄椭圆形切口（图 19-3 和图 19-4）。该切口一端位于髂前上棘内侧 3 cm（髂前上棘至耻骨结节连线的 4/5 处），另一端位于耻骨结节下缘。这一切口既能提供良好暴露，又能保证切口的一期愈合率。

确定筋膜层

用 Lane 组织钳提起皮肤带，以便在分离

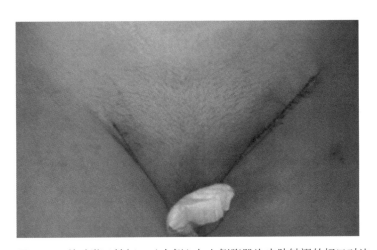

图 19-3　前哨淋巴结切口（右侧）与左侧腹股沟皮肤皱褶的切口对比

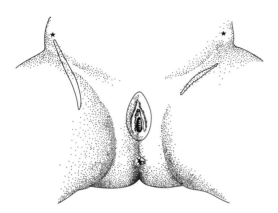

图 19-4 三切口技术：传统的 Gateshead 腹股沟切口（右侧）和皮肤皱褶切口（左侧）

过程中操控腹股沟区组织块。轻轻拉紧皮肤切口的上下切缘，以便暴露。继续向下切开皮下组织及浅（Camper）筋膜。由于此筋膜以上没有淋巴结，所以在这个阶段不要潜行分离，以避免皮肤坏死和伤口裂开的风险。持续轻拉皮肤上切缘或在 Camper 筋膜下用两个 Langenbeck 拉钩帮助暴露术野，向下潜行分离至腹股沟韧带上方 2 cm 处的腹外斜肌腱膜，以分离所有腹股沟浅淋巴结。在切口外侧缘附近找到旋髂浅血管，此点为分离的外侧界。保留该点外侧组织，可以保留其内的一些淋巴管道，这可能会降低淋巴水肿的发生率。

向内侧牵拉窄椭圆形的皮肤带，继续向下分离至组成股三角侧边界的缝匠肌内侧缘上方筋膜。由上至下从腹股沟韧带沿缝匠肌内侧缘向股三角顶点切开该筋膜。用两把小 Spencer Wells 钳钳夹并提起筋膜内切缘。此时在缝匠肌内侧缘的软组织中可见股神经的纤维。用剪刀沿腹股沟韧带分离腹外斜肌腱膜致密部表面的软组织，至股动脉外侧，使腹外斜肌腱膜表面无组织残留。

清扫股血管周围的腹股沟淋巴结

在股动脉的内侧可以看到股静脉，从腹股沟韧带水平寻找第一个位于股管的淋巴结，淋巴清扫即自此处开始，向股三角顶端方向进行。进入股静脉的是大隐静脉，一般可以保留，除非远端的腹股沟浅淋巴结受累并粘连于该静脉，这时应钳夹其汇入股静脉处的一端，另一端在股三角顶点处切断、结扎。将整块包含腹股沟淋巴结的组织向内翻转。若要保留大隐静脉，可用剪刀的尖端沿静脉血管的走行向上挑起一个间隙，以识别并游离大隐静脉，向股管顶端分离并整块切除包含远端腹股沟浅淋巴结的组织。在股静脉的内侧，纵向切开股内收肌群内缘表面的筋膜。向内侧的清扫到此为止，自圆韧带在股三角顶端下方出腹股沟管处切除整块组织。

闭合皮肤和引流腹股沟区

伤口呈直线对合。皮下组织用 2-0 薇乔线沿伤口长轴连续缝合，皮肤用皮下缝合或皮肤钉钉合。

引流该手术在腹股沟区留下的空隙很重要，因为每侧腹股沟每天可引流多达 300 ml 的液体。采用管径较小的负压引流管引流。

此时如有指征，同法处理另一侧腹股沟。

改良术式

解剖学研究表明，腹股沟（股）深淋巴结仅位于股静脉内侧，可通过大隐静脉孔（大腿卵圆窝）进入，因此手术无须切开阔筋膜。使用这种技术与前面描述的局限的切除阔筋膜相比，其并发症的差异是未知的。目前，行腹股沟淋巴结清扫的多为前哨淋巴结阳性、淋巴结增大或原发肿瘤大的患者，在这种情况下，编者更愿意在腹股沟淋巴结引流的出口，也就是偶尔会发现肿大的 Cloquet 淋巴结的地方进入并评估腹股沟深淋巴结区域，包括股管。

术后护理

患者可以在手术当天开始进饮食。血栓预防应持续 28 天。患者能活动时就应去除导尿管，如果做了外阴手术，这常取决于外阴手术的范围。

一项 Gateshead 的包含 54 例患者的小型随机研究发现，与持续腹股沟引流至少 7 天、24 小时引流量小于 100 ml 或术后第 10 天才拔除引流相比，早期（3 天）拔除腹股沟引流组的伤口感染率和裂开率略有下降趋势[5]。相反，前一种引流处理略微增加了腹股沟引流量和早期淋巴囊肿的形成。

在一项小型研究中，使用分级加压袜的患者平均腿部体积增加较小，而且其腿部症状和临床检查方面的表现均更好。

腹股沟淋巴清扫的并发症

淋巴水肿

主要的远期并发症是淋巴水肿，大部分女性都有不同程度的症状。术后几周即可发生，其症状不可避免的持续存在。以前哨淋巴结取样替代淋巴清扫已减少了这一问题的发生。保留大隐静脉和术前预防性使用加压袜 6 个月似乎可以降低淋巴水肿的发生率和严重程度。尽早到淋巴水肿专科就诊有利于降低远期并发症发生率。

淋巴囊肿

淋巴囊肿在多数情况下是无症状的，通常会自行消退，只有少数需要针吸或在瘢痕部位做一小型切口切开引流。与其他部位的术后淋巴囊肿一样，其形成似乎与肝素的使用有关。

伤口并发症

由于采用了多个独立切口，伤口并发症已

经减少，但仍然是一个重要的术后并发症。其处理参照第 6 章。

外阴肿瘤切除

通常，广泛切除原发肿瘤的目的是达到至少 1 cm 的无瘤边缘，以降低局部复发的风险。这是基于 Heaps 等[6]的论文，其他人也证实了这一点，即 1 cm 的无瘤边缘与更小的边缘相比，局部复发的风险更低。

然而，最近的研究发现肿瘤与切缘距离和局部复发率之间没有关系。Hockel 等[7]认为，这些结果的差异可以用局部肿瘤扩散的腔室理论来解释，即局部肿瘤的渗透仅限于胚胎发育中作为生长模块而建立的腔室内。根据腔室理论，为达到对局部肿瘤的控制，切除腔室内部的肿瘤需要一个宽的无瘤边缘，而切除腔室边缘的肿瘤则无固定的无瘤边缘要求，小于 1 mm 也可以。这一概念需要认真验证，因为通过适当地限制切除边界，保留阴蒂、尿道和肛门是可能的，而在某些情况下，采取比目前更广泛的切除范围可能更合适。

根治性外阴切除、外阴肛门切除和后盆腔廓清术目前并不常见，但它们仍在治疗大肿瘤、多灶性病变和广泛的外阴上皮内瘤变或硬化性苔藓中发挥作用。

外阴肿瘤广泛切除

患者取截石位。目前，多数手术医生的目标是切除癌及癌周 1 ～ 2 cm 的皮肤和深层组织。用拇指和其他手指触诊病灶和周围组织，评估病灶的深度及皮肤和脂肪的活动性，以确定做椭圆形切除的最佳位置，这将使切口得到一期愈合。用记号笔画出切口可能有用，但要注意勿用手指拉扯皮肤，这将导致切缘比预计变窄。对于深度浸润的肿瘤，根据肿瘤的位置，切口需要深达会阴膜或骨膜。此时活跃出血可发生在 3 个部位：2 条阴部内动脉的末端和阴蒂基底周围的血管组织。褥式缝合在处理这种出血时很有用。皮肤通常可以用薇乔线间断缝合。

术后护理

患者可以在手术当天开始进饮食。血栓预防应持续 28 天。是否留置尿管取决于切除范围，一般很少需要，除非切缘接近或包括部分远端尿道。应该考虑使用大便软化剂，尤其是在切缘接近肛门的时候。

外阴手术后的并发症

伤口并发症

并发症如何因手术范围而异，此外还与一些公认的风险因素有关，如高龄、糖尿病、吸烟和先前的放疗史。

蝶形切口

虽然蝶形切口已很少应用，但在肿瘤很大，累积阴蒂和阴阜，以及外阴和腹股沟之间的皮肤桥也可能受累时，采用蝶形切口整块切除仍是合适的。从手术角度讲，改良蝶形切口也很简单，包括当需要在腹股沟区做大切口及行腹膜外盆腔淋巴结清扫时改为经多个切口的术式。

手　术

患者取仰卧位，双脚分开约 25 cm，支

撑脚踝抬高小腿。有些专家推荐使用"滑雪"体位，这种体位可以允许 2 组甚至 3 组术者同时进行手术。但这样容易产生混乱，且并不能明显加快手术的进程。有时，特别是肥胖患者，有必要采用轻度的 Trendelenburg 位（头低脚高位），从而更容易地进入腹股沟。

皮肤切口

以两侧髂前上棘为端点，做一突向腹股沟区的弧形向下切口，其中点位于耻骨联合上缘。随后，从两侧髂前上棘至耻骨结节下 8 cm 各做一突向腹股沟皱褶的弧形切口，第三条切口从耻骨结节下 8 cm 处向上、向内弯曲直到大腿根部（图 19-5）。采用这样的切口从腹股沟切除的皮肤组织最少，只有不足 0.5 cm 宽的一个窄带，且在大隐静脉上段表面形成一个狭窄的减张切口。大隐静脉尽量予以保留，因为数据提示这样可以减少伤口蜂窝组织炎、伤口裂开以及慢性淋巴水肿的发生。

确定筋膜层

用 Lane 组织钳提起腹股沟区皮肤带，以

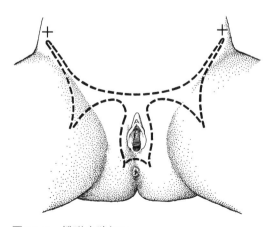

图 19-5　蝶形皮肤切口

便在分离过程中操控腹股沟区组织块。通过轻拉皮肤切口的上下切缘,可在皮下潜行分离至腹股沟上方的腹外斜肌腱膜(图 19-6)和组成股三角侧边界的缝匠肌上方筋膜。沿髂前上棘至股三角顶端切开该筋膜。用两把小 Spencer Wells 钳钳夹并提起筋膜内切缘(图 19-7)。此时在缝匠肌内侧的软组织中可见股神经纤维。切断一些纤维后暴露股动脉,从股三角顶端到腹股沟韧带精细地清扫股动脉周围淋巴结。用剪刀沿腹股沟韧带分离动脉外侧的筋膜致密部,使腹外斜肌腱膜表面无淋巴组织残留。

在股动脉的内侧可以看到股静脉,从腹股沟韧带处开始清扫股静脉周围淋巴结。汇入股静脉的是大隐静脉,可以保留,也可以钳夹、切断、结扎后将整块包含腹股沟淋巴结的组织向内翻转(图 19-8)。若要保留大隐静脉,可用剪刀的尖端沿血管的走行向上挑起一个间隙,边分离腹股沟淋巴组织边识别和游离大隐静脉。在股静脉的内侧,纵向切开股内收肌群表面的筋膜和股三角顶端

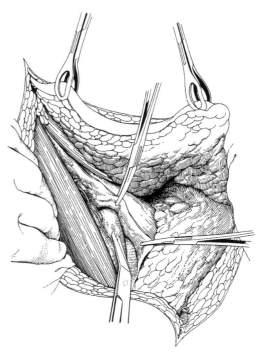

图 19-7　提起缝匠肌筋膜内侧缘,清扫股动脉周围淋巴组织

的脂肪组织,将该筋膜向内剥离至股薄肌腱膜。

采用独立的切口时,内侧的清扫到此为止,自圆韧带离开腹股沟管处切除整块组织。

若采用蝶形切口,继续筋膜下清扫至耻骨联合处。至此,可整块切除腹股沟区淋巴结(图 19-9)。

盆腔淋巴结清扫

清扫盆腔淋巴结,首先在腹股沟韧带上 2 cm 处,从股管上方往上外侧沿肌纤维方向切开腹外斜肌约 8 cm。然后沿肌纤维方向切开腹内斜肌,暴露腹横筋膜和腹膜。用手指将腹膜从骨盆剥离,暴露髂外血管。再向内侧延长切口至股管,用大 Spencer Wells 钳钳夹 Poupart 韧带,完全暴露髂外血管(图 19-10)。

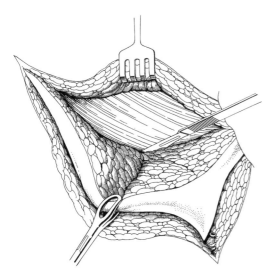

图 19-6　沿上方的切口向下切开,深达腹外斜肌腱膜

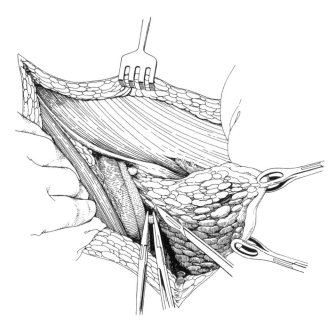

图 19-8　钳夹并切断筛状筋膜下方的大隐静脉

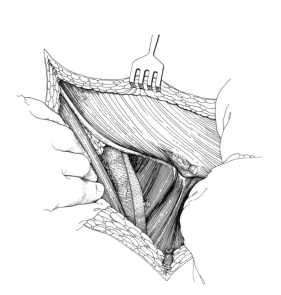

图 19-9　腹股沟淋巴结清扫完成

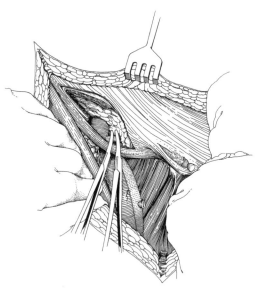

图 19-10　钳夹腹壁下动脉和 Poupart 韧带

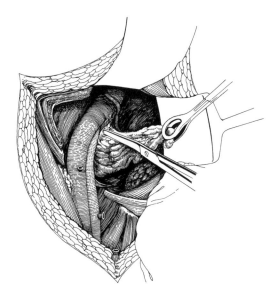

图 19-11　清扫盆腔淋巴结

通过这一切口，可清扫髂外血管周围的淋巴结直至髂总血管水平，并且与腹股沟淋巴结清扫的区域直接延续（图 19-11）。

关腹

用薇乔线连续缝合关腹，从位于股管的切口内侧端开始，向外侧端缝合，然后再返回到内侧端以关闭腹外斜肌切口。此时，通过将腹外斜肌切口的内侧部与耻骨肌线筋膜缝合在一起，股管得以重建，重建后的股管需容纳一指尖，以避免股静脉受压（图 19-12）。

缝合皮肤和引流腹股沟

采用线性减张切口，缝合皮肤并无困难，采用薇乔线间断缝合或使用皮肤钉快速钉合均可使局部皮肤无张力。引流腹股沟区的间隙是必需的，因为每侧腹股沟每天可引流多达 300 ml 的液体。采用管径较小的负压引流管引流。没必要采用缝匠肌转位覆盖股血管，因为实际上股血管破裂的风险并不像理论上那么高。同样的方法处理对侧。

若采用独立的腹股沟切口，因为没用减

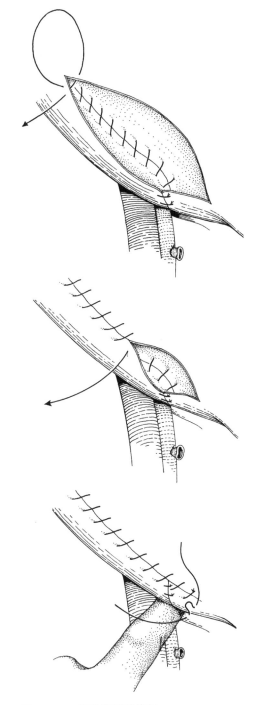

图 19-12　腹股沟韧带修复

张切口，伤口呈直线对合，皮下组织沿切口用 2-0 薇乔线连续缝合，皮肤皱褶切口可采用皮下缝合或皮肤钉钉合。

外阴肿瘤切除

患者取截石位。根据肿瘤的位置和大小确定外阴切口。肿瘤切除的基本原则如下。

- 切除范围应包括癌灶及其周围较宽的正常皮肤。
- 除了外切缘、内切缘距肿瘤的宽度必须足够以外，切除的深度也必须足够。
- 尽可能将所有的营养不良性皮肤和肿瘤病灶一同切除。

将大腿根部的切口向外阴侧方延伸至肛周，避开肛门在其上方弧形切开，对侧做同样的切口（图 19-13）。内侧切口环绕尿道和阴道。如果病灶临近尿道口，可能需要切除尿道

的下半段。外侧切口要深达会阴膜（下筋膜）和骨膜，然后切除整个外阴标本。此时，活动性出血主要来自 3 个部位：两侧阴部内动脉的终末支和阴蒂基底周围的血管组织。褥式缝合是处理这些出血的好方法。

用薇乔线间断缝合可轻松地一期闭合伤口。术后，患者取平卧位，带着腹股沟引流管和导尿管离开手术室（图 19-14）。

术后护理

硬膜外导管在原位留置 24 ～ 48 小时以减少疼痛，鼓励患者尽早开始活动。大部分患者的伤口能达到一期愈合，特别是采用多个独立切口的时候。

并发症

伤口裂开和股-腹股沟淋巴囊肿形成是两个主要的术后并发症。更少见的并发症包括继发性出血、血栓栓塞性疾病、疝和阴道脱垂。

近来在切口上的改进提高了一期愈合率，使患者能够早期活动，并缩短了住院时间。

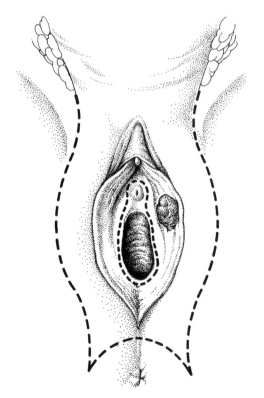

图 19-13　外阴切口

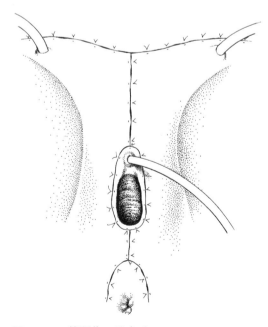

图 19-14　外阴伤口缝合后

参 考 文 献

- [1] DiSaia PJ, Creasman WT, Rich WM. An alternate approach to early cancer of the vulva. Am J Obstet Gynecol 1979; 133: 825−832.
- [2] Levenback C, Coleman RL, Burke TW, et al. Intraoperative lymphatic mapping and sentinel node identification with blue dye in patients with vulvar cancer. Gynecol Oncol 2001; 83: 276−281.
- [3] Ansink AC, Sie-Go DM, van der Velden J, et al. Identification of sentinel lymph nodes in vulvar carcinoma patients with the aid of a patent blue V injection: a multicenter study. Cancer 1999; 86: 652−656.
- [4] Van der Zee AG, Oonk MH, De Hullu JA, et al. Sentinel node dissection is safe in the treatment of early-stage vulvar cancer. J Clin Oncol 2008; 26: 884−889.
- [5] McAuley WJ, Nordin AJ, Naik R, et al. A randomised controlled trial of groin wound suction drainage after radical vulvectomy and bilateral groin node dissection. Int J Gynecol Cancer 2003; 13(Suppl 1): 5.
- [6] Heaps JM FY, Montz FJ, Hacker NF, Berek JS. Surgical pathologic variables predictive of local recurrence in squamous cell carcinoma of the vulva. Gynecol Oncol 1990; 38(3): 309−314.
- [7] Hockel M, Schmidt K, Bornmann K, et al. Vulvar field resection: novel approach to the surgical treatment of vulvar cancer based on ontogenetic anatomy. Gynecol Oncol 2010; 119(1): 106e13.

延 伸 阅 读

读者如有兴趣了解具有里程碑意义的参考文献，编者推荐以下文献。

根治性手术

Taussig FJ. Primary cancer of the vulva, vagina and female urethra: five-year results. Surg Gynecol Obstet 1935; 60: 477−478.

Taussig FJ. Cancer of the vulva: an analysis of 155 cases. Am J Obstet Gynecol 1940; 40: 764−770.

Way S. The anatomy of the lymphatic drainage of the vulva, and its influence on the radical operation for carcinoma. Ann R Coll Surg Engl 1948; 3: 187−209.

保留大隐静脉

Dardarian TS. Saphenous vein sparing during inguinal lymphadenectomy to reduce morbidity in patients with vulvar carcinoma. Gynecol Oncol 2006; 101: 140−142.

前哨淋巴结切除

Lawrie TA, Patel A, Martin-Hirsch PPL, et al. Sentinel node assessment for diagnosis of groin lymph node involvement in vulval cancer. Cochrane Database Syst Rev 2014; (6): CD010409.doi: 10.1002/14651858. CD010409.pub2.

淋巴水肿

Sawan S, Mugnai R, Lopes A de B, et al. Lower-limb lymphedema and vulval cancer: feasibility of prophylactic compression garments and validation of leg volume measurement. Int J Gynecol Cancer 2009; 19: 1649−1654.

外阴癌治疗概观

Royal College of Obstetricians and Gynaecologists. Guidelines for the Diagnosis and Management of Vulval Carcinoma. London: RCOG; 2014.

Micheletti L, Preti M. Surgery of the vulva in vulvar cancer. Best Practice Res Clin Obst Gynaecol 2014; 28(7): 1074−1087.

Woelber L, Griebel LF, Eulenburg C, et al. Role of tumourfree margin distance for loco-regional control in vulvar cancer-a subset analysis of the Arbeitsgemeinschaft Gynäkologische Onkologie CaRE-1 multicenter study. Eur J Cancer 2016; 69: 180−188.

（唐浩莎　译）

第**20**章 阴道癌手术

原发性阴道癌少见，占妇科恶性肿瘤的不到2%。但是，与原发癌相比，阴道转移癌的发生率高出2～3倍。原发性阴道癌的发生率随年龄增长而上升，最常见于65岁及以上的患者。大部分（80%）病例为鳞状细胞癌，与人乳头瘤病毒感染相关；14%为腺癌；黑色素瘤和肉瘤约占原发性阴道肿瘤的7%，还有一小部分透明细胞癌，发生于胎儿期暴露于己烯雌酚的年轻女性。

从20世纪40年代到1971年，使用己烯雌酚的情况大多限于预防流产和治疗其他妇科疾病。这种药物最初被批准用于治疗与雌激素缺乏有关的病症。后来发现，它可治疗晚期乳腺癌和前列腺癌。在发表于20世纪50年代至70年代的研究中，己烯雌酚在妊娠相关疾病中的疗效受到了质疑，最终己烯雌酚在1971年退出美国市场，原因是怀孕期间使用该药与后代发生阴道透明细胞癌有关。

甚至这也不是没有争议的，因为确定因果关系是困难的。最终，加州最高法院的一项裁决确定，药物使用和发病之间存在足够关联，并建立了一个所有药品制造商对要求赔偿的原告进行拨款的方案。

有明确己烯雌酚接触史的患者发生阴道透明细胞癌的风险增加40倍。与之对应的原始数据是每1 000名接触己烯雌酚的患者中就有1名发生阴道透明细胞癌。由于最年轻的暴露者现在已超过45岁，而透明细胞癌的发病高峰年龄在20几岁，对这组患者需要以何种频率随访尚不清楚，而且她们宫颈和阴道细胞学异常的风险也增加。

患阴道癌的女性，不论其病因或病理为何，大部分表现为异常阴道排液或流血，但约20%无症状。在这种情况下存在一种诊断困境，因为宫颈筛查在诊断阴道癌时往往不可靠，除非使用灌洗或剥脱技术。阴道内的癌灶可能在取抹片的过程中被窥器所遮挡，这会在无意中造成对临床病变的漏诊或延误。退出窥器时对阴道进行全面视诊，将在一定程度上降低这一潜在错误的发生率。

治　疗

大多数阴道癌采用放疗 ± 化疗治疗，但少数几个医疗中心，包括 Gateshead 在内，对超过半数的患者采取手术 ± 放化疗的方案。一些中心根据宫颈癌和外阴癌的数据，对阴道癌患者在完成同步放化疗后再额外给予几个周期的化疗。值得注意的是，尚没有随机试验比较单纯放疗和同步放化疗对原发性阴道癌的治疗效果。最近，Rajagopalan 等报道了原发性阴道癌文献中迄今最大（超过 8 000 名患者）的一项人群研究结果，这一研究是基于美国国家癌症数据库的资料[1]。预后因素和生存数据显示，同步放化疗优于单纯放疗。文献综述表明，照射剂量至少需要达到 75Gy（联合外照射和近距离放疗），约 80% 的 Ⅰ～Ⅱ 期患者将活过 5 年。全面降低剂量可导致生存率下降，而超过 100Gy 的剂量可导致急、慢性不良反应的增加。Ⅳ 期病变，不论是广泛性的还是局部的，即使给予适当剂量的放疗和化疗，患者的生存率都很低。有鉴于此，可以考虑在局部 Ⅳ 期病变的初始治疗后补充手术，术式包括全盆腔廓清、前盆腔廓清、后盆腔廓清或局部切除。

一般来讲，手术主要适用于早期癌或者对放疗反应差的患者，如前所述。手术范围取决于原发癌灶的大小、部位、病变累及范围和患者的潜在疾病。

广 泛 切 除

位于阴道下 1/3 的小病灶，有时仅行局部广泛切除即可治愈，并不影响邻近的泌尿道或肠道。与外阴癌相同，如浸润深度超过 1 mm，应进行腹股沟-股淋巴结清扫或前哨淋巴结取样，详见第 19 章。无论手术方法如何，盆腔淋巴结清扫的意义都不明确，因为腹股沟淋巴引流区域和盆腔淋巴引流区域的确切分界线并不存在。

阴道部分或全部切除

位于阴道上段的小病灶，可行阴道上段切除或广泛性子宫切除及阴道上段切除（有子宫者），同时行盆腔淋巴结清扫，详见第 21 章。同样，根据疾病向远端扩展的程度，可能需要评估腹股沟区，并可能需要对其进行手术或放射治疗。

全阴道切除术应用很少，大多数情况下适用于阴道上皮内瘤变，而非浸润癌。手术技术参见第 8 章。此手术操作复杂，许多患者术后仍需要放疗，故而仅适用于个别病例。

廓 清 术

该术式具体操作步骤详见第 24 章。手术适用于原发癌已侵犯肠道或膀胱者，或者复发性癌。术者应考虑阴道重建的需求，尤其是对于年轻患者。以往，廓清术被推荐用于阴道黑色素瘤的治疗。然而，该手术在许多疾病中的适应证已经缩小，目前阴道黑色素瘤的治疗最常采用的是切缘阴性的局部切除，术后再采用免疫药物治疗。

参 考 文 献

[1] Rajagopalan MS, Xu KM, Lin JF, et al. Adoption and impact of concurrent chemoradiation therapy

for vaginal cancer: a National Cancer Data Base (NCDB) study. Gynecol Oncol 2014; 135: 495–502.

延 伸 阅 读

Chang JH, Jang WI, Kim YB, et al. Definitive treatment of primary vaginal cancer with radiotherapy: multi-institutional retrospective study of the Korean Radiation Oncology Group (KROG 12-09). J Gynecol Oncol 2016; 27(2): e17.

Spirtos NM, Doshi BP, Kapp DS, Teng N. Radiation therapy for primary squamous cell carcinoma of the vagina: Stanford University experience. Gynecol Oncol 1989; 35(1): 20–26.

Terzakis E, Androutsopoulos G, Adonakis G, et al. Vaginal primary malignant melanoma: report of four cases and review of the literature. Eur J Gynaecol Oncol 2011; 32(1): 122–124.

Tjalma WA, Monaghan JM, de Barros Lopes A, et al. The role of surgery in invasive squamous carcinoma of the vagina. Gynecol Oncol 2001; 81: 360–365.

（唐浩莎　译）

第21章 宫颈癌

21

宫颈癌是全球女性第二好发的恶性肿瘤，在部分发展中国家宫颈癌的发病率仍居首位。尽管据估计每年全球约有 555 000 新发病例，但在英国却是少见的肿瘤，2014 年，英国仅登记 3 200 例宫颈癌，其中 890 例死亡[1]。2017 年美国癌症协会估计新发病例为 12 820，约 4 200 例死亡[2]。全国性宫颈疾病筛查项目的开展以及人乳头瘤病毒（Human papilloma virus, HPV）疫苗的普及是发达国家宫颈癌低发病率的原因。高危型人乳头瘤病毒的持续感染被认为是宫颈癌发生的原因，几乎 100% 的宫颈肿瘤中可以检测到 HPV-DNA，这一结果并不令人吃惊。

针对 HPV-16、HPV-18 的疫苗近年来已经获准上市，越来越多的国家把这类疫苗引入免疫接种计划。不幸的是，高昂的价格使得部分高危女性无法获得疫苗，因此他们仍然无法豁免。其他高危因素，特别是可控制的个人因素，包括吸烟、性伴侣数目、初次性交年龄以及长时间的口服避孕药也是危险因素。未接受抗反转录病毒治疗的器官移植或 HIV 感染女性免疫功能低下，发生宫颈癌的风险也增加。

宫颈癌的治疗有手术治疗、放疗或放化疗。根治性手术或放疗适用于 Ⅰ B 期及部分 Ⅱ A 期的患者，对患者进行个体化治疗异常重要。15% ～ 30% 的手术病例在术后会接受辅助放化疗，这些病例往往是盆腔淋巴结转移，或根治性手术的切缘范围不够。放化疗是晚期患者的标准治疗方案。

比起放化疗，手术的主要优势在于对年轻女性卵巢的保护，同时可以避免因为外照射或近距离放疗而引起的近期及远期不良反应，特别可以降低阴道并发症发生率的发生。除短期副作用外，文献中少有提及放化疗的不良反应。

除非治疗前进行卵巢悬吊术，放化疗将不可避免地导致卵巢功能衰竭，阴道也常出现无法修复的缩短和变窄。

在手术治疗中，保留神经的手术操作可以减少支配膀胱的盆腔神经损伤引起的不良反应，日益成为目前的流行趋势。与开腹手术相比，腹腔镜手术具有很多优势，越来越普及。腹腔镜手术短期内并发症发生率更低，而且可以提供更多处理方案，包括保留生育功能的广泛宫颈切除术。

对于病灶小的病例越来越多采取包括锥切，或单纯全子宫切除术在内的保守性的手术方式，常常术中同时行盆腔淋巴结清扫。

广泛全子宫切除加盆腔淋巴结清扫

历史

治疗宫颈癌所采取的广泛全子宫切除术，

切除范围包括全子宫、约上 1/3 的阴道以及宫旁与阴道旁组织直至盆壁。盆腔淋巴结清扫上达髂总淋巴结，尽管有的医生清扫下段腹主动脉旁淋巴结至肾血管水平。

1879 年，WA Freund 首次提出开腹全子宫切除术治疗子宫体癌[3]，但广泛性手术的开展应归功于芝加哥的 Reis[4]。1895 年，他利用狗和人的尸体演示了手术，证明了切除子宫及其附件、盆腔网状组织及至髂总血管旁淋巴结的可能性。1895 年，Clark 在 Johns Hopkins 医院进行了活体手术[5]。在此之后，其他人也迅速开展该手术，同期悉尼的 Thring 也独立开展了类似的手术。广泛手术技术的建立和真正被接纳应归功于 Wertheim，从 1898 年开始他在维也纳实施了大量的手术[6]。

在 20 世纪上半叶，广泛全子宫切除术普遍用于治疗各期别的宫颈癌。然而在这一时期，人们越来越明确在治疗所有晚期病例中放疗优于手术，而对于早期病例放疗的效果至少与手术相当。同时，在那个既没有输血也没有抗生素的年代，手术的风险是巨大的。

Wertheim 的手术相关的死亡率起先是30%，后来逐渐下降到 10%。Bonney 的手术也有类似的结果，起初的死亡率在 20%，最初 500 例手术中的后 200 例死亡率降至 11%左右。尽管从现在的标准来看，这样的数据让人毛骨悚然，但要知道在那个年代没有输血和抗生素的支持。现在，重点已经从死亡率转移到发病率，应该努力将发病率降至最低。

广泛手术曾有不同的分类，最常见的分类方法是 1974 年 Piver-Rutledge-Smith 分类方法[7]。最近，Querleu 和 Morrow 提出了一个更为简单的分类[8]。

术前评估

在开始手术前必须有组织学诊断。如果怀疑宫颈浸润性病灶，就需要进行充分的活检，可能的话应在阴道镜指导下完成。任何诊断性活检深度应超过 5 mm，或宽度超过 7 mm，从而能够明确是否超过 FIGO ⅠA 期的范围而需要接受广泛手术。一个较大的锥切活检对诊断没有更大的帮助，反而会引起明显的炎症反应，也会影响组织学和术前 MRI 对肿瘤大小的评估。小的诊断性环切较为理想，锥切应当被用作完全切除小病灶的治疗手段。对术前评估存有任何疑问，都应行麻醉下检查。

由于大部分宫颈癌发生在发展中国家，这些地方没有 MRI、CT、PET–CT 检查，而且常常发现疾病的时候已经是晚期，不适宜手术，因此 FIGO 分期仍然是基于双合诊检查的临床分期。肿瘤的检查应明确其大小及是否累及到盆腔。这都通过双合诊明确。首先用右手的两个手指检查阴道，了解宫颈情况以及肿瘤的大小与形态。同时，这也提示病灶是否累及到穹窿或阴道的中、下段。阴道检查对评估病灶是否累及到盆壁并没有很大价值。更好的检查方式是将一根手指置于直肠内，其余手放在腹部的双合诊。如此可以准确地了解直肠阴道隔、宫骶韧带、宫旁组织以及盆壁的情况。有些人也推荐用三合诊，即示指放在阴道，中指放在直肠内。

我们发现对于大多数小于 4 cm 的肿瘤没必要常规做膀胱镜检查，后者适于较大的肿瘤或者肿瘤虽小但累及阴道前穹窿时。对于大的向后方侵犯的肿瘤应进行直肠乙状结肠镜检查。在美国，没有进行结肠肿瘤筛查的 50 岁以上女性，在进行分期时常同时行直肠乙状结肠镜检查。为了明确是否有肾盂积水，应进行静脉肾盂造影（IVU）、超声或 MRI，因为如有输尿管梗阻至少是Ⅲ B 期。但是，就像膀胱镜检查一样，对于明显是Ⅰ B1 期的肿瘤来说少有异常发现。

就分期而言，MRI 报告不影响宫颈癌分期。FIGO 对麻醉下检查、宫颈活检、宫颈管搔刮、锥切活检、膀胱镜检查和（或）活检、直肠镜检查和（或）活检、静脉肾盂造影、胸片、钡灌肠和骨骼 X 线的检查结果采信有限。如果两名检查者间存有分歧，则以高年资检查者的检查结果作为分期依据。为了报道和评估不同治疗方案的疗效，这些规则对于维持标准的一致性很重要。任何一个低年资妇产科医生需要明确了解分期规则。

一旦明确肿瘤期别，应该根据患者的年龄、期别、合并症及可行的方案，立即与患者讨论最合适的治疗方案。手术可以采用开腹或微创技术。部分患者可以保留生育。必要时接受放射学和肿瘤学咨询。

经腹广泛全子宫切除作为一个大的开腹操作，需要对患者做好评估和准备。

麻醉

编者采用硬膜外或脊椎麻醉联合全身麻醉的方法，已证实可以通过舒张外周血管来减少术中渗血，从而减少失血。区域麻醉同样可以阻断交感神经，松弛内脏肌肉组织，能更容易地排垫肠管，使手术野更清晰。这在腹腔镜手术时尤其重要。如果条件允许，硬膜外麻醉可被用于有效的术后镇痛。

手术

编者是站在患者右侧手术的，在阅读手术描述时需要注意到这点。妇科肿瘤的大型手术需要给手术医生足够的助手，尤其是需要为手术医生提供足够的可视性。助手可以是人力的，也可以是机械的。在大多数情况下，根治性子宫切除术和淋巴结切除术采用人力或机械协助都可以。当没有额外的人力时，编者更喜欢 Martin 臂。Martin 臂的撑开器可以提供需要的动力牵引，因为它有两个 360° 旋转和固定点。

器械

除第 3 章中介绍的妇科常用器械外，还需要一次性的自动或手动可重复利用的血管结扎器。利用基本器械进行手术操作的良好技巧以及到位的缝合和打结技术是无法用其他东西替代的。然而，目前已有很多新的能量设备及缝合装置可以替代这些操作技术，并已在第 3 章进行了描述。

准备

患者取截石位，消毒外阴与阴道。膀胱内留置导尿管接引流袋。

填塞阴道有助于下推膀胱和打开直肠阴道间隙。腹腔镜手术中使用 Gyne 导管也可实现这一功能（图 21-12）。阴道内放入一把 Amreich 拉钩，用纱布钳往阴道内紧密填塞一卷干的纱布条（参见图 24-2）。然后，可以把患者的腿从截石位上放下。阴道内填塞的纱布条尾端应该要留长一些，并放在患者两腿中间，用钳子钳夹纱条尾端，这样在操作过程中要取走它就很容易。此时可以消毒腹部，铺巾，留出适当的切口位置。

切口

编者喜欢脐下正中切口，必要时可延至脐上。这样的切口很适合进入盆腔及下段腹主动脉旁区域。然而，对于脐耻间距短和腹壁脂肪厚的肥胖妇女，选择 Cherney 或 Maylard 切口可提供极佳的手术入路，也可以同时切除一部分皮下脂肪。进腹操作如第 4 章所述。

探查

盆腔的全面探查是必要的，以明确手术切除肿瘤的可能性。触诊宫旁组织了解有无肿瘤浸润，并触摸盆壁了解是否有增大的淋巴结。检察上腹部看是否有转移病灶及腹主动脉旁淋巴结病变。

原发性宫颈肿瘤（广泛全子宫切除）

编者倾向于先进行广泛全子宫切除术然后进行淋巴结清扫术，尽管很多手术医生倾向于先清扫淋巴，后广泛全子宫切除。这样的选择是基于手术医生的喜好，以及医生在发现盆腔淋巴结中有明显转移需要辅助治疗的情况下是否放弃手术的抉择。我们的做法是切除增大的受累淋巴结，因为这些淋巴结可能对放疗不敏感，并应放弃广泛全子宫切除术。

手术体位及排垫肠曲

患者应采取较为倾斜的 Trendelenberg 体位，这样肠曲容易被排垫离开盆腔。通常用一个大的盐水巾排垫肠曲达到这一目的。有时，有必要沿着靠近盆壁一侧乙状结肠的外缘切开腹膜，将乙状结肠移出盆腔。

钳夹子宫

用两把组织钳分别钳夹两侧宫角，将圆韧带、卵巢固有韧带以及输卵管一起钳夹（参见第 11 章）。

圆韧带

用组织钳提起右侧圆韧带的外侧 1/2 处，切断。

子宫膀胱反折

同时，一助用有齿钳提起膀胱上方疏松的腹膜组织，术者将剪刀插入子宫膀胱反折下并分离疏松的筋膜。然后，沿着反折处切开腹膜至左侧圆韧带。

骨盆漏斗韧带

如果要切除卵巢，则需沿卵巢血管走行切开骨盆侧腹膜，游离出骨盆漏斗韧带。左手示指提起卵巢、输卵管，根据是否保留卵巢从阔韧带后叶的中间或侧边将较薄的腹膜顶穿。用中号组织钳钳夹骨盆漏斗韧带或卵巢固有韧带，钳尖置于刚才示指顶穿的腹膜缺损里。在切断韧带之前，要适当调整钳夹宫角的钳子，使钳尖位于腹膜缺损处，以防止回血。切断韧带，置钉或电凝（图 21-1）。

结扎或电凝圆韧带及骨盆漏斗韧带。无须抓住残端。钳夹宫角部，以维持张力。然而，用这样的方法通常需要握住钳子，防止其掉入盆腔。同法处理左侧。

识别输尿管，识别并结扎子宫动脉

将钳夹子宫的钳子交给一助，一助将子宫拉向自己一侧。二助控制钳夹圆韧带及骨盆漏斗韧带的钳子（如果使用的话），并保持牵拉

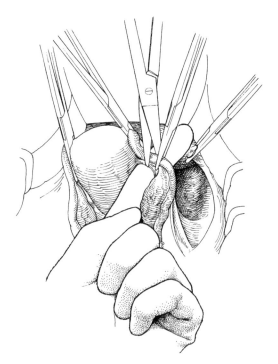

图 21-1 分离右侧卵巢固有韧带

Morris 拉钩。如果助手能维持这样较小的张力，就能马上暴露宫旁间隙。

术者在打开的阔韧带内进一步向下分离疏松结缔组织，直到可见髂内动脉前支。用 Monaghan 剪锐性分离，暴露输尿管，子宫动脉，以及闭锁的腹下动脉。游离子宫动脉的前方和后方，使其与下方的输尿管完全游离开（图 21-2）。从腹膜上稍许游离一小段输尿管，Meigs 钳从子宫动脉下方置入。然后上提钳子，轻柔地牵拉动脉。张开钳子，动脉下方的结缔组织被分离，可见到输尿管被完全暴露。在张开的 Meigs 钳中间置入一把直钳，钳夹动脉（图 21-3）。撤走 Meigs 钳，用直组织钳上抬动脉，在靠近髂内动脉的子宫动脉起始处准确钳夹子宫动脉。紧贴 Meigs 钳切断并结扎子宫动脉。在这里 Meigs 钳用处很大：钳子很长，尖端或钳跟可用于牵引丝线绕圈打结，钳子又很精细，不至于在结扎后留下大团的残端。水分离有助于此处的解剖分离，血管可以用钛夹、电凝或用其他方法封闭。同法处理对侧。

对于肥胖的女性，盆腔较深，术野受限制，有时比起用 Meigs 钳环扎血管而言，用动脉结扎夹（Ligaclips）结扎子宫动脉更容易。可以继续用直组织钳提起子宫动脉内侧残端，为解剖输尿管隧道提供张力。

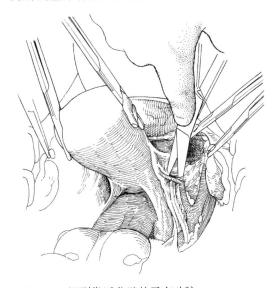

图 21-2 识别靠近盆壁的子宫动脉

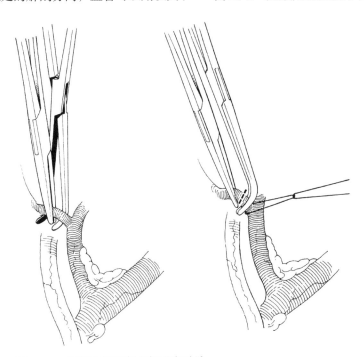

图 21-3 自起始部切断右侧子宫动脉

有时，靠近输尿管或动脉的小静脉会出血，给学习阶段的术者制造一个混乱的手术野。此时，重要的一点是不能去随意钳夹这片区域的任何组织，除非解剖结构清晰可辨。为此，编者推荐将一块小纱布塞入出血区域压迫止血，几分钟后再开始该区域的操作。用肾上腺素或凝血酶浸泡纱布可以增强止血效果（必须告知洗手护士有纱布置入，并且记录在计数板上）。重回该区域进行操作时会发现组织结构均清晰可辨，可继续进行解剖分离。

下推膀胱

编者建议在分离输尿管与子宫动脉后再进行此操作，因为下推膀胱过程中常会损伤小血管造成麻烦的出血。将纱布叠于手指上，可以轻松下推子宫膀胱反折腹膜。填塞过的上段阴道表面光滑，容易辨别，一些小的纤维连接可以直接切断。如果寻找该组织间隙有困难，可以用手术刀在阴道上段横向轻压，同时将膀胱与子宫向上牵拉，就可以显露出正确的解剖分界。常常在宫颈两侧可以见到充盈的静脉。应轻柔操作，否则会有大量出血并且影响到下一步操作。

如果将手指或闭合的 Monaghan 剪刀的刀背插入该解剖部位的侧方，会形成一个隆起的嵴，清晰提示输尿管隧道的位置。有时，在膀胱分界线基底部可见输尿管末端约 2 cm 的走行。

侧方的解剖应一次做一侧，因为有静脉出血的可能。一些手术医生在手术开始时将 20 U 的垂体后叶素溶于 20 ml 生理盐水中，术前注射至宫颈，以尽量减少在此阶段出血的可能性。

打开输尿管隧道顶

输尿管隧道顶可以通过 Morris 拉钩置于中央并向上牵拉，同时反向将子宫轻轻向头侧牵拉而暴露充分。将钳夹子宫动脉的组织钳跨过输尿管顶部向内侧牵拉，Monaghan 剪刀沿输尿管走行在其顶部插入，打开输尿管隧道（图

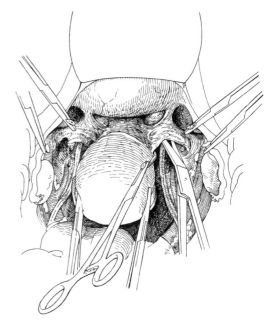

图 21-4 辨认输尿管隧道

21-4）。如果张开剪刀并向上抬起，可见输尿管已完全从隧道顶分离出来（图 21-5a、b）。用剪刀保护输尿管，将直钳沿着隧道顶置入，并钳夹顶部组织。沿着组织钳内侧切开隧道顶，暴露入膀胱处的输尿管。断端牢固结扎。在隧道内进行水分离有助于打开并扩大输尿管隧道。

可以通过解剖隧道内侧结构帮助打开左侧输尿管隧道。

从阴道上段游离输尿管

用 Monaghan 剪从阴道上段将输尿管游离开，并向侧方推开，暴露向下及向外侧走行的主韧带。将输尿管从盆腔下部的腹膜上完全游离，但保持盆腔上部输尿管与腹膜的接触。不需要将输尿管盆腔段的全长游离。

打开直肠阴道间隙

打开阴道直肠间隙可以在解剖输尿管隧道之前进行，因为子宫如果仍然在位的话，准备和解剖输尿管隧道时阴道静脉的出血常难以控制。结果，手术医生就会匆匆忙忙打开直肠阴道间隙，从而尽快切除子宫。相反，打开直肠阴道间

a

b

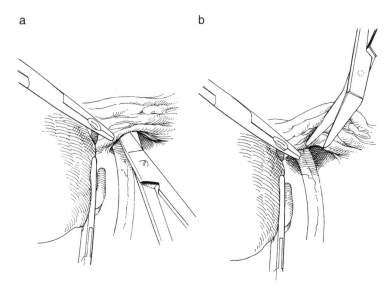

图 21-5　a、b. 从输尿管隧道的顶端游离出输尿管

隙往往不会出血，可准确轻松地将直肠推离阴道，并暴露宫骶韧带，然后再从容处理输尿管隧道。

移开 Morris 拉钩，将夹住子宫的钳子交给二助，将子宫提拉至腹部切口前方。这样可以暴露出 Douglas 窝全貌，清晰显露宫骶韧带。左手用有齿镊夹持紧贴宫颈下方的腹膜，用 Bonney 剪刀剪开腹膜表面。把剪刀置入这个直肠阴道间隙中并打开，暴露阴道与直肠间的疏松结缔组织（图 21-6）。将腹膜横向剪开，并向后延长切口，全程都不要让输尿管脱离视线。在宫骶韧带表面打开腹膜，重要的是不要切断韧带，仅仅在其表面将腹膜打开。

用纱布包绕左手前三个手指，用手钝性分离直肠与阴道。同时，将腹膜从宫骶韧带处游离出来，显示出宫骶韧带的拱形结构（图 21-7）。也可以采取锐性分离，以进一步识别和骨骼化宫骶韧带。

放置组织钳，并切开阴道

解剖至此时，术者可以最后触摸一下，明确已经把输尿管从阴道和主韧带处推开，已充分向下推开膀胱，暴露足够长的阴道。

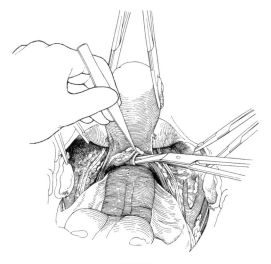

图 21-6　打开直肠与阴道间隙

宫骶韧带起自宫颈向后侧方走行。可以用示指勾起触及此韧带。将子宫切除组织钳钳夹韧带的中段并剪断。除非在处理较大的原发病灶时，否则不必将钳子放得太靠外侧。

第二把子宫切除组织钳钳夹主韧带，同样，钳夹的位置也取决于原发病灶的大小。切断各韧带，取出阴道填塞物，用比前两把更弯的钳子钳夹阴道旁组织并切断（图 21-8）。

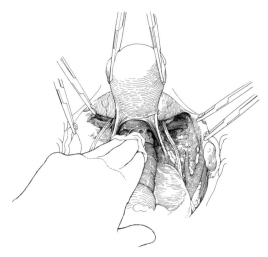

图 21-7 将直肠推离阴道，显露出呈弓状的宫骶韧带

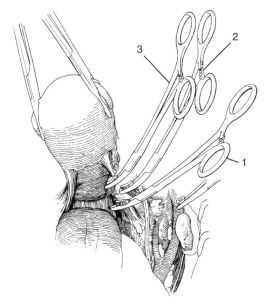

图 21-8 组织钳在宫骶韧带（1）主韧带（2）和阴道旁组织（3）上的位置

越来越多的手术医生使用吻合器或各种能量器械来切断韧带，比如超声刀（Harmonic Scalpel）、PlasmaKinetic 或 Ligasure。

切开阴道

用手术刀切开阴道前壁，向上及向头侧牵拉子宫以保护直肠免受损伤，同时将切口延长

至阴道后壁。

结扎残端

阴道切开时可有出血，用一块小纱布压迫切缘，逐个缝扎子宫切除钳钳夹的残端。在此时，应特别注意全程直视输尿管走行。有些医疗机构推荐用彩色血管环将输尿管牵离术野，但编者不推荐这么做，编者更倾向于将输尿管自然地留置于术野中。

缝合阴道切缘

用薇乔线缝扎残端后，连续缝合阴道切缘止血。缝线应该扣锁在阴道后壁，从阴道前壁连续进针，使阴道壁边缘外翻，使下次"进针"更容易。术者应该自己拉线，以保持适当的张力。

一旦完全控制出血，就可以离开盆腔，着手淋巴结清扫。

淋巴结清扫术

不同的手术医生淋巴结清扫的范围不同，但是都应该切除包括髂总动脉分叉以下所有肉眼可见的淋巴结。如果清扫中见到任何增大的淋巴结，则应该向头侧扩大清扫范围至髂总淋巴结。所有增大的髂总淋巴结或腹主动脉旁淋巴结都应该切除，并用血管夹标记区域，以帮助选择合适的放疗野。值得注意的是，放疗野通常用骨性标志来标记，而我们手术的边界是血管边缘，并不总是与放射肿瘤学家使用的骨性标志物一致。

二助将 Morris 拉钩放在圆韧带外下方，向尾侧牵拉，暴露髂血管。第二把 Morris 拉钩放在卵巢或骨盆漏斗韧带断端的腹膜褶皱处，并由一助手向头侧牵引，暴露髂总血管，并将输尿管向内侧挡开。用有齿镊提起髂腰肌上的筋膜，并沿着动脉表面切开（图 21-9），小心不要损伤生殖股神经。将切口延至拉钩处，将腹股沟韧带下方的髂外血管侧方淋巴结向下牵拉使其离开血管。单根淋巴管可

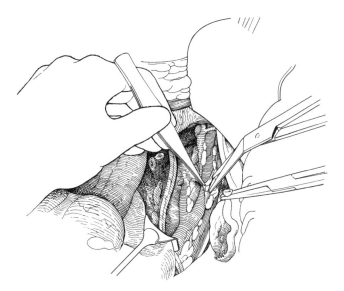

图 21-9　开始清扫盆腔淋巴结

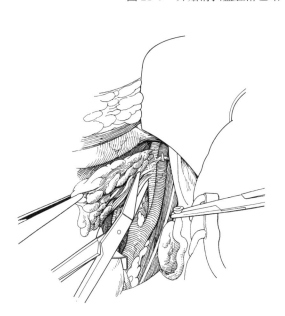

图 21-10　沿髂外血管完整地清除整块淋巴结

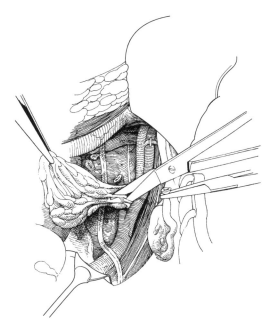

图 21-11　闭孔窝的盆腔淋巴结清扫完毕

以小心电凝，或用小的金属夹子（Auto Suture Ligaclips）夹住。有时，小血管出血也很多，应该被夹住（图 21-10）。

　　继续沿着髂外动脉清扫淋巴结，切下的筋膜与淋巴组织连成一片，使髂总动脉分叉处至腹股沟韧带的动脉表面光洁无残留。如果左手牵拉这层筋膜并保持张力，同时右手

用 Monaghan 剪刀分离并切除淋巴结，有可能将血管翻转从而整块切除所有淋巴结。用 Cushing 血管拉钩轻柔地向外侧牵拉动脉，同法沿着髂外静脉切除淋巴结。解剖至顶端时，继续沿髂内动脉向下成片清扫淋巴组织（图 21-11），特别注意留意输尿管。最后，清扫髂外静脉下方的组织，这样将闭孔窝内的淋巴结

组织清空，清扫下来的整块组织在子宫动脉断端附近。用 Cushing 血管拉钩向旁侧牵引髂外静脉及动脉，暴露闭孔窝，有助于解剖。将整块组织完整取出，也可以按解剖部位分成几块取出。出血可以少得出奇，特别是在解剖过程中将小血管和淋巴管用金属夹夹住更是如此。

关腹

淋巴结清扫完毕后，彻底检查盆腔止血。以前认为保留盆腔引流管可以避免淋巴囊肿形成。但是，我们的工作显示只要盆腔没有再腹膜化，放引流并没有益处。因此，只有在对止血不放心的情况下才放置引流。

对绝经前保留卵巢的妇女，应考虑将一侧卵巢移位至盆腔外，以免术后辅助放疗时损伤。用金属夹标记卵巢下缘，有助于放疗医生制定放疗计划。建议术中对腹部进行 X 线检查，以确保卵巢在盆腔标准放疗野之外。这可能是合理的，因为大约 50% 接受了卵巢固定术以期维持卵巢功能的患者，经历了卵巢衰竭。

如果置入耻骨上导尿管，则可在关腹前直视下放置。经尿道导管注入 400 ml 生理盐水充盈膀胱，有利于插入耻骨上导尿管。编者发现这比经尿道置入导管更能让患者启动自主排尿。这也有利于膀胱训练，以及测定残余尿，而不必因为频繁导尿而引起相关的风险。大

部分患者可以在术后 10 天之内恢复自主排尿，但有少部分患者需要更长的时间使膀胱功能恢复。在这些病例中，应在患者出院前教会她自行导尿，并移除耻骨上导管。关腹可采用整块缝合，详见第 4 章。

广泛全子宫切除术并发症

并发症可以分为术中、术后及远期并发症（表 21-1）。

出血

广泛全子宫切除术中出血是一个很重要的风险，特别是在解剖到几个特定的部位时。静脉出血，特别是在腹主动脉旁淋巴清扫术时如果发生下腔静脉损伤，不仅要从其下方、上方，还需要从其旁侧压迫止血，从而压迫腰动脉穿孔部位。最好用 4 块纱布压迫，使得静脉塌陷，以便在出血最大限度减少后一期缝合修补，尽量减少出血。对于动脉出血或盆腔出血，除了呼叫血管外科医生协助止血，还应该考虑在肾血管下方夹住主动脉，给患者进行肝素化处理。钳夹时间少于 1 ～ 2 小时是安全的。容易出血的高危解剖部位如下。

- 输尿管隧道
- 阴道旁与阴道切缘
- 髂外动脉和静脉
- 闭孔窝
- 髂总动静脉分叉

表 21-1　广泛全子宫切除术的并发症

术　　中	术　　后	远　　期
出血、血管损伤	肠梗阻	膀胱功能障碍
输尿管、膀胱、肠管及神经损伤	感染	输尿管瘘、膀胱瘘
	血栓性疾病	盆腔淋巴囊肿
	输尿管瘘、膀胱瘘	下肢淋巴水肿
	淋巴囊肿	

膀胱功能障碍

广泛全子宫切除术及淋巴清扫术后，最常见的并发症是膀胱功能障碍，表现为启动排尿困难，排空膀胱困难。这与广泛宫旁和阴道切除，及随之而来的部分盆腔脏器神经损伤有关。尽管术后膀胱功能障碍会自发改善，但仍有相当一部分女性会长期存在问题。

为减少膀胱功能障碍的发生，有些手术医生采用保留神经的方法。由于软组织在保留神经的过程中切除范围受限制，所以有人对该改良术式的手术范围是否足够提出质疑。

输尿管功能障碍

大多数患者（87%）在术后 48 小时出现输尿管扩张，一般能在术后 6 周完全恢复。在术后第 1 周末，20% ～ 30% 患者静脉肾盂造影（IVU）结果不正常：表现为上段肾盂扩张，而输尿管下 1/3 正常或狭窄。

大多数患者在术后第 1 年末这些改变都会消失。如果术前已经接受放疗，输尿管缺血会成为严重的问题，导致瘘的形成或至少纤维化、狭窄，受累段不能蠕动。

我们预期常规预防性使用抗生素，采用更好的盆腔引流以及减少术前放疗，会降低输尿管瘘的发生率。然而，近年来，输尿管损伤和瘘的发生率有所上升（参见第 26 章）。

单独放疗后出现输尿管狭窄很少见，单独手术后发生的相对较少，但手术联合放疗后很常见。如果由明显的外界因素引起狭窄，如淋巴囊肿或局部肿瘤复发，则应采取适当的措施来解决此问题。如果梗阻不明确，或不能简单地用支架解决，则应行尿路改道。

膀胱阴道瘘

在大多数报道的病例中，此并发症较输尿管阴道瘘少见。它通常发生在术中膀胱损伤后，最常见的是膀胱高位中线的损伤。对此的处理应该"无为而治"，持续膀胱引流。如果膀胱引流有效，大多数瘘都可以自行愈合，除非患者曾接受过术前或术后放疗。

泌尿道感染

术后发热最常见的原因是泌尿道感染。在插入导尿管的时候无菌操作很重要，在术后应保持较多的尿量。另外，如果出现发热，或者拔除导尿管时均应经导尿管导尿收集尿液样本。

盆腔淋巴囊肿

超声诊断淋巴囊肿的发生率大概 15% ～ 20%，经临床诊断的约 1% ～ 4%。淋巴囊肿在术后几天内出现，并在随后的几个月中逐步增大。此后，大部分病例中，随着囊肿中的液体被重吸收，囊肿会逐步消退。直肠检查时可扪及一个光滑、有张力的包块附着于盆壁，需与肿瘤复发或感染相鉴别。超声检查是最容易的鉴别方法。

如果淋巴囊肿发生感染、造成疼痛或梗阻，则需要积极治疗。有症状的淋巴囊肿需要引流。这可以在超声引导下进行，但常常会复发，则可能需要腹腔镜下"去顶"术，去除部分淋巴囊肿壁，让其引流通畅，或者偶尔可以移动大网膜并将其缝合在已经去顶的囊肿空腔内。

神经损伤

神经损伤最常发生在清扫盆侧壁淋巴结时，损伤生殖股神经和闭孔神经。生殖股神经常为许多根细的神经而非一根神经束，这些细的神经条索会被误认为淋巴管而切断。神经损伤会导致大腿上段前面一小块区域及阴唇感觉丧失。在清扫闭孔淋巴结时有可能损伤闭孔神经，淋巴结沿闭孔神经走行。损伤该神经会导致大腿内侧内收肌麻痹或大腿内侧肌肉、皮肤疼痛。在手术中如果切断此神经，可用

7-0 Prolene 线修补，其功能恢复极佳。最好的预防措施是在清扫淋巴结前仔细辨认神经。

更为少见的是，清扫盆腔深部淋巴结时，可能导致坐骨神经损伤，通常表现为坐骨神经痛，但这种疼痛更多是由于肿瘤微小转移灶侵犯了神经周围的淋巴引起。膀胱截石位时有发生腓神经损伤的风险。

腹腔镜下广泛全子宫切除术及腹主动脉旁与盆腔淋巴结清扫术

入路

将几个 12 mm 穿刺器分别置入脐上方 3～4 cm 处，髂嵴处或髂嵴稍上方的部位，以及在耻骨联合上方。如果上方的穿刺孔离脐较近，则随着广泛全子宫切除术的进行，子宫将逐步抬高而遮挡视野。有时，对于肥胖的患者，可以在左侧肋缘再置入第 5 个穿刺器，以便放入一个扇形拉钩，将肠曲挡出手术野外。通过 12 mm 的孔，可以用各种大抓钳直接取出淋巴结，而不需要更换器械或置入取物袋。移除可疑的淋巴时须谨慎，避免穿刺孔种植。

腹主动脉旁淋巴结切除

如果打算清扫腹主动脉旁淋巴结，则应该先做这一步，因为若腹主动脉淋巴结出现转移则手术须中止，若发生血管损伤则需要中转开腹。这步操作最好将镜头从耻骨上方的穿刺孔置入，手术医生站在患者的右侧，往上腹部操作，或术者站在患者两腿中间，同法顺着镜头指示的方向操作。在镜头的反方向操作

难度极大，同时也限制了朝上方清扫腹主动脉旁淋巴结的范围。各种能量器械或装置都可以用于清扫淋巴结，包括氩气凝固刀、超声刀（Harmonic Scalpel）、Ligasure、Gyrus PK 双极电凝器械，以及常规双极和单极电凝。编者倾向于用氩气凝固刀，因为此器械烧灼深度仅 1 mm，但止血效果很好。切开右侧髂总动脉上方的腹膜，并向上延伸到十二指肠，继续向下与直肠乙状结肠平行切开直至腹膜折线处。这点很重要，因为这样有助于向侧方移开直肠乙状结肠，以便清扫左侧髂总动脉高部与下部腹主动脉旁淋巴结。在手术野中置入一块含肾上腺素的小纱布，助手通过左下象限的穿刺孔置入抓钳，往上抬高十二指肠。含肾上腺素的纱布，通过收缩分离部位的小血管，有助于止血，同时可以分隔助手的抓钳与十二指肠。最后，如果冲洗、吸引器紧贴纱布吸引，可以减少小肠在吸引过程中被吸入吸引器的次数。往淋巴结组织块的下方注入生理盐水或水之后，逐步剥离下腔静脉表面的淋巴结，使静脉彻底裸露。这一方法为正在使用的能量器械和菲薄的下腔静脉壁之间提供了安全界面，同时也分离了淋巴组织和静脉壁。此时如有需要，可以继续在右侧分离至肾静脉。解剖到右卵巢静脉汇入下腔静脉的部位时需要格外小心，任何过度的牵拉都可能导致严重的出血。

接下去解剖左侧，清扫下腔静脉内侧淋巴结，以及左卵巢静脉与腹主动脉之间的淋巴结。解剖两侧都须注意识别输尿管走行，并将其挡开至术野外侧。多数情况下，淋巴结清扫的上界可以止于肠系膜下动脉（inferior mesenteric artery, IMA）水平以下。此时，最好重复右侧的解剖方法，从左侧髂总动脉水平开始，向头侧解剖直到 IMA 水平。助手抓

住之前已游离出来的直肠乙状结肠处的肠系膜，向上及侧方牵拉。使得腹主动脉侧方得到充分暴露。需要格外小心的是，不要切断交感神经，以防患者因为意外的交感神经切断术而在清醒后感到位于同侧的脚温热。有些手术医生有意切断 IMA，以最大限度地暴露腹主动脉淋巴结，很多情况下这也是暴露腹主动脉淋巴结最简便的方法。有 1% ~ 2% 的风险 Drummond 动脉末梢不能给直肠乙状结肠提供足够的血供，导致局部器官血供异常。无论采取何种手术方式，手术医生必须明确哪种做法对患者的风险更大。如果已经有肉眼可见的阳性腹主动脉旁淋巴结，那么只需切除同样受累的盆腔淋巴结，而非系统的盆腔淋巴清扫。否则，手术就应该结束，采用放化疗治疗患者，放疗需采用扩大野放疗。

广泛全子宫切除术与盆腔淋巴结清扫术

腹主动脉旁淋巴结清扫结束后，将镜头移至脐上穿刺孔，术者站在患者的左侧，开始盆腔的操作。采用如开腹手术所述的方法，打开膀胱侧窝与直肠侧窝，对任何怀疑肉眼可见的宫旁或淋巴结转移病灶都予活检，以避免不必要的手术，因为无论广泛手术是否完成这些患者都需要接受放化疗。紧贴盆壁圆韧带的出口附近将其切断，切开与其平行的腹膜，将分离钳向内侧推动，就可以很容易地暴露膀胱和直肠侧窝。这个操作可以容易地将闭锁的腹下血管（膀胱上动脉）推向内侧，充分暴露闭孔窝以及盆底肌肉组织。同样，在髂总动脉分叉的远端采用从外向内推的动作，将直肠乙状结肠及伴行的输尿管推向中线，就可以轻松打开直肠侧窝，清晰暴露主韧带。向内侧继续游离输尿管，往骨盆深部进行，子宫动脉的起点得以显露，继续向内侧

游离输尿管，就可以夹闭侧方的主韧带了，术者可以根据自己的喜好选择用内镜下吻合器或能量器械。在这个区域，不应使用氩气凝固刀，因为血管的大小有时会超出其止血的能力范围。同样，此时对于较大的病灶，可以选择切断膀胱上动脉（Piver 术式第Ⅳ类）。一旦宫旁组织被切断后，可以轻松完成淋巴结清扫。采用相同的方法通过水分离方法打开组织间隙，使髂血管骨骼化，采用能量器械止血及闭合淋巴管。这有助于将髂血管从腰大肌内侧游离出来，注意保持生殖股神经的完整性，要闭合从腰大肌至髂血管的小穿行支，如果切断这些小分支可能会造成大麻烦。一旦把血管往内侧推开后，就可以轻易采用水分离或止血器械清扫其外侧的淋巴结。继续向下分离至坐骨神经，远侧到闭孔神经从闭孔肌穿出盆腔的位点。骨骼化髂血管的内侧和前方，完成淋巴结清扫。

下一步注意点应放在完成广泛全子宫切除加或不加附件切除。无论采用何种方法做广泛全子宫切除术，诸如卵巢保留、移位等问题都应该与患者讨论后决定并实施。附件血供可以采用许多器械来闭合，编者目前喜欢使用 Gyrus PK 刀。它与水分离联合应用，有利于轻松打开直肠阴道隔和膀胱子宫反折。一旦将直肠从阴道后壁分离后，可以横断宫骶韧带，随后主韧带也能横断，残端确保止血。这几步操作使子宫位置提升，有时会限制术野而需要在最开始脐上穿刺孔的上方再额外设置一个穿刺孔。此时，阴道内放入了一次性的 Gyne 管（图 21-12），有助于进一步将膀胱从邻近的阴道处推开。只有在此时，将输尿管从子宫动脉下方分离开，见其进入并穿过膀胱宫颈韧带，即输尿管隧道。用 Stryker 冲洗器进行水分离，将输尿管从隧道侧方和后方分离开，然后向相

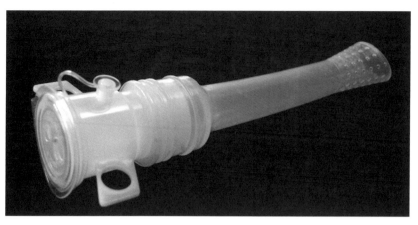

图 21-12　Gyne 管

反方向分离。横断隧道"顶"，这样可以向后方及侧方推开输尿管。一旦输尿管移开后，剩下的主韧带也可切断，阴道切缘可以就此确定下来。Gyne 管远侧闭合并且固定，使阴道后方更深的部位被暴露，可以在维持气腹的情况下用氩气凝固刀进行阴道切开术。

闭合阴道

阴道切开术完成后，将标本取出，采用 0 号 Polysorb 缝线的 Endo Stitch 装置闭合阴道。在大约 25 cm 处打一个带圈的结，然后开始缝合。在结远端做一个大约 4 cm 的"标记"。从脐上穿刺孔置入 Endostitch，从阴道外侧进针到阴道内侧出针，再从阴道后壁中点出针。Endostitch 的针从套圈的结中穿过，并打紧。术者根据自己喜好从后往前缝或从前往后缝合，然后再返回缝一层，如此双层缝合阴道。如前所述，在线圈远端的标记处打结。撤出 Gyne 管。自从 5 年前开始使用此技术缝合以后，编者尚未发现诸如裂开、腹腔液渗漏等明显的问题。

问题

尽管还没有因为使用微创技术而对生存率有负面影响的报道，仍有一些问题需要持续地注意，特别注意腹腔镜下倾向于切除过多的阴道壁，或可能使末梢输尿管血供缺失，因为腹腔镜的视野放大后可能会识别、烧灼或夹闭较小的输尿管血管。针对第一个问题，有些作者在手术开始之前先在阴道切缘缝线做标记。许多医院在行腹腔镜下广泛全子宫切除术之前先放入输尿管支架，并最长留置 6 周，以防因为输尿管远端血供不足而引起问题，从而减少输尿管瘘的发生。

阴式广泛全子宫切除术

20 世纪 80 年代 Dargent 发扬光大了经阴道的广泛子宫切除术，作为腹腔镜辅助阴式广泛全子宫切除术的一部分，或 coelio-Schauta 术式的一部分[9]。在 20 世纪初，Pawlik 发明了阴式广泛切除的术式，Schauta 将其推广，旨在降低由 Wertheim 发明的经腹广泛切除的术式的严重感染率和死亡率。该术式同样适用于非常肥胖以及不合适其他手术方法的患者。

Schauta 手术最大的不足在于不能处理可能受累的盆腔淋巴结。而淋巴结清扫是宫颈癌手术必要的一个部分，因此 Schauta 手术曾被废弃，直到发展出可以进行淋巴结清扫的改良术式，比如 Mitra 术式，即阴式广泛全子宫切除术联合腹膜外淋巴结清扫。

Dargent 利用改良的 Schauta 技术联合现代腹腔镜手术，先通过微创腹腔镜手术清扫盆腔淋巴结，必要时还同时清扫腹主动脉旁淋巴结，然后再做经阴道广泛全子宫切除术。

这里描述的阴式广泛全子宫切除术是在遵照 Dargent 原则而发展起来的 Gateshead 术式，它以 Schauta-Stoeckel 次广泛切除的术式为基础。患者的选择很重要，因为如果患者的骨盆很窄，即使采用 Schuchardt 切口手术也会很困难。根据 Dargent 的实践经验，该术式适用于肿瘤小于 2 cm 的病例，以使切缘范围足够。

腹腔镜下淋巴结清扫术及子宫动脉结扎如本章之前所述。

手术原则

正如开腹广泛全子宫切除术，阴式手术的目的是切除整个子宫，必要时切除输卵管和卵巢，同时切除足够的阴道、阴道旁及宫旁组织。

解剖上的考虑

在开腹广泛全子宫切除术中，子宫动脉起自髂内动脉前支，向内侧走行，跨过输尿管隧道顶，分成上下两支，供应子宫。输尿管从子宫动脉下方环绕宫颈走行，进入疏松结缔组织形成的隧道中，隧道上方组织须离断，以切除子宫动脉与相关的淋巴引流。在阴式手

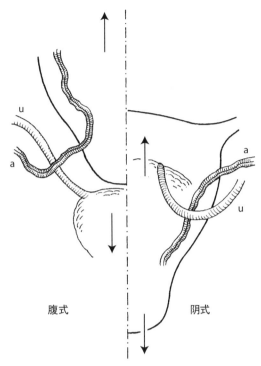

图 21-13　比较开腹与阴式手术时输尿管与子宫动脉的相对解剖位置（a：动脉；u：输尿管）

术中，子宫下拉至阴道，膀胱则向上推，结果使子宫血管向下向内走行，而输尿管则受其牵制，也随之向下走行，然后转向上方进入膀胱。由此形成了输尿管环，阴式手术时术者称此转弯处为"输尿管膝"，子宫血管先从上方跨过输尿管，而后转向输尿管内下方（图 21-13）。

知道这样的一个概念很重要：子宫动脉有时位于输尿管上方，有时位于输尿管内下方，其位置的改变完全是由于受到牵拉引起的。

器械

器械与阴式全子宫切除术类似。但是，需要增加一两把窄叶的 Wertheim 拉钩以及 Rudolf Chrobak 发明的长齿组织钳（图 21-14），Rudolf Chrobak 与 Wertheim 是同时期

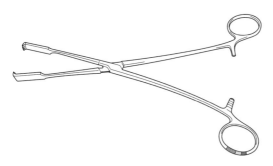

图 21-14　Chrobak 组织钳

在维也纳工作的妇科医生。这些钳子很重要，用来钳夹手术开始时做的"阴道壁袖套"。Schauta 操作部分的阴式广泛性全子宫切除术（coelio-Schauta）常是在腹腔镜下淋巴清扫术完成之后进行的。行腹腔镜下淋巴清扫术时，患者需取仰卧位，或取截石位。Schauta 操作中患者必须取截石位，患者的髋部需要尽可能的屈曲，使臀部恰好位于手术台边缘。

麻醉

一般选用全身麻醉，最好再加硬膜外或脊椎麻醉。此手术的出血一般很少。

手术

准备阴道袖套

该术式一般用于早期宫颈癌，宫颈只有小部分受肿瘤侵犯。抓持外观正常的宫颈组织，轻轻向下牵拉宫颈，并在宫颈上方及环绕一周的阴道壁注射水垫。用 Littlewood 或 Kocher 钳夹拟切除的阴道组织，起定位作用。一般切除 2 ～ 3 cm 的阴道。不要切除太长的阴道，这点很重要，否则会导致阴道过短。一旦确定阴道边缘，就可将其下拉（图 21-15），像阴式全子宫切除术一样，绕阴道壁一周注射水垫。随后，在紧靠 Littlewood 钳

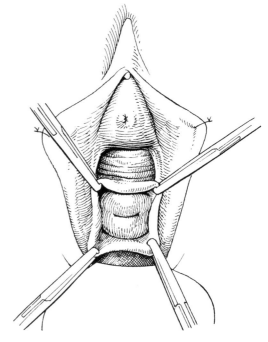

图 21-15　阴道壁的准备

的上方做切口，切开一圈阴道壁。阴道壁切开后，向下牵拉阴道切缘，使其可以包裹覆盖宫颈组织。切口绕阴道一圈，小心不要切得太深。因为随着阴道切除的长度增加，就越增加了损伤前方膀胱的风险（图 21-16）。从阴道后穹窿的上方可以轻松进入 Douglas 腔（图 21-17）。

关闭阴道袖套

将延长的阴道切缘向下拉，盖过宫颈，覆盖肿瘤组织，这样后续的操作可以起到完整的隔离保护作用。用 Chrobak 组织钳从一侧切缘开始，将阴道前后壁一起下拉，盖过宫颈，再用几把 Chrobak 钳依次钳夹。一般来说，用 4 把组织钳可以完整夹住整个阴道切缘，利用这 4 个点就可以操纵阴道、宫颈及子宫体（图 21-18）。

在过去，有些临床医生将阴道壁缝合在一起，留下许多线头以便操纵宫颈和子宫体。

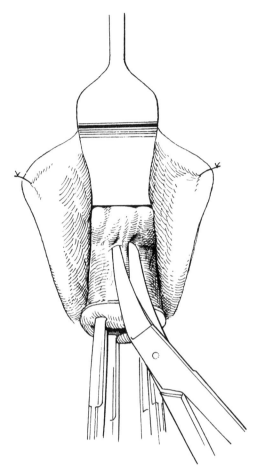

图 21-16　阴道切口

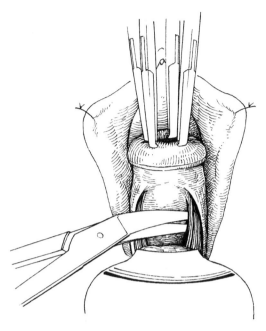

图 21-17　从阴道后壁分离推开直肠

Schuchardt 切口

编者的经验认为，不必要在腹腔镜下作这个切口，否则术后会产生明显的不适感及留下瘢痕。该切口实质上是扩大的左侧会阴侧切切口，由此拓宽了阴道入口，给手术操作带来了更大的便利。

抬高膀胱

阴道切缘已经拉拢，将阴道壁上方的组织轻轻切开，以防损伤膀胱。编者在宫颈前方轻柔地向下而不是向上分离，以明确膀胱下界。一旦确定膀胱下界，可以用剪刀背部轻轻地向上抬膀胱，切断宫颈膀胱韧带，但需要确定没有打开前腹膜。此时在中线两侧可以明

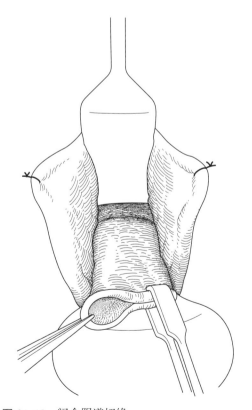

图 21-18　闭合阴道切缘

确看到宽阔的柱状组织内侧，内含输尿管隧道底部。

打开右侧膀胱侧窝

助手拿 Chrobak 组织钳，将宫颈拉至一侧，用直钳夹住阴道壁切缘近端一角。此时，自阴道壁切缘将 Monaghan 剪刀垂直插入，向上并向侧方，在伸入时维持剪刀轻轻张开，小心不要在此空间内闭合剪刀，这样可以轻巧到位地打开膀胱侧窝（图 21-19）。进一步在此空间内置入窄的弯 Wertheim 拉钩（图 21-20）。Wertheim 拉钩的弯度紧密贴合耻骨支，完全暴露该间隙。如此打开的间隙的内侧有一个柱状组织，其外侧缘为 Wertheim 拉钩与膀胱侧窝，其内侧为已经打开拉上去的膀胱中间部分。将 Wertheim 拉钩固定在位，示指放在宫颈上方膀胱之下，在输尿管隧道中可触及输尿管，由于输尿管较硬放置 Wertheim 拉钩时输尿管旋转，会有"咔嗒"的感觉。这可以让术者对输尿管的位置及其所在的输尿管柱向上有多长心中有数。现在可以打开输尿管柱暴露输尿管。

游离输尿管

一位助手持 Chrobak 组织钳并保持张力，另一位助手握住置于膀胱侧窝处的 Wertheim 拉钩，术者轻柔地钝性分离输尿管柱的下段。轻柔地分离输尿管隧道底部，期间不时地注意观察输尿管柱状结构内输尿管膝的位置，识别输尿管后将其轻轻上抬。随着输尿管的抬高（图 21-21），在其内下方可见到位于子宫前外侧疏松组织中走行的子宫动脉下行支。钳夹子宫动脉下行支，并切断。编者倾向于将一个小的 Navratil 直角钳放在子宫动脉下方，并

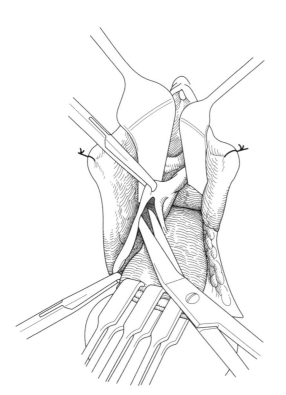

图 21-19　打开右侧膀胱侧窝

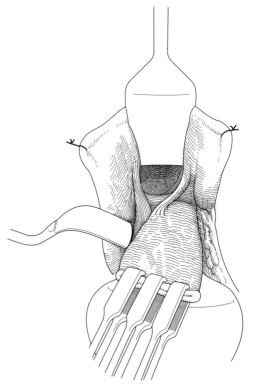

图 21-20　贯通膀胱侧窝与直肠侧窝。暴露水平方向的筋膜

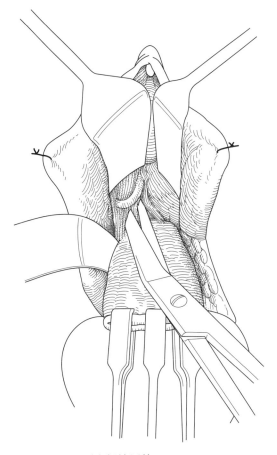

图 21-21 显露右侧输尿管

将子宫动脉抬起（图 21-22），在腹腔镜下分离子宫动脉以后，将其轻轻下推，可以见到一个夹在子宫动脉内侧的小夹子，此处已是很靠近髂内动脉了。标准的 Schauta 手术并不包括联合腹腔镜下切断子宫动脉，子宫动脉可以在较高的水平用直角钳钳夹后轻柔地下拉并切断。辨认子宫动脉的步骤需小心谨慎，对其轻柔地钳夹下拉，并将输尿管向上、向旁侧推开。

切断宫骶韧带及识别主韧带

输尿管已经被抬高并推开，子宫动脉已经切断，术者可以将一个手指置入打开的 Douglas 腔隙，可以用手指钩住宫骶韧

带。然后切断、结扎，在有些情况下，仅切断即可（图 21-23）。下一步要识别主韧带的宽叶。主韧带与宫颈组织垂直，将示指环绕其后，抬高输尿管，识别主韧带的长度。用全子宫切除组织钳在一个选定的部位钳夹以保证切除足够的宫旁组织。切断韧带，缝扎其外侧端并松开钳子。此时，子宫仅在子宫膀胱反折处与腹腔相连，除非进行单纯的 Schauta 术式，圆韧带和子宫角都已经在腹腔镜下处理好了。将示指绕过子宫体侧方，辨认出子宫膀胱反折，切开，并将整个子宫向下拉，切开残留的腹膜。此时，如果需要关闭腹膜的话仅有盆腔腹膜需要处理，最后缝合阴道顶。

关闭阴道顶

编者的做法是仅仅关闭阴道顶，保证阴道没有缩短太多。阴道内填塞一块纱布，膀胱内插入导尿管，手术完成。有些学者先关闭腹膜，但这不是必要的（图 21-24）。

最后腹腔镜检查一下腹腔内情况，并予止血。通常没有什么问题，检查输尿管蠕动情况，清除小的血块。

术后护理

编者的经验是，与先前的手术相比，现代各种 Schauta 改良式对膀胱的损伤明显减少。事实上，所有患者保留导尿只需 3 天，拔掉导管后就可以恢复正常功能。

广泛宫颈切除术

在过去的 20 年里，对于肿瘤较小的年轻妇女，医生们尝试探索保留生育功能的手术。

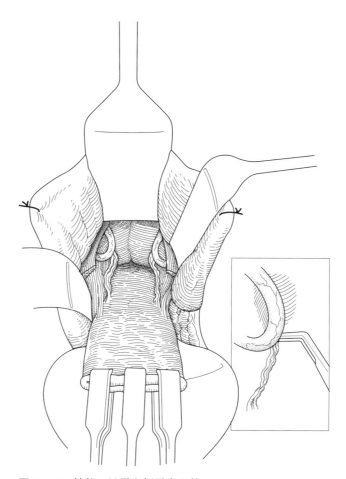

图 21-22 结扎、显露左侧子宫血管

1987 年，Dargent 完成了第一例腹腔镜辅助阴式广泛宫颈切除术，广泛地切除了宫颈及阴道旁组织[9]。Ungár 主张经腹广泛宫颈切除手术，成功地在妊娠妇女实施，并获得一例活产[10]。也有报道完全腹腔镜下或机器人辅助下保留子宫动脉的手术。

经阴道操作

阴式广泛宫颈切除术从腹腔镜下盆腔淋巴结切除开始。任何可疑的转移病灶都需要送冰冻切片检查或等到组织学确诊后再决定是否做保留生育功能的手术。如果盆腔淋巴结未受累，可以开始阴式手术。阴式广泛性全子宫切除术从切开阴道壁形成阴道袖套开始，用 Chrobak 钳钳夹袖套边缘保护宫颈及相关肿瘤组织不污染其他组织，打开直肠侧窝与膀胱侧窝。在膀胱阴道间隙置入 Wertheim 拉钩，暴露输尿管柱，分离输尿管膝，并暴露子宫动脉的弓形结构。钳夹子宫动脉的宫颈支，然后将输尿管轻柔地推向远端。钳夹宫骶韧带及主韧带，切断并结扎，将子宫拉入阴道，接近子宫体。在宫颈峡部下方切断取出标本，送冰冻切片检查，确保切缘没有肿瘤浸润。在峡部行宫颈环扎术。编者目前用 Mersilene 带，在子宫后方打结。小的探针或扩棒放入宫腔下段开口，使缝扎不会过紧。将宫颈剩余部分用可吸

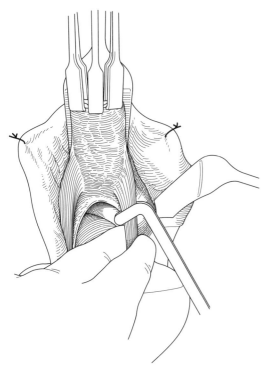

图 21-23 切断宫骶韧带

收线与阴道壁间断缝合。膀胱内留置导尿管，最后再次腹腔镜下检查盆腔。

经腹手术

经腹广泛宫颈切除术仅是经腹广泛全子宫切除术的改良。将最初钳夹两侧宫体的组织钳替换为夹子，仅钳夹圆韧带，卵巢血管始终加以保留。盆腔淋巴结清扫如前所述。在盆腔侧壁处子宫血管起始部位分离并切断，打开输尿管隧道，进入直肠阴道间隙，钳夹宫骶韧带，切断主韧带及阴道旁组织，进入阴道，将子宫与其远端连接的组织分离。左手抓住子宫（包括宫颈）、阴道上部、阴道旁以及子宫血管与淋巴管，用手术刀在宫颈峡部下方切下宫颈，取出标本，并送冰冻检查，确保切缘没有肿瘤浸润。此处，宫旁血管仅由卵巢血管供血，其搏动仍可引起出血，由此再次证实了在操作中保留子宫血管是不必要的。

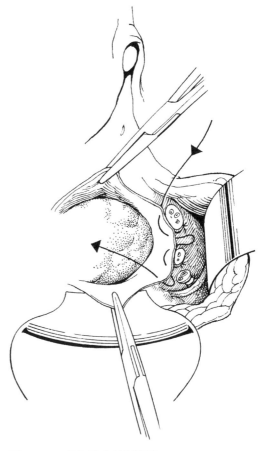

图 21-24 荷包缝合关闭腹膜

夹闭宫旁血管，在宫颈峡部环扎宫颈。缝合阴道壁，将残端宫颈与阴道壁缝在一起，封闭阴道切口，并确切止血。此步骤最好是通过在宫颈和阴道处缝上一排缝线，但不打紧，最后再一起拉紧，将子宫向下拉至阴道，最后将缝线打结。撤走圆韧带上的夹子，最后吸净盆腔积液，术者可以考虑使用防粘连材料。

参 考 文 献

[1] Cancer Research UK. Cervical cancer incidence statistics. Available at http: //www.cancerresearchuk.

org/health-professional/cancer-statistics/statisticsby-cancer-type/cervical-cancer/incidence (accessed 5 October 2017).

［2］American Cancer Society. About Cervical Cancer. Atlanta, GA: ACS; 2016.

［3］Freund WA. Method of complete removal of the uterus. Am J Obstet Gynecol 1879; 7: 200.

［4］Reis E. Modern treatment of carcinoma of the uterus. Chicago Med Res 1895; 9: 284-289.

［5］Clark JG. A more radical method of performing hysterectomy for cancer of the uterus. Bull Johns Hopkins Hosp 1895; 6: 120-124.

［6］Wertheim E. Zur Frag der Radikaloperation beim Uteruskrebs. Arch Gynak 1900; 61: 627.

［7］Piver MS, Rutledge F, Smith JP. Five classes of extended hysterectomy for women with cervical cancer. Obstet Gynecol 1974; 44: 265-272.

［8］Querleu D, Morrow B. Classification of radical hysterectomy. Lancet Oncol 2008; 9: 297-230.

［9］Dargent D, Mathevet P. Schauta's vaginal hysterectomy combined with laparoscopic lymphadenectomy. Baillieres Clin Obstet Gynaecol 1995; 9: 691-705.

［10］Ungár L, Pálfalvi L, Hogg L, et al. Abdominal radical trachelectomy: a fertility-preserving option for women with early cervical cancer. Br J Obstet Gynaecol 2005; 112: 366-369.

延 伸 阅 读

Bonney V. The treatment of carcinoma of the cervix by Wertheim's operation. Am J Obstet Gynecol 1935; 30: 815-830.

Marchiole P, Benchaib M, Buenerd A, et al. Oncological safety of laparoscopic-assisted vaginal radical trachelectomy (LARVT or Dargent's operation): a comparative study with laparoscopic-assisted vaginal radical hysterectomy (LARVH). Gynecol Oncol 2007; 106: 132-141.

Monaghan JM, Ireland D, Mor-Yosef S, et al. Role of centralization of surgery in stage IB carcinoma of the cervix: a review of 498 cases. Gynecol Oncol 1990; 37: 206-209.

Spirtos NM, Eisenkop SM, Schlaerth JB, Ballon SC. Laparoscopic radical hysterectomy (type Ⅲ) with aortic and pelvic lymphadenectomy in patients with stage I cervical cancer: surgical morbidity and intermediate follow-up. Am J Obstet Gynecol 2002; 187: 340-348.

（郑韵熹　易晓芳　译）

第**22**章　子宫体癌

子宫体癌的手术治疗主要基于包括宫颈在内的全子宫切除，以及双侧输卵管、卵巢的切除。一些医生仍然会留腹腔冲洗液，通常从道格拉斯窝吸取，虽然这已不是国际妇产科联盟（FIGO）分期的一部分。盆腔、腹腔中任何可疑的结节或病灶都应做活检，如有必要，大网膜也可以切除或活检。任何可疑或增大的淋巴结都应切除。在未发现可疑淋巴结的情况下，是否进行系统性的盆腔或腹主动脉旁淋巴结清扫在各大洲、各医疗中心存在差异，下文将会提及。

大部分子宫体癌是内膜样腺癌。这类肿瘤组织可浸润肌层及邻近组织，并倾向于通过淋巴道转移。其他较少见的子宫体癌类型包括子宫浆液性乳头状癌与透明细胞癌、肉瘤及癌肉瘤，它们的生物学行为不同于内膜样腺癌，恶性程度更高，子宫浆液性乳头状癌的生物学行为与卵巢癌类似，可通过腹腔播散，而癌肉瘤则倾向于血行转移。事先知道组织学类型，并理解肿瘤的生物学行为对于决定手术方式非常重要。

此外还应重视一点：子宫体癌经常与一些合并症有关。子宫内膜样腺癌往往伴随"肥胖-糖尿病-高血压"三联征，在决定手术方式的时候，需要同时考虑这一问题。

手 术 方 式

手术方式有多种选择，可以行开腹手术，横切口或纵切口均可，单纯腹腔镜或者经阴道辅助腹腔镜下也可完成，若患者处于严重虚弱或疾病状态，则可采取椎管内麻醉下或硬膜外麻醉下的单纯阴式手术。这些手术方式详见第11章。

腹腔镜手术避免了大的腹部切口，特别是对于肥胖的患者，其优势不言自明。LAP2试验显示，腹腔镜术后的中、重度不良事件比开腹手术少，但术中并发症发生率相似[1]。接受腹腔镜手术的患者住院2天以上的比例显著低于接受开腹手术者。该临床试验两组患者的估计5年总体生存率几乎相同，为89.8%[2]。

保留卵巢的影响

越来越多的证据表明，对年轻的早期子宫内膜癌患者进行卵巢保留是安全的，研究显示这对生存率没有影响。类似的，一项人群研究表明，在年龄小于 50 岁的 Ⅰ 期 2 级子宫内膜癌患者中，卵巢保留组和卵巢切除组的疾病相关生存率和总生存率相似[3]。然而，在 1 级肿瘤中，尽管疾病相关生存率在卵巢保留和卵巢切除病例中相似，但卵巢保留病例的总体生存率显著较高。具体来说，卵巢保留与死于心血管疾病的累积风险降低独立相关。因此，对于绝经前的 1 级，可能也包括 2 级肿瘤，如果肌层浸润小于 50% 且无明显卵巢或其他宫外病变，应考虑保留卵巢。术者在保留卵巢时应摘除输卵管。

腹 腔 冲 洗

在 2009 年 FIGO 修订的子宫内膜癌分期中，腹腔细胞学阳性不再影响 FIGO 分期，但术者仍可选择腹腔冲洗这一操作并将其结果另行记录[4]。

腹腔冲洗必须先于任何对子宫的操作，避免医源性地使肿瘤细胞溢入腹腔。编者在手术操作伊始，在子宫两侧各夹持一把直钳，这样可以避免肿瘤细胞经输卵管溢出。在腹腔镜手术中，有些医生建议用大的 Ligaclips 或者电凝来阻断或熔断输卵管，以获得相同的效果。

有时，在道格拉斯窝中已经有 20 ～ 30 ml 的腹腔液，吸取这些腹腔液已经足够用做细胞学检测。或者，用 30 ～ 50 ml 生理盐水冲洗盆腔结构，待其积在道格拉斯窝，吸取并交给洗手护士。进一步冲洗结肠旁沟或上腹部能否额外获益尚存争议。

淋巴结转移风险及淋巴结评估

淋巴结受累的发生率为 3% ～ 28%，与肿瘤分级差，肌层浸润深，存在高危病理类型，以及肿瘤已经穿透子宫体，累及宫颈、阴道、输卵管、卵巢或其他盆腔脏器等因素正相关。术前从子宫内膜活检可获知肿瘤分级与组织学类型，这在一定程度上可帮助判断淋巴结转移的风险。术前磁共振成像（MRI），或者稍逊一些，经阴道超声检查，可以提供肌层浸润程度的一些信息，MRI 的优势在于可以提供邻近组织及淋巴结是否受累的信息。有些医生依赖于子宫切除后当场剖视子宫，以肉眼估计肌层浸润的程度。

淋巴结清扫和前哨淋巴结活检的作用

尽管大家一致同意应寻找并切除增大或可疑的盆腔及腹主动脉旁淋巴结，然而对于应该有选择地还是对所有患者都进行系统性盆腔淋巴结清扫和（或）腹主动脉旁淋巴结清扫一直存在很大争议。两项随机试验未发现盆腔淋巴结清扫对改善生存率有益处[5, 6]。

目前，对淋巴结的处理存在各种不同做法，有人对任何病例都不进行淋巴清扫，有人对所有病例或仅对高危病例进行前哨淋巴结取样、盆腔淋巴结清扫伴或不伴腹主动脉旁淋巴结清扫。编者无意评价上述每种手术方式，但建议培训中的医生熟悉各种操作以及相关的文献和数据，这些操作在本书其他章节有所描述。

　　FIRES 试验这一多中心、前瞻性的队列研究已经表明，使用吲哚菁绿进行前哨淋巴结取样对子宫内膜癌转移的检测率可以达到与乳腺癌、黑色素瘤和外阴癌相似的敏感性，而在这些肿瘤里前哨淋巴结取样已成为分期和手术治疗的一个标准步骤[7]。

晚期肿瘤的根治性手术

　　大多数子宫内膜癌早期就能发现，因为患者多因绝经后异常出血而及时就医。但是，这些警示性的症状偶尔在病程的后期才会出现甚至从不出现，患者就诊时已存在病变转移的征象，这类情况常见于恶性程度更高的组织学类型。

　　全面的病史询问及体格检查有助于手术医生提高警觉。因腹水出现腹胀，体检扪及大网膜病灶，窥见累及阴道下段、上段或宫颈的病灶，触诊发现子宫增大、变硬、固定或不规则，或者盆腔中扪及异常包块，这些发现可提醒医生该病例可能为晚期，避免术中措手不及。若有上述表现，有必要在术前做进一步的检查，包括正电子发射断层扫描-计算机断层扫描（PET-CT）。有时，困难病例的唯一预兆就是 CA125 或 CEA 升高。

　　一些回顾性研究的结果支持对晚期子宫体癌进行根治性手术，因为完全而彻底的瘤体减灭术可以改善预后。初步的数据表明，新辅助化疗可以提高完全瘤体减灭术的实施率，且降低手术相关病率。由于此疾病甚至比晚期卵巢癌更有浸润性和侵袭性，即使对于最激进的

术者，这样的手术也是一种挑战。子宫肉瘤和癌肉瘤的侵袭性特别强，血供特别丰富。为了避免出血引起的不良后果，在手术开始阶段就应该提醒麻醉师及其他手术相关人员，使其格外警觉。熟练而有效的手术技巧，配合应用本书其他部分提到的止血技术及止血材料，方可确保在不过多失血的情况下达到满意的手术效果。

参 考 文 献

［1］Walker JL, Piedmonte MR, Spirtos NM, et al. Laparoscopy compared with laparotomy for comprehensive surgical staging of uterine cancer: Gynecologic Oncology Group Study LAP2. J Clin Oncol 2009; 27: 5331-5336.

［2］Walker JL, Piedmonte MR, Spirtos NM, et al. Recurrence and survival after random assignment to laparoscopy versus laparotomy for comprehensive surgical staging of uterine cancer: Gynecologic Oncology Group LAP2 Study. J Clin Oncol 2012; 30(7): 695-700.

［3］Matsuo, K, Machida H, Shoupe D, et al. Ovarian conservation and overall survival in young women with earlystage low-grade endometrial cancer. Obstet Gynecol 2016; 128(4): 761-770.

［4］International Federation of Gynecology and Obstetrics Committee on Gynecologic Oncology. Revised FIGO staging for carcinoma of the vulva, cervix, and endometrium. Int J Gynecol Obstet 2009; 105: 103-104.

［5］ASTEC study group, Kitchener H, Swart AM, Qian Q, et al. Efficacy of systematic pelvic lymphadenectomy in endometrial cancer (MRC ASTEC trial): a randomised study. Lancet 2009; 373: 125-136.

［6］Benedetti Panici P, Basile S, et al. Systematic pelvic lymphadenectomy vs no lymphadenectomy in earlystage endometrial carcinoma: randomized clinical trial. J Natl Cancer Inst 2008; 100: 1707−1716.

［7］Rossi EC, Kowalski LD, Scalici J, et al. A comparison of sentinel node biopsy to lymphadenectomy for endometrial cancer staging: results of the prospective cohort FIRES trial. Lancet Oncol 2017; 18(3): 384−392.

延 伸 阅 读

协会综述和声明

Colombo N, Creutzberg C, Amant F, et al. ESMO-ESGOESTRO Consensus Conference on Endometrial Cancer: diagnosis, treatment and follow-up. Ann Oncol 2016; 27: 16−41.

SGO Clinical Practice Endometrial Cancer Working Group, Burke WM, Orr J, Leitao M, et al. Endometrial cancer: a review and current management strategies: part I. Gynecol Oncol 2014; 134: 385−392.

SGO Clinical Practice Endometrial Cancer Working Group, WM Burke, J Orr, M Leitao, et al. Endometrial cancer: a review and current management strategies: part II. Gynecol Oncol 2014; 134: 393−340.

卵巢保留

Wright JD. Take 'em or leave' em: management of the ovaries in young women with endometrial cancer. Gynecol Oncol 2013; 131: 287−288.

晚期病变的治疗

Barlin JN, Puri I, Bristow RE. Cytoreductive surgery for advanced or recurrent endometrial cancer: a metaanalysis. Gynecol Oncol 2010; 118: 14−18.

Landrum L, Moore KN, Myers TK, et al. Stage IVB endometrial cancer: does applying an ovarian cancer treatment paradigm result in similar outcomes? A case-control analysis. Gynecol Oncol 2009; 112: 337−341.

Rabinovich A. Neo-adjuvant chemotherapy for advanced stage endometrial carcinoma: a glimmer of hope in select patients. Arch Gynecol Obstet 2016; 293: 47−53.

（唐浩莎　译）

第23章 卵巢癌

概　述

对卵巢癌患者进行的术式包括从早期阶段（临床Ⅰ～Ⅱ期）的全面分期手术和晚期累及多脏器系统的肿瘤细胞减灭术。无论基于疾病的何种阶段所选择的所谓最理想的治疗方法，在其应用中，有两个原则仍然是至关重要的，需牢记在心。首先，也是最重要的原则，根据患者的年龄、病情和相关的合并症进行个性化的手术。例如，临床Ⅰ期、无相关合并症的已绝经的患者，与患有多种合并症的相同期别和年龄患者或希望保留生育能力的未绝经的患者相比，可能会经历截然不同的治疗过程。同样，对于晚期患者而言，年龄、合并症以及患者的需求和欲望，都是选择最适合任何个体的手术方法的决定因素。如果对同时合并糖尿病、高血压和心脏病的80岁肥胖女性，或无合并症的50岁瘦小女性或者希望保留生育能力的35岁女性，采用相同的手术操作，势必会导致外科医生和患者及其家人的失望。第二个原则，大多数外科手术操作应采用有系统而有序的方法。该方法应基于疾病的自然史和手术相关器官系统的基本解剖，尤其是这些与TNM或国际妇产科联合会分期系统有关。

临床Ⅰ～Ⅱ期患者达到全面手术分期的系统治疗方法

临床Ⅰ～Ⅱ期患者的分期可以通过剖腹手术或微创手术来完成，无论这些技术是否由机器人辅助，在这一点上，根据个人习惯选择。需牢记每一位接受微创手术的患者都是潜在的开腹手术的候选人。手术医生和患者应该清楚地了解这个事实，以及需要什么样的切口才能达到彻底的分期。无论采用何种技术或切口，对患者生存影响最大的将是疾病的最后阶段，因此手术医生有责任对所有影响分期的区域进行活检（去除），并由病理学家进行评估。这一点的重要性毋庸置疑，因为这将同时影响分期（升级分期）和没发现需要辅助化疗的情况（降级分期），这将导致患者的生命受到不利影响。这并不是说对患者进行完全分期并证实为Ⅰ期就能保证疾病不会复发，而是说，由于不了解哪些区域有转移的风险，或者由于选择的切口或手术技术而无法执行必要的手术操作，从而错失了识别需要额外治疗的机会，是不合理的。

根据多次腹膜活检的结果，33%的临床

Ⅰ期患者升级到Ⅱ期或Ⅲ期，包括膈下腹膜（10%）、腹膜后淋巴结评估（10%）和网膜活检/网膜切除术（10%）。这一认知必须纳入对手术方法的选择和操作程序中。无论选择微创入路还是传统剖腹手术，都必须能够提供膈肌组织或样本或细胞。如果由于选择的方法而无法评估这一领域，则必须尽可能改变方法。腹膜后淋巴结取样也是如此。在这种情况下，要充分了解到，仅对盆腔淋巴结的评估是不够的，因为发现 2/3 腹膜后转移患者的主动脉旁淋巴结有病灶。网膜的组织学评估也是必要的，因为另有 10% 的患者将在网膜组织中发现病灶。在所有这三种情况下，不太清楚的是，需要多大范围的外科手术才能充分评估疾病的阶段。大部分学者可能同意从骨盆、结肠肠道和横膈膜进行腹膜活检是必要的，但对于充分评估疾病是否存在所需的活检数量尚无一致的看法。同样，关于必须切除多少淋巴结或多大范围的网膜才能确定有无淋巴结或网膜转移，也没有一致意见。

在选择手术入路和（或）切口时，必须考虑到上述所提到的问题，以及外科医生对小肠和大肠进行快速评估的能力，以及在较小程度上切除原发性疾病同时保持卵巢肿瘤包膜完整不破。尽管包膜破裂影响分期，但文献中关于卵巢癌术中破裂是否影响生存期尚不清楚，也没有任何证据表明通过剖腹手术切除原发疾病导致的破裂和溢出比使用微创技术时更少。

考虑到上述问题，在对腹部进行彻底探查后，包括检查膈肌、肝脏、脾脏、小肠和大肠以及腹膜表面，并假设没有发现卵巢外病灶，应切除病变的卵巢伴或不伴其他生殖器官，以帮助确定原发病变的部位，并最大限度地确定患者患有恶性疾病。完成这部分手术操作后，我们需要继续完成盆腔淋巴结清扫，盆腔腹膜

活检和结肠旁沟活检，然后进行上腹部评估。上述操作可以选择剪刀和夹子或任何一种能源进行，这个决定权应该留给每个手术医生。

按此顺序进行，在上腹部未发现任何肉眼可见的病灶时，如果诊断为Ⅲ期疾病，则手术可以终止。如果没有发现卵巢外病灶，则应行主动脉淋巴结清扫，应切开腹膜，沿着腹后壁腹膜的侧反折沿降结肠肠系膜（Toldt 白线）进行，直至脾曲。在此过程中，降结肠的肠系膜可以抬高到肾脏前面，从而使淋巴结暴露到肾血管水平。在右侧也可以采用类似的策略来移动肝曲，并通过切割十二指肠的外侧腹膜附着来移动十二指肠，以便将十二指肠抬起以便检查腹膜后结构，包括大血管，大血管表面结构以及相应的淋巴结（Kocher 手法）。主动脉右侧淋巴结可以取样或完全切除。

移动脾曲和肝曲，有助于主动脉淋巴结清扫和全网膜切除术。如果仅仅行横结肠下网膜切除术，则不需要上述操作。通过任何切口，包括微创技术，使用单极或双极电流来凝固大网膜血管，均可较容易地切除横结肠下网膜。大多数人同意，除非有明显的病灶累及网膜，否则横结肠下网膜切除术就足够了。无论采用何种手术入路，在进行全网膜切除术时，其近端血供，起自脾脏的胃短血管，左右胃网膜动脉必须妥善闭合。大网膜与脾下极、脾门之间常有粘连，切断时需特别注意，否则会因撕破脾包膜而增加大出血的危险。在这种情况下，手术医生进行的所有脾切除手术中，有近 20% 都是因为这个原因。

一旦确定淋巴结或网膜中不存在卵巢外病灶，就可继续评估小肠和大肠以及左右膈肌，并在需要时进行活检。

对于早期癌症初次手术的患者，进行全面分期所必需的步骤少有争议。如果在手术后才

做出诊断，对于这些患者是否应仅为分期而进行再手术，或是否术中发现和病理（包括细胞类型和分级）足以指导治疗，意见并不一致。然而这些争论的激烈程度相比于初始肿瘤细胞减灭术加化疗或是间歇性肿瘤细胞减灭术联合新辅助化疗之争，就逊色多了。无论在这一问题上的立场如何，有两个无可争议的事实：① 所有可见的病灶都能被切除的晚期疾病患者的总体生存期明显更长；② 为了达到这一目的，与新辅助化疗后进行间歇性肿瘤细胞减灭术的患者相比，直接手术者手术相关病率显著增加。这些事实促使那些主张手术的人重新评估上述状况，并更多关注患者的年龄、合并症和整体健康状况。另一方面，新辅助化疗的支持者也被迫认识到，虽然满意的瘤体减灭术的术后病率增加，但有更长的整体生存期。因此，必须找到一些方法来确定哪些患者可能没有明显的残余病灶，同时将手术相关病率降至最低。一种可能的"中庸之道"就是对那些适合手术的晚期患者进行腹腔镜手术。如果没有发现任何疾病可以阻止满意的肿瘤细胞减灭术，那么就应该开始努力清除所有可见的病灶，如下一节所述。如果确定不可能切除所有可见的病灶，则在获得组织以确定级别和细胞类型后，应尽快终止手术并开始化疗。尝试一以贯之地对所有患者采用任何一种治疗方法都是不被文献支持的，而且注定会失败，因为有些患者要么治疗过度，要么治疗不足。

晚期卵巢上皮性癌达到理想细胞减灭术的系统治疗方法

研究表明，彻底清除晚期卵巢上皮性癌

患者的肉眼可见病灶可以延长患者的寿命，与残留病灶直径 ≥ 1 cm 者相比，残留病灶直径不超过 1 cm 者的中位生存期更高。当残留病灶 > 1 cm 时，要想判断进一步的细胞减灭术究竟能给患者带来多少利处是相当困难的，术者有责任在术中尽早判断病灶是否无法切除，如认为无法切除应即终止手术，以避免手术给患者带来的不必要的并发症，甚至死亡。有时明知残留病灶大于 1 cm，仍选择手术治疗，其目的只是为了缓解某种特定症状。只有在这种情况下才能继续进行这种侵袭性的手术。

手术

切口

要求做沿剑突至耻骨联合的正中纵切口，尽管有报道采用微创手术实施类似的操作。

上腹部

由于所有盆腔内肿瘤都是可切除的，因此探查上腹部与胸腔以明确有无不可切除病灶就显得尤为重要。一旦进腹，应立即探查病变范围。探查一结束，就应该完整切除结肠上、下方大网膜，该过程中需要沿胃大弯切断胃短血管，这点可以采用传统方法钳夹、结扎。或者用 LDS 吻合设备（一次性使用的强力钛夹吻合器），或用 Endo GIA 血管处理设备的吻合器，或各种双极电凝器械。切除大网膜的好处是不仅可以减少体液丢失，而且更重要的是，便于探查小网膜囊和胰腺。如果确诊为原发性胰腺癌，则没有指征继续做细胞减灭术，应终止手术。

为了便于完整切除大网膜，同时由于有 15% ~ 20% 的患者需要行脾切除才能达到满意的细胞减灭术，所以术中需要游离左半结肠和脾曲。为达到这一目的，最好的办法是打开自骨盆界线至脾曲的左侧壁层腹膜，该过程中会横断膈结肠韧带。在这个平面上用水分离法能帮助提升顶端腹膜和左肾前方的降结肠。胰尾与脾脏可以被轻松地提起暴露于手术区域，便于必要时完整切除大网膜、脾脏及胰尾。将乙状结肠脾曲、结肠系膜以及降结肠向中线方向推动，很容易就能够识别卵巢静脉汇入肾静脉的交汇点，并可以充分评估该区域的淋巴结。为了评估腹腔丛淋巴结的情况，必须切断脾韧带、胃脾韧带，并将脾脏和胰腺推过中线，从而充分暴露术野。采用这种方式分离组织，则不仅可以轻松切除大网膜、甚至脾脏，还可以全面评估这两处是否有不可切除的病灶（肾旁与腹腔淋巴结），如果明确存在无法切除的病灶，那么就没有必要进一步行细胞减灭术了。

假设这部分手术操作已完成，且认定病灶可以完全切除，则应评估并切除横膈处的病灶。横膈上的病灶几乎都能完全切除。在操作中，我们常常用 Ligasure 和（或）氩气刀切断肝镰状韧带，以及左、右三角韧带。同样，冠状韧带的上下两叶也用氩气刀切开。随着分离操作转向后方，应当特别注意避免下腔静脉的损伤，因其走行贯穿膈肌。此时可以提起肝脏推向中线以充分暴露手术野，并根据需要切除横膈上的所有病灶甚至行横膈膜切除术。推肝脏时要特别注意手法轻柔，因为肝裸区易撕裂，导致大出血。用肾上腺素与生理盐水按 1 : 100 000 稀释后浸泡一块手术纱布来推动肝脏可以减少这种问题的发生。术者必须准备好应对这种由于分离引起的出血。编者术中止血应用最多的技巧是涂抹止血药物并直接加压止血。止血药物有 Arista、Gelfoam 以及浸有凝血酶的 Surgicel，或 Tisseal 等，可直接用于肝脏表面。极端情况下需行肝脏缝合，以压迫肝脏深处的大血管。还可以采用射频消融，例如 Habib 4X 装置止血，根据出血部位不同选择插入出血部位的深度，开启射频能量，直至达到止血效果。

胸腔的评估

关于如何处理横膈以上胸腔内的病灶上存在更大争议。近期有报道显示，将近 35% ～ 40% 表面上是Ⅲ C 期的卵巢癌患者存在亚临床Ⅳ期病灶，尽管还有少数病例在胸腔内发现欠满意的病灶（直径 > 1 cm）。如果识别此类病灶影响手术医生决定是否继续行细胞减灭术，或者决定是否放置一个腹腔化疗泵，那么打开横膈将 5 mm 胸腔镜置入右侧胸腔就是有价值的，这时请麻醉师暂停通气，就可以充分观察壁层与脏层胸膜了。小的病灶可直接用氩气刀切除。如果病灶累及肺实质，且容易切除者，可用 TA-60 吻合装置切除位于肺边缘的病灶。在切除和缝合肺部病灶后可以放上 Tisseal 止血。胸腔导管可以很容易地经横膈置入，但是究竟是否有必要这么做尚未获得一致意见。如果没有放置胸腔导管，则应选用单股丝线（0 号 Monocryl 或 Prolene 线）行荷包缝合以关闭膈肌的缺损，并给胸腔置入大管径的"red Robinson"导管。在麻醉师行正压通气时，抽出负压导管，切口行荷包缝合。

腹主动脉旁淋巴结清扫术

为了彻底切除所有上腹部的病灶，应行腹主动脉左右两旁淋巴结清扫术。术中用 Endo GIA 切割闭合器离断左侧卵巢血管，同时清扫分布于腹主动脉前面和外侧的淋巴结，直至腹主动脉分叉处。清扫应沿中线进行，清扫腹主动脉与下腔静脉之间的淋巴结。如果这些血管后方存在肉眼可见的病变淋巴结，必须先离断腰动静脉，才能安全地切除该区域淋巴结。

盆腔

一旦腹主动脉旁淋巴结清扫完成，术者注

意力就可以回到切除生殖器官以及其他受累的盆腔脏器上来。通常 30% ～ 40% 的患者需要将小肠或乙状结肠直肠连同生殖器官整块切除。很少数情况下彻底的肿瘤细胞减灭术需要切除部分膀胱或输尿管，并行输尿管膀胱吻合术。有关小肠切除术将在第 27 章介绍，在此仅介绍乙状结肠直肠连同生殖器官的整块切除术。

采用 Endo GIA 切割闭合器在转移病灶上方横断乙状结肠直肠。肠系膜可用 Endo GIA 切割闭合器或者 Ligasure 切断，并向下分离至骶骨。此时可直接钝性分离或水分离直肠后间隙。这两种方法都快捷、安全，且出血少。应注意确保将输尿管安全游离向外侧与后方，类似于行广泛性全子宫切除术中的操作。处理膀胱宫颈韧带（输尿管隧道）可采用钳夹、切断、结扎法，以利于游离膀胱与输尿管。此时可以很容易地结扎子宫动脉，在子宫动脉跨输尿管处钳夹切断。一旦充分游离输尿管、切断子宫动脉，可以用 Endo GIA 切割闭合器或其他能量器械分离阴道旁与直肠旁组织，包括 Ligasure、Gyrus PK 装置或超声刀。向下分离切除直达子宫直肠陷凹的腹膜反折。采用凝切方式或钳夹缝合方式环形切开阴道。用 TA-60 吻合器横断直肠，并用 EEA 吻合器行一期吻合术。有关 J 形吻合术、一期端-端吻合术、端-侧吻合术等术式的选择因人而异。同样，胃肠道近端分流是采用回肠造口术还是结肠造口术也是因人而异的。

最后需要解决的一个手术问题是腹腔内导管的放置和使用。导管用于给予患者以铂类和紫杉烷为基础的静脉和腹腔用药的化疗。在过去的 20 年里，由 GOG（Gynecologic Oncology Group）发起的多项临床试验都证明，对于接受静脉和腹腔联合化疗的患者，生存优势显著[1]。这些结果非常有说服力，美国国家癌症研究所发表了一份罕见的临床声明，宣布腹腔化疗应成为 III / IV 期卵巢癌患者治疗标准的一部分。在这种情况下接受治疗的患者中，中位生存期超过 7 年，明显长于单纯静脉化疗的患者。尽管如此，在有必要接受这种治疗的患者中只有不到 35% 真正接受了这种治疗。这种严重偏离已确立的治疗标准的原因有很多，但所有作者都支持的一个事实是，导管与多种并发症有关，包括最常见的导管阻塞和较轻程度的感染。外科手术放置导管是一个相对简单的操作。胸腔上必须形成皮下袋，要么通过一个单独的切口覆盖胸腔，向下延伸至筋膜水平。要么通过从中间切口开始将皮下组织从筋膜分离出来，并在肋骨水平横向延伸。从这一点开始，导管穿过腹壁，进入腹腔。然后，导管连接到储存器，冲洗并缝合到胸壁筋膜。导管和储液器可以在门诊取出。有些外科医生在第一次手术时不放置腹腔内导管，尤其是在已经进行了肠道手术的情况下，尽管没有证据表明此时放置腹腔内导管与增加的并发症有关。为了减少阻塞的风险，我们建议将导管缝合到腹壁，用腹膜支撑导管，并将导管抬高，以减少与腹部器官，尤其是肠道的接触。使用这种技术放置腹腔内导管的并发症比以往报道的要少。

关腹

手术最后常规关闭手术切口，参见第 4 章的介绍。

参 考 文 献

[1] Armstrong DK, Bundy B, Wenzel L, et al.

Intraperitoneal cisplatin and paclitaxel in ovarian cancer. N Engl J Med 2006; 354: 34–43.

延 伸 阅 读

Eisenkop S, Spirtos N, Friedman RL, et al. Relative influences of tumor volume before surgery and the cytoreductive outcome on survival for patients with advanced ovarian cancer: a prospective study. Gynecol Oncol 2003; 90: 390–396.

Eisenkop S, Spirtos N, Lin WM, et al. Regional blood flow occlusion during extensive pelvic procedures for ovarian cancer: a randomized trial. Int J Gynecol Cancer 2004; 14: 699–705.

Eisenkop S, Spirtos N, Lin WM. 'Optimal' cytoreduction for advanced epithelial ovarian cancer: a commentary. Gynecol Oncol 2006; 103: 329–335.

Fleury A, Kushnir C, Guintoli R, Spirtos NM. Upper abdominal cytoreduction and thorascopy for advanced epithelial ovarian cancer: Unanswered questions and the impact on treatment. BJOG 2012; 119(2): 202–206.

Kushnir CL, Fleury AC, Silver DF, Spirtos NM. Intraperitoneal catheter placement: the 'hammock' technique. Clin Ovarian Other Gynecol Cancer 2012; 5(1): 24–26.

National Institutes of Health. NCI Issues clinical announcement for preferred method of treatment for advanced ovarian cancer. News release. Available at: https://www.nih.gov/news-events/news-releases/nci-issues-clinical-announcement-preferred-method-treatment-advanced-ovarian-cancer (accessed 6 October 2017).

Vergote I, Trope C, Amant F, et al. Neoadjuvant chemotherapy or primary surgery in stage Ⅲc or Ⅳ ovarian cancer. N Engl J Med 2010; 363: 943–953.

（张海燕　译）

第 24 章　廓清术

我们现在所说的盆腔廓清术是 Brunschwig 于 1948 年首次报道的[1]。一直以来，该手术主要用于晚期及复发性宫颈癌的治疗。目前其首要适应证是治疗少数初次放化疗后发生的宫颈 / 阴道孤立性中央型盆腔复发或盆腔放疗后的复发性子宫内膜癌。但是，盆腔廓清术作为复发性宫颈癌的一种治疗方法，目前还未被广泛接受。许多患者经历了化疗、后续放化疗，以及其他试验性治疗，却没有机会尝试可能治愈的手术治疗，就会对治疗失去信心。

早些年，由于廓清术较高的手术死亡率以及相对较低的总体生存率（Brunschwig 报道的 5 年生存率为 20%）使得仅有少数几个中心开展此手术。近期的报道显示，该手术的手术死亡率约为 3% ～ 4%，总体生存及治愈率大约 40% ～ 60%[2]，都是可以接受的水平。该手术适应证已经扩展到许多其他的盆腔肿瘤，包括原发性或继发性的阴道癌、外阴癌以及直肠癌等。但是，对于卵巢上皮性癌、黑色素瘤及肉瘤等，由于肿瘤存在广泛转移的倾向，目前很少选择盆腔廓清术。

由于此手术涉及范围广泛，术后处理复杂，因此，此手术已经成为高级妇科肿瘤医生展现其丰富的根治性手术经验的演示项目。开展盆腔廓清术，要求手术医生不仅要有相当丰富的经验，还需要极大的灵活性，因为没有两个廓清术是相同的。此外，要想彻底清除肿瘤，还要求术中能做出准确判断和创造性操作。手术要做得恰到好处，意味着在减少复发的同时，尽量缩小范围，保留盆腔内及周围的正常组织。在大面积放射治疗之后，要想达到治愈的效果，需要手术彻底清除盆腔脏器（完全廓清术）并做全面的淋巴结清扫术，这些是极其必要的。现在有大量证据表明，即使是那些廓清术时发现已存在盆腔淋巴转移的患者，廓清术仍能取得明显的缓解率。

廓清术患者的选择

廓清术适用于盆腔原发的晚期恶性肿瘤及复发性肿瘤。许多患者因为肿瘤完全固定于骨盆，即使早期也失去了手术机会。除非在一些少见的情况，如外阴癌或阴道癌累及一侧耻骨支，这种情况下可以切除耻骨支，并达到肿瘤周围切缘阴性的要求。

姑息性廓清术

通常，廓清术不应该被当作是一种姑息

性手术。除了在盆腔恶性肿瘤形成瘘道的情况下，姑息性廓清手术可以显著改善患者的生活质量，但并不延长寿命。患者及其家属必须充分认识到手术不是以治愈为目的。对于患者来说，从一个完全无法控制的瘘管及其带来的各种问题到可控制的排泄孔或分流的改变，可以在任何剩余时间内对生活质量产生巨大的改善。

患 者 的 评 估

行廓清术的患者平均年龄虽然在 50～60 岁，但是患者的年龄跨度却是从儿童到八九十岁。高龄并不是阻碍廓清术成功的因素。

通常放射治疗后很难判定所触及的盆腔包块是由于疾病的复发，而不是因为放疗反应，或与感染有关的持久瘢痕形成，或是照射区域肠粘连而引起。

近年来，CT 及 MRI 在肿瘤患者术前评估中已获广泛应用。手术史或放疗史为放射科医生评估 CT 或 MRI 带来的难度与不确定性不再比评估需行廓清术的患者更困难。虽然有些临床医生已经把这些影像学检查看作术前评估的一部分，然而编者认为 CT 扫描除了在排除胸腔及腹腔转移时有用外，在其他方面并不可靠。最近，随着 PET-CT 的应用可以更准确地排除远处转移。实施廓清术前必须先进行组织学诊断。以前采用麻醉下细针穿刺活检或吸取细胞学检查，或者在必要时开腹活检。从解剖学角度看，开腹活检比门诊检查更为准确。在某些机构，依赖 CT 的介入放射学来指导采样已经取代了这些程序，但不幸的是，这损害了妇科肿瘤学家对疾病的实时评估

的能力。这并没有贬低使用放射性评估复发或残留疾病的价值，因为复发与残留病例常发生远处转移，因此总是需要影像学检查的。我们强调由经验丰富的妇科肿瘤学家进行全面的临床评估的重要性，最好是在麻醉状态下进行检查。更有趣的是，许多手术医生在尝试盆腔廓清手术之前，在麻醉下检查的同时，进行诊断性腹腔镜检查，在此过程中确认活组织检查并确定疾病全面范围，包括是否存在淋巴结转移、腹腔内或盆腔侧壁转移。尽管任何外科手术都有一定的并发症发生率和死亡率，但在开腹前腹腔镜检查可能会使 50% 的患者免于不必要的开腹手术。在麻醉状态下进行检查，无论是否进行腹腔镜检查，重要的是临床医生要对锁骨下淋巴结特别是左侧的淋巴结进行评估和活检。患者的精神状态和社会环境是重要的，但这些因素本身不应阻碍手术的实施，然而，这些因素可能对手术的总体结局有显著的、甚至是显著不良的影响。我们当然希望接受廓清术的患者有一个稳定、支持的家庭氛围和精神支持，不仅要完成知情同意的法律程序，而且要理解并且保持必要的随访直到完全康复。

廓清术的禁忌证

绝对禁忌证

如果存在盆腔外淋巴结、腹膜、上腹部脏器、肺或骨转移（除了廓清术直接涵盖耻骨支），做这么大手术的价值似乎就有限了。但是有证据显示，有少数但显著比例的盆腔淋巴结转移患者，廓清术可以提高生存率，改善生存质量。

相对禁忌证

骨盆侧壁累及

如果肿瘤已经侵犯骨盆侧壁，不管是直接蔓延，还是淋巴转移，这种情况下患者治愈的可能性极小，手术医生必须认真评估手术是否可以切实改善患者的生存质量。单侧泌尿道病变，肾无功能或单侧输尿管梗阻，伴单侧下肢水肿以及坐骨神经性腿痛构的三联症为不良征象。该情况下治愈的前景不佳。神经周围的淋巴播散 CT 无法识别，可能是患者疼痛乃至最终死亡的主要原因。

肥胖

这是一个影响所有外科手术的问题，可以带来许多技术难题，以及术后的呼吸与活动问题。手术做得越大，这些问题就越多。Barber 提出肥胖与极高危风险有关[3]。

短于 1 年内复发

当疾病在不到 1 年的时间内复发者，长期存活很少见，不到 6 个月内复发更是如此，这需要与患者及其家属进行额外的沟通，以确保其完全理解疾病短时间内复发的不良后果。

廓清术的类型

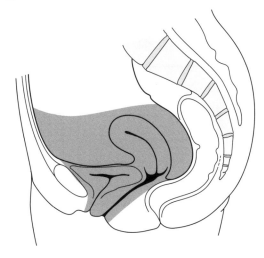

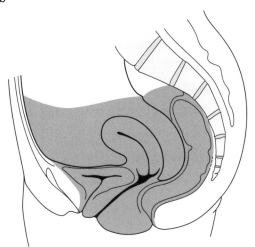

图 24-1　手术范围示意图。a. 前盆腔廓清术。b. 全盆腔廓清术

Gateshead 的报道中接近半数采用前盆腔廓清术（图 24-1a），切除膀胱、子宫、宫颈和尿道，但保留直肠。在北美，大部分的廓清术是全盆腔廓清术（图 24-1b）。

对于那些小的、位置较高的宫颈周围，子宫下段及膀胱病变，我们可以采取一个更加局限的手术（肛提肌以上的廓清术），保留相当一部分的盆底结构。后盆腔廓清术（经腹会阴切除术）很少由妇科肿瘤医生完成，因为该领域主要是结直肠外科医师的专业。但是，在卵巢肿瘤最大限度的肿瘤细胞减灭术中越来越多地采用改良的后盆腔廓清术，即整块切除卵巢肿瘤及受累的乙状结肠与直肠（参见第 23 章）。

术 前 准 备

手术医生和护士团队及辅助人员对手术的信心极为重要，这个信心既包括对手术过程本身，也包括对廓清术后的困难、检测和一些匪夷所思的并发症。

术前准备最重要的部分可能就是必须开展深入的术前谈话，以确保患者本人、家属，特别是她的丈夫，充分理解手术的范围，以及手术将给其正常生活方式带来的显著影响。尤其重要的是要告知如果阴道切除后，正常性功能将会丧失。重要的是，要讨论术中进行阴道成形或膀胱重建的可能性，必要时要进行特定的尿道、直肠分流改道手术，对于这种大手术的巨大手术风险，手术前必须进行坦诚相告，充分沟通。在咨询过程中，应安排造瘘治疗师对患者进行诊视。如有可能，临床专科护师应安排擅长肿瘤治疗专业的性心理咨询师预先和患者接触交谈。

在这样一个悲伤的时刻，很重要的一点是不要让过多的信息彻底压垮患者与家属。必须很好地把握给予信息的度与量。为便于沟通，编者发现让患者与其他已经做过廓清术的患者进行女人间的推心置腹的交流，就一些实际的问题及对手术的感受进行讨论，是一个帮助沟通的理想方法。

大部分的术前检查目前是在门诊进行的，包括全血分析、心肺评估、胸部摄片（如果无 CT 或 PET-CT），以及根据患者基础情况进行的相关适宜检查。

患者不再需要在计划手术的前一天住院进行肠道准备，责任麻醉师可以在术前单独的咨询中或是在手术当天早晨访视患者并解释麻醉流程。编者喜欢在硬膜外联合全身麻醉下进行所有根治性手术。尽管由于采用了加速康复措施，术前准备工作已大大简化，患者仍可以在家做一些事情来帮助术后恢复。特别是，术前肺和有氧康复锻炼已被证明可以降低术后并发症的发生率，缩短住院时间。特别重要的是使用适当的预防性抗生素，并使用低分子肝素和下肢压迫装置进行血栓预防。虽然大部分患者不需要重症监护护理，但手术前必须确认能够提供重症监护。

手 术

最后的术中评估

最终能否进行廓清术必须待开腹后才能决定，必要时还需对骨盆侧壁和后腹壁进行冰冻切片病理检查后再决定是否手术。在编者的实践中，如果是单纯的廓清术，一个手术团队就可以完成。但如果患者决定进行外科重建，例如阴道成形术，通常还需要一个整形外科团队来进行相关手术。这些操作可能在医疗机构间各异，重建手术的时机选择也各异。

患者被麻醉后，使用 Allen "Yellowfin" 脚蹬或类似的脚蹬使患者摆放为改良的截石位，最后的手术评估就开始了，先进行妇科检查，紧接着留置导尿管排空膀胱。如果有可能要做前盆腔廓清术，用一卷长纱条紧密填塞阴道将会有助于手术进行（图 24-2）。开腹可选正中纵切口并延伸到脐上，或是一个高位横切口（Maylard）。探查腹腔是否有转移灶，同时确定中央部位肿瘤的活动度。然后，清扫腹主动脉旁淋巴结及盆腔侧壁淋巴结，并送冰冻切

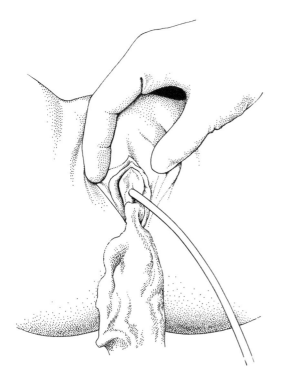

图 24-2　阴道填塞纱条

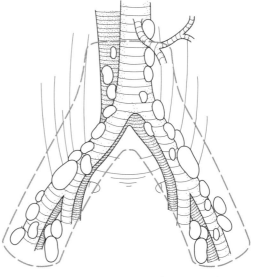

图 24-3　评估盆腔与腹主动脉旁淋巴结状态

片病理检查（图 24-3）。在开始术中评估时，有经验的廓清术手术医生会通过切断圆韧带、向后牵拉骨盆漏斗韧带，和打开盆腔侧壁来评估骨盆侧壁情况（图 24-4）。如果患者以前做过子宫切除，钳夹剩余部分的圆形韧带，与之平行切开腹膜，紧挨其旁可打开和暴露膀胱旁间隙。一旦该间隙分离至盆底部，随着解剖向头端进行，会看见宫旁组织前部，如果附件被移除，必须额外注意在打开直肠旁间隙时确定输尿管位置。这些手法有助于暴露组织间隙，包括膀胱侧窝、直肠侧窝以及骶前间隙至较深的水平（图 24-5），使主刀医生掌握肿瘤的完整界线，可以在没有大量出血的情况下完成这一解剖过程。如果因为肿瘤固定，经评估不可能进行手术的话，则应在此阶段关腹，此时术者尚未造成明显损伤。决定是否手术需要相当丰富的经验及判断力。有时需切除盆腔内任

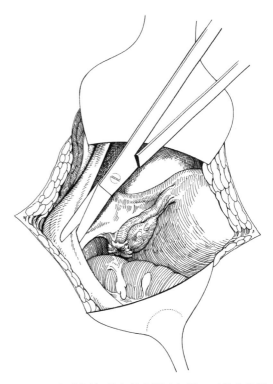

图 24-4　切断圆韧带与骨盆漏斗韧带，开始盆腔侧壁解剖

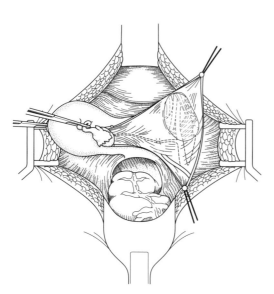

图 24-5　进一步解剖盆侧壁，暴露盆腔各间隙

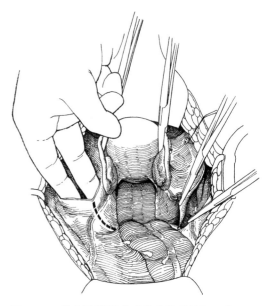

图 24-6　前盆腔廓清术时盆腔腹膜的切口位置

何可疑的组织送冰冻切片病理检查帮助做出决定。这里所花费的时间对于患者来说可能就意味着"生或者死"。常常最困难的决定是停止手术。偶尔在一些外阴癌病例可能需要切除耻骨，但是绝大多数情况下，如果肿瘤已经累及骨骼，则应放弃手术。

经全面触诊和察看评估盆腹腔后，做一清除全盆腔脏器的手术切口，起自盆腔侧壁，横跨髂内动脉，向前经过膀胱前壁腹膜，与对侧的同样位置的盆腔侧壁切口相汇合。腹膜的切口需沿着骨盆边缘进行，注意输尿管横跨髂总动脉，明确其走行后继续做切口，直至与对侧切口汇合。已切断并结扎子宫圆韧带，暴露骨盆侧壁间隙，如之前未做，现在找到骨盆漏斗韧带，切断并结扎。切口向后方延续，找到并游离输尿管（图 24-6）。如果行前盆腔廓清术，则向下切开盆腔腹膜至直肠前部，至道格拉斯窝上方。这样就可以分离直肠前部，向后经过子宫骶韧带到达骶骨，从而游离整个前盆腔组织。

对于全盆腔廓清术，解剖甚至更简单，乙状结肠系膜打开后，逐一钳夹、切断并结扎血管。结肠的离断通常应用 GIA 吻合器，这个吻合器可以闭合并旷置结肠末端，而不干扰手术操作（图 24-7）。然后从骶岬开始进行直肠后方的解剖，深入骨盆后壁。此处分离快速、简单，可以完整地将直肠从骶骨分离开。这使直肠系膜，包括淋巴结可以完整、不出血地切除。前盆腔内将膀胱从 Retzius 窝钝性分离，使得整个膀胱连同表面腹膜向后方垂荡下来。继续向下解剖直到盆底，游离经过盆底的尿道（会阴隔膜）。当向后解剖到膀胱侧窝，子宫动脉与髂内动脉的终末段就清晰可见了。随着解剖稳步深入进行，游离出髂内动脉的前支，暴露下方闭孔窝内组织，此时可以用大的廓清钳或线型吻合装置钳夹髂内动脉前支及其静脉（图 24-8）。这时输尿管已经被分离至超过骨盆边缘一小段。至此完成盆腔阶段的手术操作，下面将进行会阴段的分离。

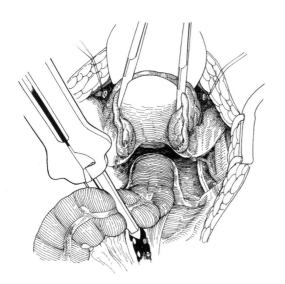

图 24-7　用 GIA 吻合器离断乙状结肠

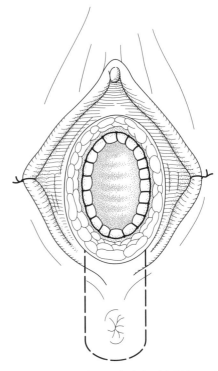

图 24-9　全盆腔或前盆腔廓清术时会阴切口示意图

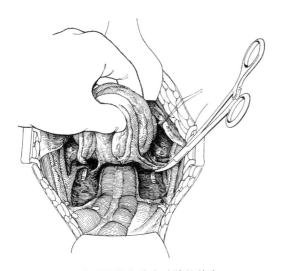

图 24-8　用廓清钳钳夹髂内动脉的前支

患者已被摆放成充分外展截石位，可以切除阴道下段行前盆腔廓清手术，如为全盆腔廓清术则需切除下段阴道及直肠（图 24-9）。在尿道上方、耻骨弓下方切开进入 Retzius 窝，后者在之前的盆腔段手术中已经解剖出来了。继续向侧方、后方解剖，分离盆底的肌肉，最终将整块组织从骨盆下方出口取出。这个时候可能会有少许出血，通常从盆底肌肉

的边缘流出。可以采用间断或连续缝合进行止血。

一旦完成了会阴解剖操作，且止血完毕，术者需根据术前患者的意愿做出选择。如果术前评估阶段，通过临床医生与患者沟通决定进行阴道成形术，此时将由手术医生或是整形科医生进行阴道成形术。可采用股薄肌肌皮瓣移植，腹直肌移植，例如 "fleur-de-lys"，或者网膜垫上的皮肤移植技术，或乙状结肠替代阴道技术。本章节中将不一一介绍这些技术。然而，许多患者对于拥有一个新的阴道的愿望很低，令人惊讶的是，她们总是先表示拒绝做阴道成形手术，但在廓清术后又想做。生存是癌症患者最大的愿望。至此，仔细缝合后部盆底肌肉，拉拢两侧的脂肪组织，并对合好皮肤。通常可以保留阴蒂、阴蒂系带和大部分大、小阴唇前部组织，这样，当伤口最后愈合后前半

部分外阴看起来完全正常。有时候，在廓清术后很长一段时间以后还可以行阴道成形术。Gateshead 的 100 多例病例中，大部分患者是这种情况。

会阴区手术完成后，可以集中处理盆腔深部的残端。如为全盆腔廓清术，盆腔就非常干净清爽，术野内仅留下盆腔两侧各一把廓清钳（除非使用了线性吻合器）。可先完成盆腔侧壁淋巴结清扫，并结扎需要止血的小血管。由于廓清钳钳夹髂内动脉远端，注意必须完善地缝扎固定（图 24-10）。这点通常很容易做到，然而有时候盆壁大静脉出血止血困难，有时需要褥式缝合处理这样复杂的血管。完成了盆腔的解剖操作后，临床医生现在需要做的是可控性尿路改道或 Wallace 式、Bricker 式回肠膀胱术。如果手术是一个全盆腔廓清术，需在左侧髂窝造瘘。这些技术的操作方法见第 27 章。

空盆腔的处理

术后必须避免的一个问题是小肠与裸露

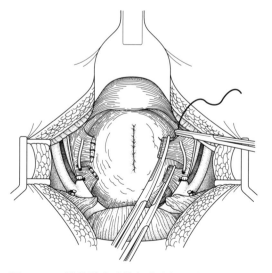

图 24-10　缝扎髂内动脉与盆腔侧壁残端

盆腔组织的粘连。尤其在那些术前放疗过的患者，这点异常重要，因为这种情况下发生瘘的风险极高。目前已经有很多技术用于处理这些可能威胁生命的并发症，包括放置盆腔人工材料，例如：Merselene、Dacron、Gortex sacks（聚四氟乙烯），甚至用公牛的心包膜。Way（1974 年）描述了一种囊状物技术，人工生产一个腹膜袋，从而将所有腹腔内容物隔离于盆腔上方[4]。这就形成了一个空的盆腔，导致反复感染，成为了一个新的问题——空盆腔综合征。这些年，不时有腹膜修补技术被应用，但是其中最成功的可能是将大网膜从其附着的横结肠游离，保留来自左胃网膜动脉的丰富血供，这样可以完整地覆盖盆腔，形成一张柔软的"网膜弹簧床"，它可以不断伸展，完全覆盖盆壁，并向盆壁提供新的血液供应。医生们还屡次尝试其他技术，如股薄肌皮瓣移植到空盆腔，来应对放疗造成盆腔上皮坏死所带来的困难。

编者倾向于应用网膜移植，使用强力一次性钛钉吻合器将大网膜自横结肠游离。保留一个宽大的蒂，使网膜可以从保留的左胃网膜动脉获得良好的血供。然后将网膜拉至大肠右侧向下放入盆腔，达左侧的回肠造瘘处，并固定于骶岬上方。仔细地沿着盆壁边缘做间断缝合，有时折叠缝合腹膜，形成一个柔软中央蹦床样区域（图 24-11）。在网膜下方放置负压引流管，当开启负压时，网膜就会贴敷在盆底。这样小肠就会与有丰富血供的区域接触，避免粘连和继发性瘘管形成的风险。手术最后，应仔细排列肠管，确保不会产生肠疝，关腹。造瘘口放置造瘘装置。患者离开手术室，在合适的时候送回病房。

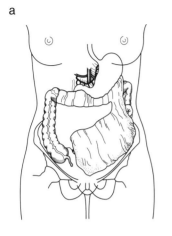

a

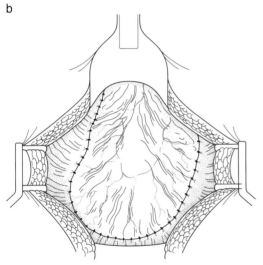

b

图 24-11　构建"大网膜盆底"。a. 大网膜的切口。
b. 柔软的蹦床样区域

术 后 护 理

廓清术的术后护理并不难；基本是保持良好的液体平衡，维持良好的血红蛋白水平，理想的状态是尿量每天 0.5 ～ 1 ml/kg。肠道功能恢复通常在术后 2 ～ 4 天。根据快速外科手术康复的建议，术后不放之鼻胃管，术后第一天开始自行进食。在手术期间及手术后，预防血栓的措施须维持术后 30 天，而预防性抗生素初始剂量使用后即停止，除非手术操作时间延长需要二剂。

患者应当尽早活动，一旦患者习惯于处理造瘘口，即可出院。

廓清术的效果

大多数文献显示廓清术的 5 年生存率约 40% ～ 60%，这个数据在很大程度上有赖于患者的选择[2]。有一个更难确定的数据是那些本已经评估需进行廓清手术，后因影响手术的众多因素中的某一个原因最终未能进行手术的人数。因此，最终廓清术能够拯救的患者比例是极其低的。近来研究显示，对淋巴结阳性的患者进行廓清术的价值虽然低但有一定意义，现在即使存在一到两个淋巴结转移，也有不少临床医生会实施廓清术。

参 考 文 献

[1] Brunschwig A. Complete excision of the pelvic viscera for advanced carcinoma. Cancer 1948; 1: 177.

[2] Robertson G, Lopes A, Beynon G, Monaghan JM. Pelvic exenteration: a review of the Gateshead experience 1974–1992. Br J Obstet Gynaecol 1994; 101: 529–531.

[3] Barber HRK. Relative prognostic significance of preoperative and operative findings in pelvic exenteration. Surg Clin North Am 1969; 49: 431–437.

[4] Way S. The use of the sac technique in pelvic exenteration. Gynecol Oncol 1974; 2: 476–481.

延 伸 阅 读

Shingleton HM, Orr JWJ. Pelvic exenteration. In: Shingleton HM, Orr JW Jr, eds. Cancer of the Cervix: Diagnosis and Treatment. London: Churchill Livingstone; 1987. pp. 223–259.

Stanhope CR, Symmonds RE. Palliative exenteration: what, when and why? Am J Obstet Gynecol 1985; 152: 12–16.

Symmonds RE, Webb MJ. Pelvic exenteration. In: Coppleson M, ed. Gynecologic Oncology: Fundamental Principles and Clinical Practice. Edinburgh: Churchill Livingstone, 1992. pp. 1283–1312.

（张海燕　译）

第 5 篇

其他器官的手术

第25章

血管手术：用于妇科和妇科肿瘤

幸运的是，血管损伤在妇科手术中很少遇到，但当损伤发生时，需要保持镇静，并且理解解剖和血管修补原则。血管损伤在开腹和微创手术时都可能发生，修补方法因手术方式不同而不同。

在微创手术中，大多数损伤与第一个穿刺器的置入有关，第二个穿刺器是在直视下置入，发生损伤的情况较少。需要指出，无论采用闭合或开放技术或在穿刺之前是否置入气腹针形成气腹，第一个穿刺器放置引起的血管和内脏损伤发生率是没有差别的。在编者看来，每个手术者都应该使用他最拿手的技术，值得注意的是，绝大部分穿刺器造成的损伤都是因为皮肤"难产"，所以每一次尝试穿刺时都应该确保皮肤切口足够大能通过所选择的穿刺器，且在置入穿刺器前，皮下组织已分离至筋膜水平。

在微创手术中最常损伤的血管是腹壁上或腹壁下血管。大部分损伤都可通过在置入第二个穿刺器前行腹壁透光来避免。或者第二个穿刺器尽量在腹壁侧面置入以完全避开腹壁血管。

当这些血管损伤时，有许多方法可以进行修补。有些作者建议从其他穿刺孔置入双极钳抓住覆盖出血血管的腹膜，电凝出血部位的上下端。另有学者建议自穿刺孔置入一根 Foley 导尿管，膨胀气囊，将气囊置于合适的位置来压迫位于腹壁和气囊间的血管，促进血凝块的形成，从而达到止血的目的。我们推荐的控制腹壁血管出血的方法是将 Keith 针（直的三角针）自穿刺孔进腹，腹腔镜下抓住针绕过血管，再自原穿刺孔取回。在筋膜水平打结，控制出血。如果该法无效，则使用 Keith 针穿透整个腹壁行 8 字缝合，并在皮肤水平打结，1 周后拆线。使用 Endo Close 穿刺位点闭合设备或其他类似设备也可达到止血目的。

少数情况下，在置入第一个穿刺器时发生大血管损伤。当确认损伤腔静脉或主动脉时，最好让最有经验的医生立即经正中切口开腹，同时寻求血管外科医师的帮助。下腔静脉、腹主动脉同时损伤时初始处理相同。直接压迫止血的同时，麻醉师通过外周或中心静脉放置大口径的静脉导管，申请血制品，良性疾病时可采用自体回输血。常见的错误是没有采用以上处理措施就急于修补损伤的血管，导致自己处境难堪，患者情况恶化。与损伤相关的穿刺套管应该置于一边待术后检查，这一点很重要，尽管在从微创转为开腹时，手术团队因非常忙碌而常常遗忘。尤其是当可伸缩的刀片套管针由于机械故障导致刀片无法回缩时，大多数产品制造商会要求将与该仪器相关的整批产品送回进行评估。美国食品和药品监督管理局

（FDA）在 2014 年的一份报告中特别评论了由于外科医生缺乏了解导致这类设备故障严重漏报。

腹主动脉损伤

一旦充分的血管通路建立，血制品到位，可以尝试行血管修补。如为动脉损伤，最佳暴露途径是打开右侧髂总动脉表面的腹膜，并向上向前推开表面的小肠系膜（图 25-1）。同样需推开十二指肠，充分暴露下腔静脉和腹主动脉至肠系膜下动脉水平及以上部位（图 25-2）。如必要时可结扎肠系膜下动脉，因远端结肠的血供可由边缘的动脉供给。可用机械压迫代替手工压迫主动脉，使用 Satinsky 或 Fogarty 无损伤血管钳钳夹损伤部位的上下端。这些钳子能将挤压伤降到最低限度，这对高龄和可能有动脉粥样硬化的患者尤为重要。在钳闭腹主动脉前，大多建议推注 100 U/kg 肝素。用小管径 Prolene 缝线缝合创面。通常不必为了腹主动脉前壁损伤的止血而单独结扎腰动脉。在罕见情况下发生累及血管后壁的贯穿损伤，这时需单独结扎腰动脉以止血。一般不需使用鱼精蛋白（1 mg/kg）来拮抗肝素的作用。如果肿瘤原发或继发侵犯腹主动脉，导致横形钳闭无法实施，可考虑自股动脉放置气囊阻塞。尽管横形钳闭腹主动脉少于 1 ～ 2 小时罕见发生下述情况，但任何腿部缺血的征象都需要血管外科同事的迅速关注，很可能需要使用 Fogarty 导管行动脉栓塞摘除术。这里重要且谨慎的关键词是"迅速"，与此同时，在患者接受上述处理的时候，妇科医生应该继续参与患者的护理。

有文献报道为减少出血在行盆腔脏器廓清术前先钳闭腹主动脉。

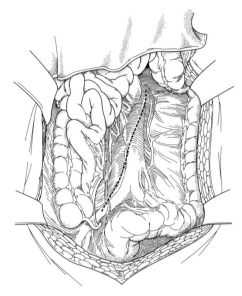

图 25-1　暴露腹主动脉和下腔静脉的切口

髂动脉损伤

髂总和髂外动脉损伤时处理原则与前面描述的相同，使用无损伤钳处理损伤部位。处理外源性能量器械造成的损伤时应特别注意，有时候因其热量扩散造成的血管侧壁隐性损伤，只能通过采用移植物替代损伤的血管节段来修复。

髂内动脉损伤可以修补，或者最常见的做法是简单结扎或夹闭其近端或远端血管及其相关分支。

腔静脉损伤

无论是穿刺器损伤或淋巴结清扫术或恶性肿瘤手术引起的下腔静脉损伤，在修补之前均应做好前述的准备工作。对修补下腔静

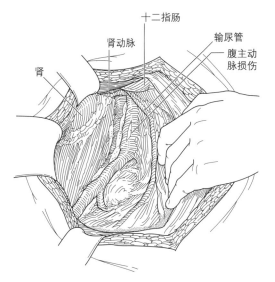

图 25-2　暴露腹主动脉损伤

脉而言，同时压迫血管的侧方、正中以及远端和近端更为重要。如果静脉的侧方和正中方向得不到充分的压迫来控制出血，会严重地影响血管破损部位的暴露和修补。通常用环钳夹取 4 块海绵从 4 个方向压迫下腔静脉。一旦出血止住，可用 4-0 或 5-0 单股缝线缝合下腔静脉。尽管可以使用血管夹，但尤其需要当心血管钳不要进一步撕裂很薄的血管壁。如果以上方法都失败，则可将下腔静脉和相应的腰静脉一起结扎。即使短期内会出现下肢水肿，但大部分病例随着侧支循环的建立能够缓解。

对于小的腔静脉缺损，任何纤维蛋白胶例如 Tisseal（Baxter Inc., USA）和 Evicel（Johnson and Johnson Inc., USA）都很有效。这些药物以及其他止血药的使用要基于对内源性、外源性两个凝血系统的充分掌握和理解（参见第 3 章）。

如果决定腹腔镜下修补下腔静脉或左髂总静脉，术者需在耻骨上穿刺器的旁侧再置入一个 12 mm 的穿刺器，将镜头置入耻骨联合上穿刺孔，将监视器移至手术台的头侧。这有利于术者抓紧薄壁的静脉，并使静脉壁隆起并放置血管夹。止血剂是否使用取决于术者本人。

骶 前 出 血

严重出血偶尔发生在骶骨阴道固定术、骶前神经切除术、淋巴结清扫术和脏器廓清术中。由于该区域静脉丛呈网状，单独结扎骶前静脉的尝试往往失败。控制该部位出血最有效的方法是耐心地压迫止血。我们的经验是让手术室内人员计时，以免术者失去耐心，局部压迫至少 20 ～ 30 分钟，同时输血和建立监测系统。通常，纤维蛋白胶可在该部位成功止血。很少情况下，如果以上方法失败，可用无菌图钉直接钉入骶骨，从而压迫骶丛，控制出血。有时候，该区域的出血是由于左侧髂总静脉损伤，因其横穿中线，刚好低于主动脉的分叉处。如果这种情况发生在微创手术过程中，在原耻骨上穿刺器的旁侧再置入一个穿刺器，将使术者有机会控制出血，不必中转开腹。无论情况如何，如果怀疑骶前出血，最好是进行开腹手术，而不是浪费宝贵的时间尝试使用微创技术来修复这种损伤。在任何一种情况下，修复的同时都应考虑夹闭低位主动脉以最大限度地减少失血。

填 塞 盆 腔

如果以上方法都不能控制出血，应考虑填塞盆腔。用大纱布垫填塞盆腔压迫血管控制出血。切口通常可以关闭，筋膜层可保留开放，预防通气困难。24～48 小时后当患者情况稳定，凝血功能正常后，应小心移除纱布。基本不会再有活动性出血，腹部切口可关闭。

总 结

为患者利益着想，如果在微创手术中发生血管损伤，应立即中转开腹；呼叫血管外科医师；启动合适的监护；申请获取血制品；直接压迫损伤的血管；当以上步骤完成时才考虑修补损伤的血管。FDA 现在建议如计划进行微创手术需要特别注意穿刺器损伤。从这个角度来看，编者们认为应该明确：在机器人辅助手术中，手术医生不戴手套、以非无菌的方式坐在控制台内，尽管靠近但并不在患者床边，且通常没有助手在场。如需进行开腹手术，需要工作人员帮忙脱离机器人装备，使得术者从控制台至患者床旁。但目前尚不清楚与此流程相关的风险。

延 伸 阅 读

Chapron CM, Pierre F, Lacroix S, et al. Major vascular injuries during gynecologic laparoscopy. J Am Coll Surg 1997; 185: 461-465.

Dildy G, Scott JR, Saffer CS, Belfort MA. An effective pressure pack for severe pelvic hemorrhage. Obstet Gynecol 2006; 108: 1222-1226.

（单伟伟　译）

第26章 泌尿道损伤的处理

在常规妇科手术中，泌尿道损伤是妇科医生的主要关注问题之一。虽然不常见，但有关 NHS 医院事件统计数据显示，子宫切除术后泌尿生殖道瘘的发生率从 2000—2002 年的 0.15% 上升到 2006—2008 年的 0.22%，上升了 46%。在相同的 10 年期间，输尿管损伤的发生率上升超过 2 倍，从 2001—2005 年的 0.29% 增加到 2006—2010 年的 0.66%。因此，在任何手术过程中，手术医生都必须知道输尿管和膀胱的解剖位置，以避免损伤。

解 剖 关 系

妇科医生的顾虑主要来自于输尿管与子宫颈和子宫动脉的密切关系，以及盆腔腹膜后输尿管的走行及其与骨盆漏斗韧带在骨盆入口处的毗邻关系。膀胱位于子宫和子宫颈前部，必须分离这两部分结构时，则有膀胱损伤的可能。

危 险 因 素

危险因素如下。

- 先天性畸形，包括双输尿管和异位肾
- 子宫内膜异位症
- 慢性盆腔炎性疾病
- 腹膜后包块，包括阔韧带肌瘤和卵巢巨大囊肿
- 既往盆腔手术史
- 妇科恶性肿瘤
- 放射治疗后瘢痕形成和血供受损

避 免 损 伤

盆腔恶性肿瘤、子宫内膜异位症、肠憩室炎、肌瘤、放疗或手术史等情况会改变输尿管的位置和走向，特别是导致瘢痕形成和组织挛缩，致使输尿管紧贴手术钳和缝合部位，增加损伤的风险。在这种情况下手术，手术技巧应包括"恢复解剖结构"的过程，借助牵引器和助手的帮助充分利用牵引和张力技术来分离手术区域中重要的解剖结构，辨识组织层面，通过锐性分离而非钝性和暴力手法分解瘢痕组织。在尝试充分暴露手术区域的时候，常常会导致不必要的组织损伤，尤其是血管损伤，引起出血。无论采用何种方法来止血（打结、钳夹或缝合），都可能会直接或间接地损伤输尿

管。充分了解腹膜后解剖结构和腹膜后手术入路的运用（参见第 11 章、第 21 章和第 24 章）对降低输尿管损伤至关重要，因为输尿管在盆腔内的大部分走行是肉眼可见的。但有时候，由于组织纤维化和炎症非常严重，即使手术精细，在尝试暴露和（或）切除手术目标时，仍可能会损伤到输尿管。

既往剖宫产手术史或行卵巢癌肿瘤细胞减灭术会增加膀胱损伤的风险。妇科手术时避免这种损伤的简单技巧包括：使用一个合适的牵引器，例如 Morris 牵引器和一个"好"的二助。恰当的牵引和暴露膀胱子宫腹膜，使腹膜能被 DeBakey 镊子或钳子提起，这样就能安全地切开腹膜，将膀胱与其下方结构分开。或者，如果膀胱上方区域尤其是正中线处瘢痕严重，可从子宫左侧或右侧找到腹膜间隙。钝性和锐性分离进入并打开腹膜间隙。另一个方面，尤其是当膀胱上方的腹膜被肿瘤覆盖时，这种情况通常见于播散性卵巢癌，可通过锐性分离将腹膜层和相关的肿瘤分离切除直到腹膜紧贴在子宫的地方。然后可在直视下将已切除腹膜的膀胱从宫颈和阴道分离。

泌尿道损伤分为两类：术中发现和手术后出现症状而发现。

术中发现的损伤

膀胱损伤

最常见的情况是在行全子宫切除术或剖宫产术时，将膀胱从子宫下段、宫颈分离时出现膀胱损伤。如果医生不能确定是否损伤膀胱，可通过导尿管注入稀释的亚甲基蓝溶液，观察有无溶液漏入腹腔。一些医生使用自产科病房

获得的无菌配方奶粉来检测是否存在膀胱损伤，与亚甲蓝相比，配方奶粉更容易获取、稀释更方便，也更容易从手术野清除。

（1）肌层损伤：如果并未进入膀胱，仅见穿过肌层鼓起的"黏膜泡"，仅需用 2-0 薇乔缝合线间断或连续缝合损伤肌层。

（2）膀胱全层损伤：如果已明确穿入膀胱，应用 Allis 钳夹破口边缘或在破口处边缘缝线牵引方便修补。用 2-0 薇乔缝合线单层连续或间断缝合黏膜和肌层全层。

输尿管修补术

如果损伤接近膀胱三角区或输尿管进入膀胱壁处，准确辨认输尿管开口非常重要。在这些情况下，妇科医生最好请泌尿外科医师或者泌尿妇科医师协助修复。

如果实在没有泌尿外科医师帮助，妇科医生可打开膀胱底部，辨认输尿管开口，插入输尿管支架，并在直视下行修补手术。输尿管支架的放置有助于在修补过程中辨认输尿管进入膀胱壁的斜行部分。如果使用双 J 管，为确保导丝到达肾盂位置，须行 X 线透视检查。如果不能实现，术中拍摄 X 线片来确保合适的放置位置。根据损伤的严重程度，输尿管支架可在术后 2 ～ 6 周拔除。

修复结束时，将大网膜瓣置于膀胱和阴道之间，不仅可以改善局部血供，还可以将两个器官分开。尽管没有高水平的证据支持大网膜瓣移植术，但是对于继发于放疗的膀胱损伤，大网膜瓣放置是非常有价值的，因为愈合失败和随之形成瘘管的风险很高（参见第 18 章）。

输尿管损伤

术中怀疑损伤输尿管时，无论是切断、挤压伤、抑或被缝线带到，都须充分暴露，彻底

检查输尿管。最好是打开盆腔侧壁腹膜，暴露盆腔段输尿管全长，无须从腹膜游离整段输尿管，因为这样只会破坏输尿管的血供。术中立即修复损伤的输尿管，预后非常好，可以完全恢复，无须再次手术。如果可以，任何输尿管损伤都应咨询泌尿科医生的意见。

挤压伤和热损伤

这些损伤可能是因为组织钳钳夹、挤压或不慎结扎造成的。当电热或其他"能源"导致输尿管损伤时，须小心切除热损伤部位。如果术中发现输尿管损伤，手术医生须等待数分钟再行修补，这样有助于进一步确认损伤区域。

输尿管切开

很少发生输尿管部分切开，更常见的是完全切断。

盆腔内输尿管损伤

盆腔内输尿管损伤通常和妇科手术有关。其与输尿管上段损伤的不同之处在于较难游离足够的输尿管作无张力吻合。这种情况下最常用的处理方法是在膀胱上开一新的入口，损伤的远端输尿管残端可以结扎或切除。采用切开膀胱的抗反流方法植入输尿管。

手术步骤

处理输尿管

通过切除所有坏死或损伤的组织，使损伤的远端输尿管保持"新鲜"。游离一小段输尿管，将远端拉向膀胱。

评估输尿管张力和膀胱活动度

如果有张力，须将膀胱从耻骨联合分离，或考虑轻轻向输尿管方向上提膀胱（下段输尿管再建术，the psoas hitch），或者制作 Boari-Ockerblad 瓣。

下段输尿管再建术

这一简单的技术包括将膀胱壁缝合在骨盆侧壁的髂腰肌上，上提膀胱，缩短其与将要吻合的输尿管之间的距离（图 26-1）。

Boari-Ockerblad 瓣

当远端输尿管缺失较多时，该技术可使用膀胱组织搭建膀胱与输尿管间的桥梁，并在无张力的情况下达到满意的无张力吻合。该技术最重要的一点是制作 Boari-Ockerblad 瓣时不要把瓣做得太过狭窄。极易忘记的就是瓣的宽度与用它制作的管子之间的关系。充盈的膀胱较易制作成瓣，因此切开前先充盈膀胱，在膀胱壁上作斜 U 形切口，输尿管末端直接和瓣末端缝合，或包埋在膀胱黏膜下。图 26-2 和 26-3 展示了瓣的制作和抗反流吻合技术。

直接将输尿管植入膀胱

如果输尿管断端干净，有直接植入膀胱的可能时，第一步是切开膀胱，确定吻合部位。

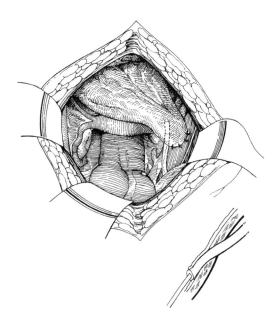

图 26-1　下段输尿管再建术

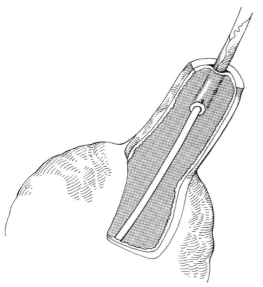

图 26-2　Boari-Ockerblad 瓣：用膀胱壁制作瓣

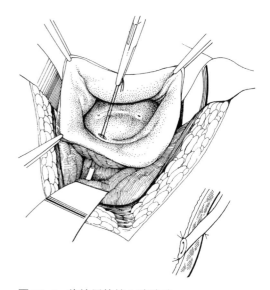

图 26-4　将输尿管植入膀胱壁

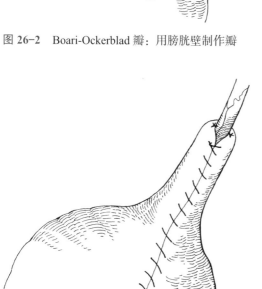

图 26-3　Boari-Ockerblad 瓣：将瓣缝合形成管道和抗反流吻合

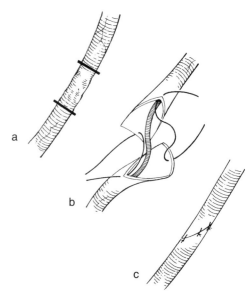

图 26-5　a ~ c. 横断或切除一小段受损输尿管后行输尿管吻合术

同样，膀胱充盈使操作更容易。斜行切开膀胱，将输尿管末端沿切口拉入，缝合两针固定边缘（图 26-4）。然后将输尿管边缘与膀胱黏膜缝合，输尿管侧面和膀胱表面再加固缝合两针，进一步固定输尿管以防回缩。输尿管内放置支架，卷曲的末端留在膀胱内，日后于膀胱镜下取出。

另一种减少回流风险的方法是直接将输尿管植入膀胱内，留 1 ~ 2 cm 输尿管悬挂在膀胱腔内。

精确计算防止反流所需的输尿管长度相当复杂，它受膀胱壁张力和输尿管内压力影响，而前者又随膀胱的充盈而波动。当膀胱充盈时，膀胱内压力上升，压缩输尿管，防止反流。通常当膀胱内充盈约 250 ～ 300 ml 尿液时，位于膀胱内的输尿管长 1.5 cm 即能反流阻止。用 3-0 或 4-0 薇乔线缝合输尿管壁和膀胱黏膜，用 2-0 薇乔线缝合输尿管壁和膀胱浆膜。这一方法降低了为形成抗反流的"输尿管隧道"而引起的输尿管狭窄的风险。虽然输尿管隧道成形术是一种常见的抗反流手段，但很少有文献报道究竟需要多长的输尿管形成隧道来减少反流的发生。如果输尿管可用的长度受限，则无张力的直接植入肯定优于具有张力的隧道形成术。

关闭膀胱和引流

留置导尿管，腹膜外间隙放置负压引流。

术后处理

应预防性使用针对泌尿道感染的抗生素。导尿管应保留 10 ～ 12 天，输尿管支架应保留 2 ～ 6 周。静脉尿路造影能专门观察下段输尿管，以确保吻合的安全性。

骨盆缘以上输尿管损伤

骨盆缘以上输尿管损伤时，尽量用输尿管光整的末端吻合。

手术步骤

确认损伤位置

暴露影响的区域，切除损伤组织。

吻合术

将输尿管断端修剪为干净竹片状（图 26-5），并用 4-0 薇乔线在输尿管支架上缝合。

支架的处理

最常用的支架是可在输尿管中留置长时间的"猪尾"硅橡胶支架（图 26-6），支架的上端插入肾盂，下端插入膀胱。无须固定，因为"记忆"效应将使支架的末端展开几厘米，从而使之充分固定。

腹膜外引流

手术区需放置引流，以监测术后几天是否有尿液渗漏情况。

输尿管对侧输尿管吻合术

损伤输尿管末端和膀胱之间的距离太远无法桥接时，须行此手术。将损伤输尿管修剪并游离，然后无张力地拉过盆腔中线，直接与健侧输尿管吻合。必须留置输尿管支架直至完全愈合。也可使用左侧部分小肠或右侧使用阑尾来进行桥接。

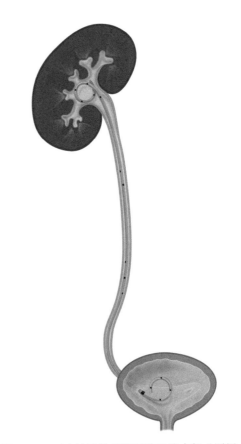

图 26-6　正确放置的双猪尾状硅胶支架（图纸由 Boston Scientific Corporation 提供）

膀胱扩大及回肠代膀胱

在罕见情况下，损伤双侧输尿管且无法实施输尿管膀胱再植术，就需要用一段小肠扩大膀胱，并将双侧输尿管植入扩大的膀胱。应首先考虑该手术，而不是回肠代膀胱术，因后者需要造瘘。

泌尿道损伤延迟诊断的处理

泌尿道损伤延迟诊断的处理主要属于有经验的泌尿外科专家的领域，妇科医生要毫不迟疑地寻求泌尿外科医师的帮助，因为延误处理将严重影响肾功能。

泌尿道损伤的诊断可能是因为出现了以下症状，如形成瘘道导致尿漏，流出道梗阻造成的腰痛或输尿管痛。尿瘘的处理详见第18 章。

梗阻性输尿管损伤的处理可分为 2 步。

（1）上段输尿管梗阻最好进行影像学引导下经皮肾穿刺。输尿管导管通常能通过梗阻部位，尤其是外部受压导致的梗阻。

（2）如果放置支架不能缓解梗阻，则须行输尿管损伤修复术。如果有足够的输尿管长度能够做到无张力膀胱吻合，则可以经腹或腹腔镜下行输尿管膀胱吻合术。

腹腔镜下输尿管膀胱吻合术

将 2 个直径 12 mm 的穿刺套管置入正中线脐上及耻骨联合上方 5 ~ 6 cm 处，将 2 个直径 5 mm 的穿刺套管置入髂嵴侧方。尽可能游离足够长度的受累输尿管（图 26-7），以便于吻合。切除或结扎受损的远端输尿管，修剪近端输尿管。将膀胱从耻骨联合下游离，切开

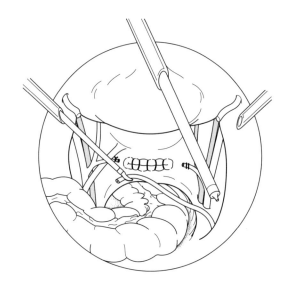

图 26-7 游离受损输尿管

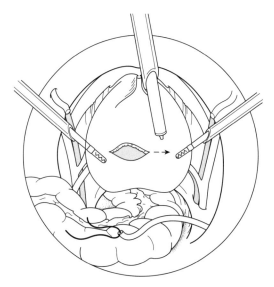

图 26-8 切开膀胱前壁

膀胱前壁（图 26-8）。以 0 号 Polysorb 线缝合输尿管的游离端一针，使用 Maryland 解剖器穿通膀胱（图 26-9）形成通道。在这一位置缝合输尿管和膀胱浆膜层使之固定，将带导丝的双 J 管插入尿道、膀胱、输尿管直至到达肾盂（图 26-10）。抽出导丝，通过内镜缝合装置用 3-0 Polysorb 缝线缝合输尿管和膀胱黏膜。使用相同的工具缝合输尿管浆膜层和膀胱

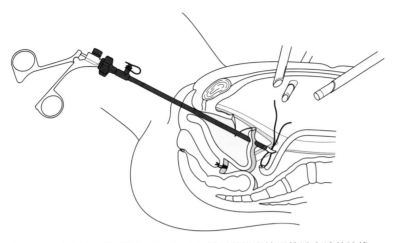

图 26-9　通过导尿管置入 Maryland 解剖器并钳夹输尿管游离端的缝线

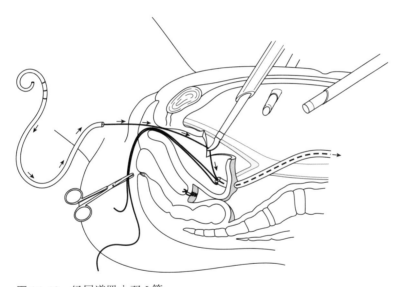

图 26-10　经尿道置入双 J 管

壁，从而进一步固定输尿管，减少张力。使用内镜缝合装置或体内缝合技术，0 号薇乔缝合线连续缝合关闭膀胱壁（图 26-11）。如果手术中输尿管长度不足，可以腹腔镜下联合使用 Boari 膀胱肌瓣。

其他操作

通常不可能再行梗阻或损伤段输尿管的桥接，须行范围更广的手术。这完全是泌尿科医生或者有经验的妇科肿瘤专家的领域，这里仅简单列出。

- 输尿管回肠膀胱吻合术，或利用一段游离的回肠桥接损伤的输尿管和膀胱。
- 输尿管对侧输尿管吻合术，如无法将损伤的输尿管与膀胱吻合，或泌尿科医生对用小肠替代输尿管的远期问题存在疑

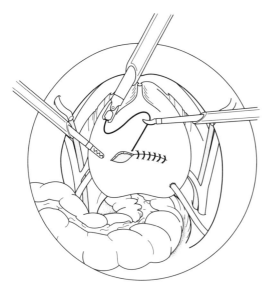

图 26-11 用内镜缝合装置修补膀胱

虑，可行此手术。

• 如肾功能明显受损，可能须行肾切除术。

放射治疗损伤

如果接受放射治疗的输尿管发生损伤时，在确定最佳修复方式时需要极为小心和更娴熟的技术。还需牢记放射治疗可能同时影响到输尿管邻近器官的血供，尤其是肠管，因此如果要再造管道，须在放射术野外选择肠段。妇科医生不能过于矜持，而应毫不迟疑地请求泌尿科医生的指导和帮助，早期识别及处理输尿管损伤对患者最好。

尿路改道手术

外科手术时，若必须切除膀胱或因膀胱受

到严重损伤，无法保留其正常功能时（偶尔发生在根治剂量的放射治疗后），则须考虑进行泌尿系统改道手术。有时，泌尿道改道手术也是大范围手术如盆腔廓清术的部分内容。

泌尿道改道手术多种多样，具体如下。

• 输尿管植入乙状结肠（输尿管乙状结肠吻合术）。
• 整合肠道和泌尿道功能至同一造瘘口的湿性结肠造瘘术。
• 直肠代膀胱及左侧髂窝处结肠造瘘术。
• 肾造瘘或输尿管造瘘，将输尿管直接经导管连接到体表。

所有的这些手术技术都有明显的并发症，尤其是远期感染和电解质失衡。

自从 Bricker 报道了用离断的回肠非常便利地代替膀胱功能后[1]，针对该方式进行了多种改进，并成了改道术的主导术式。可采用包括回肠、乙状结肠等不同部位的肠段来代替膀胱，或在盆腔或下腹部广泛放疗的情况下使用横结肠来代替。

有多种输尿管和肠段吻合方法。在一些医疗中心应用 Leadbetter 术式分别吻合两条输尿管和肠袢[2]，然而作者更倾向于 Wallace 术式，将在下文中具体阐述[3]。

最近，更复杂但是更符合审美观的手术问世了。从最初的 Koch[4] 造袋术到与之齐名但更成熟的 Mainz 造袋术等等，手术名称多以他们的医疗中心命名。

所有这些有控尿功能的改道手术都依赖于低压力人造膀胱，通常由去神经和扩张的小肠做成。这些造瘘口通常直接由小孔经腹壁引出，有时在脐部。这样，患者可根据自己的意愿导尿。这些低张力的膀胱对于相对缺乏控制的 Wallace 改道术来说有很多优点。但是，也有一个很大的缺点，就是需要足够长的正常肠段。接受广泛放射治疗的患者虽然是该术式的适应证，但通常不能获得足够的肠管。

术前准备

必须向患者解释清楚切除整个膀胱对其影响。必须真实清楚地向患者阐明手术带来的利与弊，患者及其配偶也要认识到由此导致的永久性功能改变的巨大影响。对于一些患者来说，排尿习惯的改变确实可以带来好处，尤其是那些放射治疗后形成瘘道或膀胱固缩的患者。从完全无法控制尿液且很难保持清洁，转变到仅佩戴简单的造瘘口装置，实在是很神奇，大部分患者较易接受这种永久性改变。

事先应鼓励患者多和那些接受过改道手术的患者接触，并接受造瘘治疗师的多次随访。术前当天外科医生和造瘘治疗师要选定并标记好造瘘位置。患者按照肠道切除术的术前准备，近 2 ~ 3 天低渣饮食。灌肠会导致患者虚弱，应避免。

手术器械

需要普通的妇科手术全套器械（详见第 3 章），外加胃肠道吻合器 GIA 装置。如果需要缝合肠管，柔软的无损伤肠钳也是必需的。需要各种小的软橡胶 T 管（6 ~ 10 号），具体尺寸则视术中输尿管粗细决定。

麻醉

手术无须特殊的麻醉方式。若行盆腔廓清术，采用硬膜外麻醉和脊髓麻醉更有帮助。术中预防性给予抗生素。

手术步骤

切口

若单做改道手术，正中或脐旁的旁正中切口可以达到很好的手术视野暴露。

开腹

切口设计应能暴露肠系膜下动脉水平的腹主动脉下段区域。如果作为盆腔廓清术的一部分，则改道管应正好在盆腔上方放疗照射野以外。一旦打开腹腔，应该仔细排垫肠管，利用头低脚高位使其远离手术区域，识别和分离输尿管。

辨别及游离输尿管

在跨越骨盆边缘处最容易分辨输尿管。通过腹膜能看到发亮并蠕动的输尿管。小心提起输尿管附近的腹膜并切开。用剪刀延长切口，直到两侧输尿管都能分辨。有时候可以发现一侧输尿管较对侧粗很多，这并不是 Wallace 手术的禁忌证。认清输尿管后，提起并且轻柔地分离其周围腹膜和组织。通常在骨盆入口处分离输尿管，特别要注意的是，左侧输尿管不能离断得过高，因改道时左侧输尿管需穿过肠系膜，在主动脉和下腔静脉的右侧和右侧输尿管汇合。分离输尿管后，其远端用薇乔线结扎，除非在盆腔廓清术中远端输尿管也一并被切除。此时，可暂时搁下近端输尿管，即使漏出少量尿液，手术结束时也很容易清除。

将输尿管移至腹膜内

选择在右侧后腹壁距盆腔入口上方约 5 cm 及距主动脉中线右侧 5 cm 处，提起并切开腹膜，通常该点是最初辨认游离输尿管的腹膜切口的延伸。用钝的血管钳或示指作一隧道，并从中抽出分离的右侧输尿管。处理左侧输尿管较困难，因为涉及乙状结肠系膜。编者发现最容易的方法是用左手手指在肠系膜下挖一个孔，须要仔细辨别并且避开肠系膜下动脉。这样轻柔地打洞可以将肠系膜分离，然后用钝的血管钳从孔的右侧

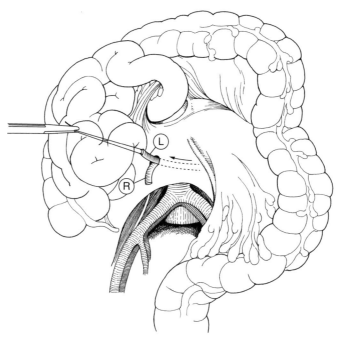

图 26-12　把输尿管拉入腹膜内

小心地跨过主动脉，穿过肠系膜夹住左侧输尿管，通过小孔轻柔地拉至肠系膜右侧（图 26-12）。

肠段准备

如小肠没有受过照射，那么可选择远端回肠作为人工膀胱。如盆腔受到广泛照射，要慎重地选择更近端的小肠或部分横结肠作为备用肠管。手术原理一样，故仅阐述回肠代膀胱术。

选择距回盲瓣 20～25 cm 的回肠处，提起肠段作透光试验来确定其动脉弓。理想的肠段需要至少两套独立的主要血管弓，长约15～20 cm，长短依据患者体型决定，且可以自由移动。主刀医生及助手将肠段两端提起，确定肠段切缘，剪开两边肠系膜，小心避开或结扎出现的小血管（图 26-13）。单独的小血管可以钳夹后用线结扎或金属夹子

夹闭，随着进一步的解剖分离操作很容易进行。

切断肠段

用 GIA 切割吻合器可游离出一段完美的密封回肠段（图 26-14）。分离的肠段置于湿润的纱布垫上。最近编者改变了以往的方法，仅用软的无损伤肠钳分离肠子，这样可立即用于其后的修复和重建。

重建肠管

提起已经分离的两段肠管末端，以便进行有效的侧侧吻合。用 Babcock 组织钳夹持两末端并列排放，沿钉角线分别做一小切口（图26-15），或者，在现代的手术方式中如果两个肠段是敞开的，此时可将 GIA 吻合器直接置入肠腔内并激发。GIA 在两段肠管之间切出一个通道，边缘是一排完整的钉脚线。这样一个功能性的侧对侧吻合口就形成了，再用 GIA

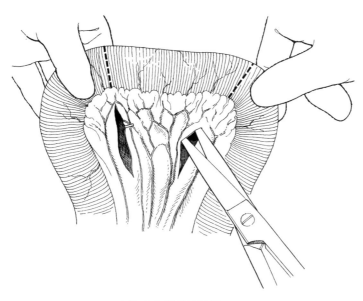

图 26-13　选择一段有较宽血管弓的回肠

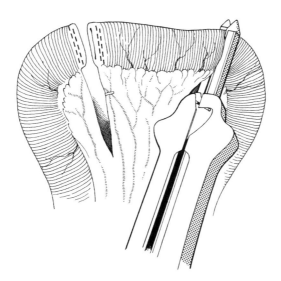

图 26-14　用 GIA 吻合器切下肠段

吻合器关闭吻合口上部。用细的薇乔线间断缝合 3～4 针关闭两段小肠的肠系膜（图 26-16）。重要的是系膜缝合不能太紧，以免影响肠管血供。同时，应将两层腹膜分别缝合，而不应缝入肠系膜造成供给吻合口宝贵的血管受损。

建立输尿管平台

将两侧输尿管拉入腹腔内，分别用剪刀剪开末端 1 cm 使其张开。将展开的输尿管末端相互缝合用来建立平台（图 26-17）。中心的缝线要留得足够长，从而将插入输尿管内的 T 管固定于平台处。中心的缝线最好采用快薇乔

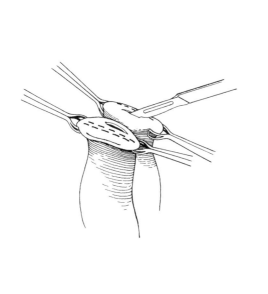

图 26-15　用 GIA 吻合器重新连接肠曲

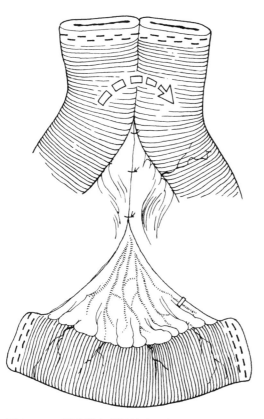

图 26-16　显示游离的肠袢和重新吻合后的小肠

缝线（Vicryl Rapide），它吸收更快，并且有利于术后尽早拔除 T 管。输尿管支架或细管可代替 T 管插入输尿管中。

缝合回肠节段和输尿管

如果使用吻合器，需将肠袢两边的钉子去除。将 T 管的长臂穿过肠段，这一步最好用柔软的肠钳伸入肠腔内，从另一端小心地钳出 T 管。重要的是务必沿肠段蠕动的方向插入 T 管，当 T 管穿过肠段后（图 26-18），仔细将输尿管平台的边缘和肠段边缘用薇乔线间断缝合。需将人造膀胱的基底部用 2 ～ 3 针间断缝合在后腹壁腹膜上，必须保证输尿管本身没有张力，并且人造膀胱也不会脱垂入盆腔。

造瘘

在造瘘治疗师标记的造瘘部位作一个环形的切口切开皮肤直达腹肌腱膜，并将腱膜切除，修整边缘。医生将左手伸入腹腔内从切口下方顶起腹壁，右手继续切开腹膜，形成一个示指容易通过的小口。

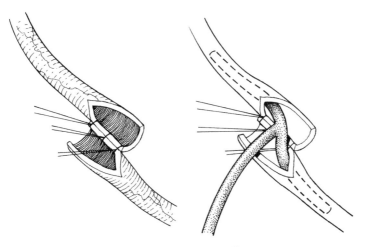

图 26-17 缝合展开的输尿管末端，插入 T 管

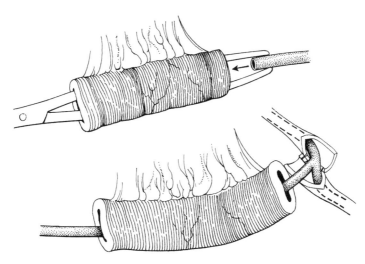

图 26-18 将 T 管长臂拉过肠段

Babcock 钳伸入小口内，将人造膀胱的远端连同 T 管一起轻轻拉出小口外，检查人造膀胱确保其固定良好并且没有张力和扭转。用 Babcock 钳伸入造瘘口内一小段，夹出黏膜（图 26-19）。这可使肠管末端外翻，然后将肠管的边缘先和其浆膜层缝合，再与皮肤边缘缝合，形成玫瑰花蕾样造瘘口。安上造瘘口袋，将修剪的 T 管塞入其中。

关腹

方法如第 4 章所述，谨慎起见在吻合口部

位附近放置负压引流管。

术后处理

术后患者即可进流质，在患者可以且愿意时改为清淡饮食。术后几天可拔除引流管，当不能确定吻合口是否愈合时可留置更久。T 管或者输尿管支架放置至术后 10 天左右，然后轻轻外拉看能否拔除，如果不能轻松拔除，过几天再尝试拔除，但不应暴力拔除。通常经过很短一段时间后，T 管或输尿管支架可以被人造膀胱

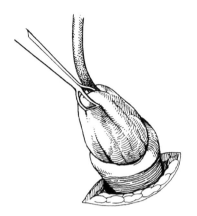
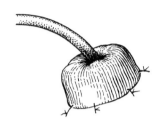

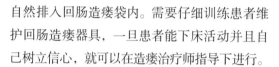

图 26-19　玫瑰花蕾状瘘口

自然排入回肠造瘘袋内。需要仔细训练患者维护回肠造瘘器具，一旦患者能下床活动并且自己树立信心，就可以在造瘘治疗师指导下进行。

术后还需很好的水化以维持术后阶段快速的尿流，这样可以降低血凝块阻塞输尿管或人造膀胱的风险。

参 考 文 献

［1］Bricker EM. Bladder substitution after pelvic evisceration. Surg Clin North Am 1950; 30: 1511–1521.

［2］Leadbetter WF, Clarke BG. Five years' experience with uretero-enterostomy by the combined technique. J Urol 1955; 73: 67–82.

［3］Wallace DM. Ureteric diversion using a conduit: a simplified technique. Br J Urol 1966; 38: 522–527.

［4］Kock NG, Nilson AE, Nilsson LO, et al. Urinary diversion via a continent ileal reservoir: clinical results in 12 patients. J Urol 1982; 128: 469–475.

延 伸 阅 读

Hilton P, Cromwell D. The risk of vesicovaginal and urethrovaginal fistula after hysterectomy performed in the English National Health Service: a retrospective cohort study examining patterns of care between 2000 and 2008. BJOG 2012; 119: 1447–1454.

Hinman F. Atlas of Urologic Surgery, 2nd ed. Philadelphia: WB Saunders; 1998.［An excellent book with full descriptions and useful illustrations of the relevant urological procedures.］

Kiran A, Hilton P, Cromwell DA. The risk of ureteric injury associated with hysterectomy: a 10-year retrospective cohort study. BJOG 2016; 123: 1184–1191.

Penalver MA, Bejany DE, Averette HE, et al. Continent urinary diversion in gynecologic oncology. Gynecol Oncol 1989; 34: 274–288.

（胡莹莹　译）

第27章　妇科肠道手术

在常规妇科手术中妇科医生很少施行肠道手术。但是妇科医生应该有能力进行阑尾切除术和修复因分离粘连而发生的肠管小损伤。如有疑问或病理提示胃肠道来源病变，应请外科会诊。

阑尾切除术

盆腔疾病的腹腔镜手术中是否要同时切除阑尾仍然存在争议。在美国，研究显示在开腹或腹腔镜全子宫切除术中偶尔进行的阑尾切除是安全的，如果基于社会因素并无益处的话[1]。然而，由于在移除正常器官后患者可能出现并发症的医学和法律问题，很少在这种情况下行阑尾切除术。而在英国的临床实践中，除非探查发现阑尾有异常，否则不切除阑尾。对于腹膜假黏液瘤，应始终切除阑尾，因为这种情况常与阑尾肿瘤有关，包括类癌。如果额外的手术时间不会危害患者，存在粪石，黏液囊肿或任何炎症迹象时均是行阑尾切除的指征。手术医生的主要关注点在于阑尾内容物污染清洁腹腔的风险。至关重要的是采用能完全消除该风险的技术，并且给予患者适当的抗生素预防，无论患者在接受子宫切除术时是否切除阑尾，这一点是相同的。

器　械

基本的器械已在第 3 章中描述，另外还需要 Babcock 软组织钳和带 2-0 薇乔线的无损伤圆针。

术 前 准 备

术前无须特别准备，如果经腹手术中发现阑尾已发炎或有游离脓液，如果尚未用药，则应静脉给予针对革兰阴性菌的抗生素。

麻　醉

除了全麻外没有其他特殊麻醉需要。

手 术 步 骤

切口

由大多数标准的妇科手术切口可以探查到阑尾，因此没有特别需要延长或更改原切口。非常重要的是切除阑尾时，腹壁切口不能被阑尾内容物或阑尾残端污染。

切开阑尾系膜

用 Babcock 无损伤钳提起阑尾，使阑尾系膜展平。体型偏瘦的患者经常可以直接看见细小的阑尾动脉。用短直血管钳紧贴阑尾壁钳夹血管（图 27-1）。用剪刀剪开系膜，使阑尾仅有根部与盲肠相连。如阑尾较长，需分次钳夹、剪断。

做荷包缝合

现在的临床实践不再支持荷包缝合反向包埋阑尾残端。

切除阑尾

用直血管钳钳夹阑尾根部，在距阑尾根部稍远处再次钳夹，薇乔线结扎钳夹处阑尾根部后，切断阑尾（图 27-2）。术者应紧贴血管钳下切断阑尾，由于刀片已被肠道内容物污染应立即将手术刀放入弯盘中（并由洗手护士将其撤出手术区域）。

技术变化

开腹和腹腔镜阑尾切除术时还可以使用 Endo-GIA 吻合器来离断、闭合系膜、阑尾血管和阑尾本身。

另一项腹腔镜阑尾切除术的技术是使用带能源的设备切断阑尾系膜后使用圈套器 Endoloop 结扎阑尾根部。

当阑尾头部或阑尾体部分粘连或无法探及，如阑尾位于盲肠后位时，可行逆行阑尾切除术。如前所述于游离阑尾的根部，钳夹、结

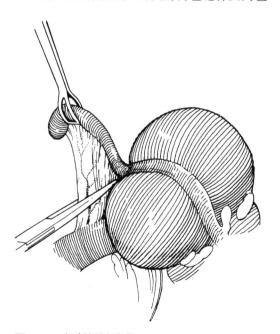

图 27-1 切断阑尾系膜

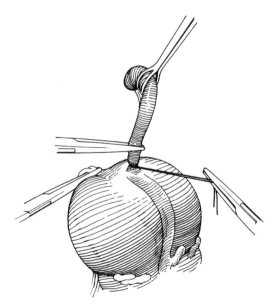

图 27-2 切除阑尾

扎、切断阑尾。然后逐步分离阑尾周围的粘连。如果术者紧贴盲肠进行分离会发现存在组织间隙，使分离过程很容易，该方法有助于降低进入阑尾或盲肠的风险。极少情况下需要碎片化切除阑尾，应尽量避免该操作，因为存在很高的污染腹腔的风险。

如果阑尾发炎或有腹腔积脓，行细菌培养、药敏试验、腹腔灌洗和放置引流的意义尚不清楚。

术中肠道损伤的处理

肠道损伤在多数情况下是可以避免的。打开腹膜时发生肠管损伤是最常见的情况之一。这可能是由于肠管与腹膜粘连或者仅仅是因为术者提起腹膜准备进腹时同时钳夹到了部分肠管。用手指在血管钳之间保护即可将此风险降到几乎为零。

其他引起肠道损伤的原因如下。

- 与既往手术相关的小肠或大肠粘连。
- 切口不充分，尤其是如果手术医生不愿意延长先前的手术切口，蛮力进入很可能存在粘连的腹腔区域，则容易出现肠道损伤。
- 缺乏操纵或牵拉肠管的经验，尤其是受放疗或疾病（如癌灶）影响的肠道。
- 光线不足，使手术野看不清，由于切口不充分，可能导致助手蛮力牵拉肠管。
- 操作过程中急躁和粗心大意导致钳夹到肠管，或粗暴地分离粘连拉伤肠管。

导致肠道损伤的主要病理因素如下。

- 既往手术导致的粘连。
- 子宫内膜异位症，特别是位于直肠阴道

隔的子宫内膜异位症。

- 盆腔炎性疾病，特别是慢性炎症，可能已经形成广泛粘连。
- 恶性疾病，特别是卵巢癌。
- 肠道感染性疾病，例如急性阑尾炎和憩室炎。
- 粘连性腹膜炎，可能由于放疗或化疗或联合放化疗导致。

手术步骤

闭合性损伤

如果损伤没有进入肠腔而仅累及浆膜层，使黏膜层"泡状"鼓出，仅需用无损伤圆针薇乔（Vicryl）或单乔线（Monocryl）连续单层缝合浆膜层。

开放性损伤

如果损伤进入肠腔，术者必须首先判断肠管是否已坏死。如果损伤是干净的切割伤，边缘无挤压伤，可行一期修补。采用薇乔（Vicryl）或单乔线（Monocryl）连续或间断缝合技术使浆膜面对合单层缝合。非常重要的是修补后勿使肠腔狭窄，故应横向修补并且不应将缝线牵拉过紧。考虑到术后水肿可能会进一步加重肠腔狭窄，修补后的肠管必须检查其通畅性，可以采用拇、示指指尖对合检查修复处肠管。如果在不需要预防性使用抗生素的手术过程中发生肠管损伤，务必不要忘记在发现损伤时尽早使用抗生素。

切除肠段

如果损伤的肠段因血供障碍变黑，肠壁撕裂或挫伤边缘范围大，术者必须准备切除该肠段。可行下述传统术式也可使用第 26 章中描述的吻合器，手术原则都是相同的。

辨识动脉弓和切除受影响肠段

如果将受损肠段部位提起透照血管，可辨

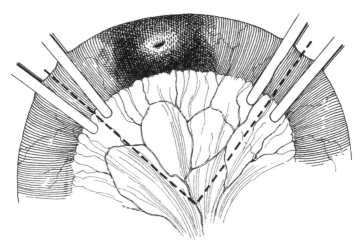

图 27-3 切除损伤的小肠肠段

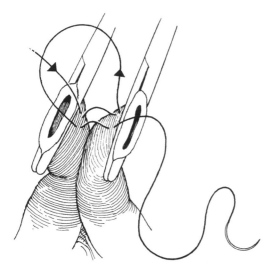

图 27-4 缝合肠管浆膜层

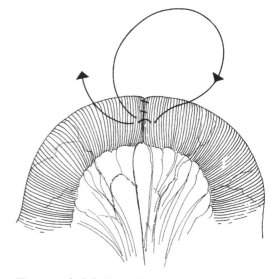

图 27-5 完成浆膜层缝合

识动脉弓。使用无损伤肠钳钳夹，保证拟保留肠管切缘有充分的血供（图 27-3）。在拟切除肠管两端各用两把有齿肠钳钳夹，沿着有齿肠钳切断肠管。肠系膜小血管使用 2-0 或 3-0 薇乔线结扎。

缝合肠管

将两个肠道断端靠拢进行单层缝合，从后壁浆膜层开始（图 27-4）连续缝合一圈与起始缝合处汇合（图 27-5）。编者使用 3-0 单乔线无损伤圆针连续或间断缝合。也有专家仍然建议分两层修复。

缝合肠系膜

使用薇乔线间断缝合两侧肠系膜。重要的是缝合时应轻轻提起系膜边缘的腹膜进行缝合，不要缝合过多的肠系膜组织以免影响肠管血供（图 27-6）。

任何时候处理肠系膜都应小心谨慎，由于该处的小血管非常容易受损而产生血肿进一步

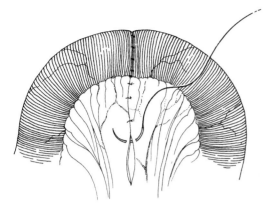

图 27-6　缝合肠系膜

影响肠管血运。

　　该肠管切除术式适用于任何长度的肠管，包括小肠和大肠。

造 瘘 术

　　虽然，当前临床工作中普通妇科医生无须掌握结肠造瘘术，但对于妇科肿瘤医师却是一项标准操作。该操作适应证多样，包括：卵巢癌累及直肠，盆腔严重的放疗后损伤，作为直肠阴道瘘处理的一部分，某些肠憩室炎病例，用于肛门外阴切除术前预处理等。腹腔镜也已逐渐用于造瘘术。

造瘘部位选择

　　妇科肿瘤医师应该学会该项技术，尽管它通常由造瘘治疗师执行，如果已计划或很可能实施造瘘，造瘘治疗师应术前访视患者。对于紧急结肠造瘘术，术者必须靠自身的能力正确定位造瘘位置。从历史经验来看，通常建议选择髂嵴和脐部之间的中点作为造口部位。不幸的是，由于肥胖症已经成为一个重要的世界性问题，因此更需谨慎确定造口的理想位置，尤其是腹壁巨大脂肪堆的造瘘。这可能需要麻醉师的帮助使患者屈曲，这样有助于确定脂肪堆的边界。在大多数情况下，最好高位造瘘，因为如果在脂肪堆下方或皱褶处造瘘常常会导致持续渗漏，有时需二次手术重新定位造瘘口。

术前准备

　　如计划实施结肠造瘘术，应进行肠道准备。

　　很明显，如果急诊实施结肠造瘘术，无法进行肠道准备，那么必须在手术期间静脉给予抗生素防治感染。造瘘类型主要取决于造瘘是暂时性的还是永久性的。

暂时性袢式结肠造瘘术

　　造瘘位置取决于今后手术的需求。结肠造瘘术位置应远离将来手术干预的区域。大多数情况下取上腹部正中线位置。当今后手术不涉及左髂窝时，该区域可用于暂时性结肠造瘘。与结肠袢式造瘘术相比，越来越多的医生更倾向于末端回肠袢式造瘘术。

手术步骤

打开腹腔

　　通常，在决定行暂时性结肠造瘘术后，打开腹腔，若非如此，一般选择正中线脐以上的位置（图 27-7）。选择横向切口，切开腹直肌鞘并推开肌肉显露腹膜从正中线进腹。

结肠袢式造瘘

　　确认横结肠并将其提至切口外，由于结肠带是纵向的故非常容易辨认结肠。大网膜从结肠下缘延伸出来，应从距离结肠大约 10 cm 处切开大网膜，小血管容易被辨识和结扎。

固定结肠袢

将清理后的结肠袢拉至切口外，在其肠系膜上造一个小口，用玻璃棒穿过该切口像支架一样搭在切口上，使结肠袢固定在皮肤切口表面（图 27-8）。

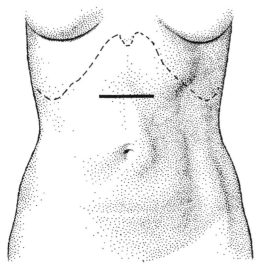

图 27-7　暂时性横结肠造瘘切口位置

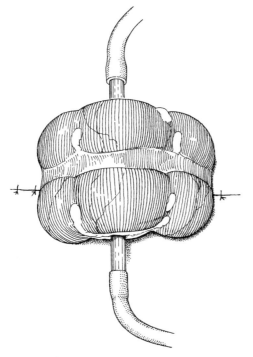

图 27-8　将结肠袢固定于切口表面

关腹

在腹直肌表面缝合筋膜，防止过度压迫肠管，皮肤切缘以类似的方法缝合。通常无须将结肠缝合在造瘘边缘。

造瘘

在肠系膜对侧沿结肠袋纵向切开肠壁，由于该区域相对无血管，将切缘缝合到造口的皮下层。即刻装上造瘘袋以便患者手术结束离开手术室时造瘘处有合适的覆盖物。

移除支撑架

一般术后 4 ～ 5 天待浆肌层粘连固定后即可将肠袢支持架移除。

造瘘回纳

结肠袢造瘘术的最大优点是易回纳。只需仔细分离肠壁和腹壁的粘连，单层缝合关闭肠管（应横向缝合避免管腔狭窄），重新将结肠放回腹腔。关腹步骤如第 4 章所述。

永久性结肠造瘘术

除非遇到妇科肿瘤，普通妇科医生很少做永久性肠造瘘术。最适宜永久性造瘘的位置在左髂窝处，远离骨性突出部和脂肪皱褶。位置应选择在患者坐位或卧位时皮肤都平坦处。肥胖女性造瘘位点的选择在该章节前面部分已经讨论过。

术前准备

肠道准备应当依照胃肠外科步骤。

手术步骤

打开腹腔

腹腔通常是因为其他手术目的打开的，但

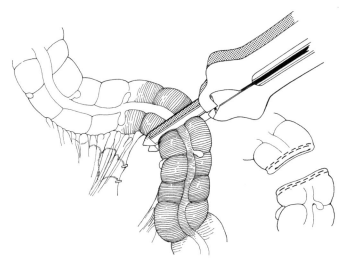

图 27-9 用 GIA 吻合器离断大肠

是如果尚未开腹，下腹正中线切口利于进腹并使造瘘装置便于固定不与切口冲突。有时候在造瘘部位做一个横切口，将乙状结肠拉出形成造瘘就够了。在进行永久性结肠造瘘术前，手术医生有责任确保远端结肠没有阻塞，否则肯定会出现症状性"盲袢"导致需要再次手术来缓解这种医源性情况。

选择肠段

乙状结肠通常是需被切除的肠段，将该肠段提起并透照。如果乙状结肠不能移动，一般可通过进一步切开结肠旁沟旁的无血管腹膜来松解，这样就能够游离并将肠段向中间旋转。

离断肠管

编者总是在术中使用 GIA 吻合器，因其高度的精确性和清洁性。选择好合适的肠段后，分离肠系膜上的小血管并结扎，应游离出足够的肠管长度以保证至造瘘处的肠管无张力。以合适角度将 GIA 吻合器放置于肠袢上，然后激发（图 27-9）。远端肠管末端被吻合器闭合，检查无出血后放回盆腔。

造瘘

将已标记的造瘘位置用 Littlewood 钳提

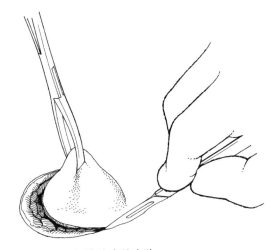

图 27-10 切除造瘘处皮肤

起，用手术刀横向切开皮肤做一直径约 3 cm 的圆形切口，切除表面皮肤（图 27-10）。用组织钳钳夹造瘘部位腹膜，使其不会向造瘘处牵拉，使腹腔内切口扭曲。术者将左手示、中指置于造瘘位置下（图 27-11）将腹膜及腹肌腱膜顶起并用手术刀或电刀切开，助手依次修剪。造瘘的松紧度以可舒适地放入 2 指为宜。

外置肠管

用一对 Babcock 组织钳经造瘘处伸入腹腔，将乙状结肠袢近端吻合口拉出腹腔。检查

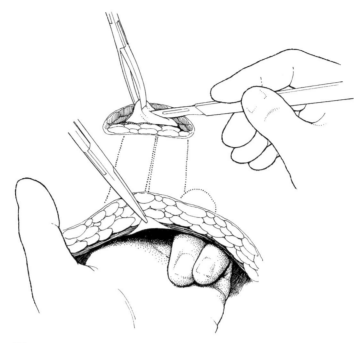

图 27-11 切开腹部脂肪、肌肉组织、腹膜

肠襻确保没有过度张力，然后切除吻合线，将肠管边缘缝合于皮肤（图 27-12）。无须将腹肌腱膜及腹膜边缘缝合于肠管。

放置造瘘装置

在手术室里放置造瘘袋，确保其不影响正中切口。

关腹

关腹步骤如第 4 章所述。

回肠襻造瘘术

比起暂时性结肠造瘘术，编者更青睐暂时性回肠襻造瘘术。原因很多，但主要因为小肠系膜具有更好的可移动性，并且肠内容物以液态为主，从而减少了吻合口裂开的风险。该手术是为了形成一个暂时性的造瘘，但偶尔因卵巢癌引起的肠梗阻而做的造瘘是永久性的。技术与结肠造瘘术相似。在术后早期存在脱水和电解质紊乱的风险，必须注意提醒患者充分补水，并且如果出量变得难以控制，需要及时通知他们的医疗团队。膳食咨询通常有助于作为一种预防措施。

手术步骤

打开腹腔

当决定做回肠造瘘术时通常腹腔已经是打开状态了。

造瘘

术前准备与永久性结肠造瘘术相同。对于晚期卵巢癌患者术前常已为可能的回肠造瘘及结肠造瘘术确定造瘘部位了。

造襻

用 Babcock 组织钳将选择好的末端回肠提到造瘘处。可插入桥架支撑以固定肠襻，但不

a

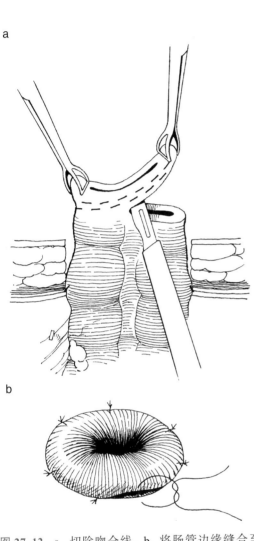

b

图 27-12　a. 切除吻合线。b. 将肠管边缘缝合至
皮肤

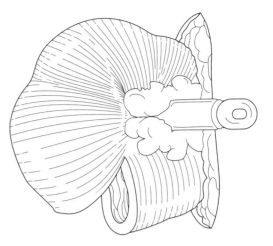

图 27-13　切开回肠

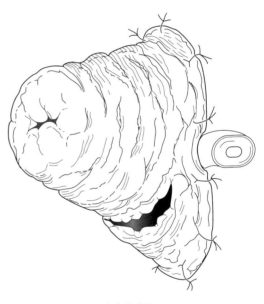

图 27-14　形成 "玫瑰花蕾"

作为常规使用。

　　打开造瘘

　　横向切开肠袢远端部分并将切口延伸至大
约半周肠管的长度（图 27-13）。使黏膜层外
翻呈玫瑰花蕾状，近端肠袢形成突出最明显的
部分（图 27-14）。

　　移除支撑装置

　　如果术中放了支撑装置，可在术后 4 ～ 5

天去除。

　　回肠造瘘回纳

　　方法类似于暂时性结肠造瘘术，用单层缝
合修补肠管。

　　侧侧吻合术

　　这种绕过梗阻肠管或因肿瘤或放疗严重损
伤的肠管的旁路手术方式是很有用的、值得学
习的技术。

术 前 准 备

如果存在梗阻因素则很难达到满意的肠道准备。因此如果需要的话，外科医生应做好在术前行肠道减压的准备。

手术步骤

打开腹腔

可选择任何可探及整个腹腔并可在需要时扩大的切口。

确定梗阻部位

外科医生应做好准备花些时间明确肠管阻塞的位置，并且正确地分辨出梗阻位置近端及远端的正常肠管。特别注意的是不能用放疗后的肠管行旁路吻合术。

缝合肠管

最常用的术式是绕过远端小肠和大肠起始

部分。将正常的回肠组织提至横结肠处与之并排放置。用无损伤钳轻轻地钳夹这两段肠管，在其要做吻合的位置对好（图27-15）。分别在每段肠管上做一小的开口，插入 GIA 缝合器后激发，在两段肠管之间形成一个吻合的通道（图27-16）。撤出装置后两个小开口用薇乔或单乔线单层缝合。回肠和横结肠之间的吻合口应有大约两指的宽度。

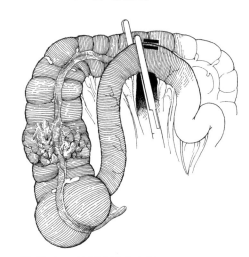

图 27-15　拉近小肠和大肠

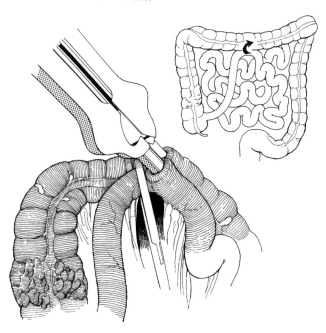

图 27-16　在小肠和大肠见形成吻合口

参 考 文 献

［1］Salom E, Schey D, Pealver M, et al. The safety of incidental appendectomy at the time of abdominal hysterectomy. Am J Obstet Gynecol 2003; 189: 1563-1567.

延 伸 阅 读

我们要养成阅览跨学科知识的习惯。妇科医生应该不断地从自己的外科同事中获取新的启发，而非固步自封。

普外科

Walsh CJ, Jamieson NV, Fazio VW. Top Tips in Gastrointestinal Surgery. Oxford: Blackwell Science; 1999.

偶然阑尾切除

Cheng Y, Zhou S, Zhou R, et al. Abdominal drainage to prevent intra-peritoneal abscess after open appendectomy for complicated appendicitis. Cochrane Database Syst Rev 2015; (2): CD010168. doi: 10.1002/14651858. CD010168.pub2.

O'Hanlan K, Fisher DT, O'Holleran MS. 257 incidental appendectomies during total laparoscopic hysterectomy. JSLS 2007; 11: 428-431.

（单伟伟　译）

第**28**章 重建手术

概　　述

一位医生临床工作中实施重建手术的数量由多个因素决定。其中最重要的是训练和经验。当地医院的政策和临床工作标准除哲学层面的影响外，更重要的是对临床操作层面有影响。所有这些因素影响了医生邀请整形外科医师参与手术的程度。最重要的是，我们应当时刻将患者利益放在首位，无论什么样的医生组合，其最终目的都是取得最佳治疗效果，不管在什么医院、什么门诊工作，这都是我们努力的方向。

幸运的是，由于阴道和外阴癌根治手术的范围缩小，妇科和妇瘤科对重建手术的需求越来越少。在过去的20年里，放化疗不仅显著降低了晚期癌症病例手术的需求，而且即使需要手术，手术的范围也有所缩小。相同的趋势也见于对外阴癌的一线治疗。包括覆盖阴阜表面大面积皮肤以及腹股沟和外阴之间皮肤桥的整块的"蝶形"切除不再被使用。这些手术被外阴局部根治术所替代，前哨淋巴结也被用于淋巴结切除术，从而减少此区域的根治性切除手术。通常情况下只有在放化疗失败，局部复发的妇科恶性肿瘤进行廓清手术时，才需要进行重建手术。鉴于其他治疗方法的进步，对廓清手术的需求也越来越少。

同样，随着局部消融治疗，包括但不限于二氧化碳激光和氩离子束凝固术等的开展，对外阴上皮内瘤变（Ⅱ或Ⅲ期）扩大切除手术的需求也减少了。尽管如此，在初次缝合失败的情况下，手术医生仍需要熟悉关闭外阴手术缺损的技术。

外阴局部良性疾病、癌前病变和早期恶性肿瘤的重建手术

有两种常用方法闭合外阴、会阴和阴道缺损，分别是旋转皮瓣和 Z 成形术。莲花瓣型皮瓣最早由 Yii 和 Niranjan 在 1996 年提出，现在被越来越多地应用于填补外阴缺损[1]。这种皮肤筋膜瓣有多种功能，可用来替代其他许多种皮瓣。

Z 成形术（和其他类似技术）

这种方法使用两个或更多三角形皮瓣修补外阴，以增加局部组织区域的长度，在某种程度上，只能用于覆盖小面积的缺陷；在妇科领域该技术没有太大的实用价值。根据局部组织的情况和皮瓣的角度可以在一定程度上预测延

长的长度。最常应用的是 45° 和 60° 的皮瓣，可在不造成明显切口张力的情况下分别使组织延长 50% 和 75%。同样性质但更复杂的技术包括四瓣法成形术和五瓣法成形术[2]。

旋转皮瓣

旋转皮瓣，如"莲花瓣样皮瓣"，可用于闭合大的缺损，尤其是外阴后部的缺损[1]。

全厚皮片和断层皮片（或称中厚皮片）移植（通常情况下的考虑）

在阴道发育不全或盆腔脏器廓清术后阴道重建的手术中，如果医生选择网膜和皮肤移植，则最好选用全厚皮片移植而不是肌皮瓣移植。要选择适当的全厚皮片取皮部位，使得切口能够被关闭，同时缝合部位没有太大张力。为达到这一目的，大腿内侧是理想的取皮部位。对断层皮片移植而言，取皮部位应当光滑，并尽可能地兼顾美容需要。常用的部位包括臀部和大腿外侧。全厚皮片最好采用 10 号或 15 号 Bard Parker 手术刀徒手获取。所有切取的皮片都需要放置在生理盐水纱布中间保存。

断层皮片应采用 Brown 或 Zimmer 电动取皮机获取。就像全厚皮片的取皮部位一样，段层皮片的取皮部位也应充分清洁，但除此之外还需在取皮部位涂上润滑剂，以保证取皮机在取皮时能够顺利滑动。取皮机的厚度应设定在 15/1 000 英寸。可以用 15 号 Bard Parker 刀片在取皮鼓和取皮刀之间滑动来检查设定的厚度。取皮后使用肾上腺素纱布覆盖创面或者喷洒凝血酶，然后用 Tegaderm（3M,

Loughborough, UK）或者凡士林纱布覆盖。采取的皮片可根据需要直接移植，仅做一些散在的小切口以预防血清肿的发生。也可以将皮片切成网格状，从而使覆盖面积增大 1.5 ~ 3 倍。使用 4-0 可吸收线或缝合器将移植皮片缝合固定于移植部位后，用杆菌肽（1.25 cm 厚）覆盖，敷料包扎，4 ~ 5 天后再换药。其他关键问题包括移植物挛缩和色素沉着过多，这些问题在断层皮片移植中更常见。

正是由于这些原因，在进行阴道发育不全的手术中，应采用全厚皮片移植，而不是断层皮片移植。另外，该手术可辅助使用腹腔镜以帮助分辨和正确打开直肠和膀胱间隙（参见第 8 章）。

肌皮瓣移植

肌皮瓣移植多被用于修补妇科恶性肿瘤手术或其并发症造成的盆腔缺陷。历史上曾使用股薄肌肌皮瓣或球海绵体肌皮瓣进行阴道重建，最近腹直肌成为大多数妇科肿瘤医师的选择。标准腹直肌移植的改良版是"百合花"瓣，正如 McCraw 和他的同事们所描述的，需要修补的缺陷像是抽象的百合花瓣。在重新缝合该缺陷的皮下组织和皮肤时，要求更低的吻合口缝合张力。这些程序的详细描述超出了本文的范围，读者可参考 McCraw 等的著作[3, 4]。

参 考 文 献

[1] Yii NW, Niranjan NS. Lotus petal flaps in vulvo-

vaginal reconstruction. Br J Plast Surg 1996; 49: 547–554.

[2] McGregor AD, McGregor IA. Fundamental Techniques of Plastic Surgery and Their Surgical Applications. 10th ed. Edinburgh: Churchill Livingstone; 2000.

[3] McCraw JB, Massey FM, Shanklin KD, Horton CE. Vaginal reconstruction with gracilis myocutaneous flaps. Plast Reconstr Surg 1976; 58: 176–183. [The definition, history, experimental background, surgical technique, and clinical applications of compound gracilis myocutaneous flaps are presented.]

[4] McCraw JB, Arnold PG. McCraw and Arnold's Atlas of Muscle and Musculocutaneous Flaps. Cresskill, NJ: Hampton Press Publishing; 1986. See https://global-help.org/publications/books/ help_mccrawmuscleatlas.pdf.

（胡莹莹　译）